放射治疗计划策略

主　编　[美]夏平（Ping Xia）
[美]安德鲁·戈德利（Andrew Godley）
[美]齐拉格沙阿（Chirag Shah）
[美]格里高利 M.M. 维迪奇
（Gregory M.M.Videtic)
[美]约翰·H. 苏（John H.Suh）
主　译　杨双燕　陈维军　郑向鹏　蒋马伟　许亚萍
主　审　胡伟刚　尹　勇　孔凤鸣

辽宁科学技术出版社
LIAONING SCIENCE AND TECHNOLOGY PUBLISHING HOUSE

拂石医典
FU SHI MEDBOOK

图书在版编目（CIP）数据

放射治疗计划策略/（美）夏平（Ping Xia）等主编；杨双燕等主译.
-- 沈阳：辽宁科学技术出版社，2020.1
ISBN 978-7-5591-1418-1

Ⅰ.①放… Ⅱ.①夏…②杨… Ⅲ.①肿瘤—放射治疗学 Ⅳ.①R730.55

中国版本图书馆CIP数据核字（2019）第250050号

The original English language work:
Strategies for Radiation Therapy Treatment Planning, First Edition
ISBN: 9780826122445
by Ping Xia PhD, Andrew Godley PhD, Chirag Shah MD, Gregory Videtic MD, CM, FRCPC, & John Suh MD
has been published by:
Springer Publishing Company
New York, NY, USA

出版发行：辽宁科学技术出版社
北京拂石医典图书有限公司
地 址：北京海淀区车公庄西路华通大厦B座15层
联系电话：010-57262361/024-23284376
E-mail：fushimedbook@163.com
印 刷 者：中煤（北京）印务有限公司
经 销 者：各地新华书店

幅面尺寸：127mm×203mm
字 数：290千字 印 张：11.375
出版时间：2020年1月第1版 印刷时间：2020年1月第1次印刷

责任编辑：李俊卿 责任校对：梁晓洁
封面设计：潇 潇 封面制作：潇 潇
版式设计：天地鹏博 责任印制：丁 艾

如有质量问题，请速与印务部联系 联系电话：010-57262361

定 价：100.00元

谨以此书献给我的导师Lynn Verhey博士。23年前，那时我还是芝加哥大学的一名住院物理师，Verhey博士就建议我从事放射治疗专业，他是我步入医疗行业并从事肿瘤放射治疗研究的领路人。

Ping Xia

编　者

Sudha Amarnath，MD，医师，放射肿瘤科，陶西格癌症中心，克利夫兰医院，克利夫兰，俄亥俄州

Jennifer Archambeau，CMD，剂量师，放射肿瘤科，陶西格癌症中心，克利夫兰医院，克利夫兰，俄亥俄州

Ehsan H. Balagamwala，MD，医师，放射肿瘤科，陶西格癌症中心，克利夫兰医院，克利夫兰，俄亥俄州

Salim Balik，PhD，物理师，放射肿瘤科，陶西格癌症中心，克利夫兰医院，克利夫兰，俄亥俄州

Carol Belfi，CMD，剂量师，放射肿瘤科，陶西格癌症中心，克利夫兰医院，克利夫兰，俄亥俄州

Henry Blair，MD，医师，放射肿瘤科，陶西格癌症中心，克利夫兰医院，克利夫兰，俄亥俄州

Joycelin Canavan，MD，医师，放射肿瘤科，陶西格癌症中心，克利夫兰医院，克利夫兰，俄亥俄州

Sheen Cherian，MD，医师，放射肿瘤科，陶西格癌症中心，克利夫兰医院，克利夫兰，俄亥俄州

Taoran Cui，PhD，住院物理师，放射肿瘤科，陶西格癌症中心，克利夫兰医院，克利夫兰，俄亥俄州

Jeremy Donaghue，MS，物理师，放射肿瘤科，陶西格癌症中心，克利夫兰医院，克利夫兰，俄亥俄州

Andrew Dorfmeyer，CMD，剂量师，放射肿瘤科，陶西格癌症中心，克利夫兰医院，克利夫兰，俄亥俄州

George Engeler，MD，医师，放射肿瘤科，陶西格癌症中心，克利夫兰医院，克利夫兰，俄亥俄州

Andrew Godley，**PhD**，物理师，放射肿瘤科，陶西格癌症中心，克利夫兰医院，克利夫兰，俄亥俄州

John Greskovich，**MD**，医师，放射肿瘤科，陶西格癌症中心，克利夫兰医院，克利夫兰，俄亥俄州

Bingqi Guo，**MD**，物理师，放射肿瘤科，陶西格癌症中心，克利夫兰医院，克利夫兰，俄亥俄州

Cory Hymes，**CMD**，剂量师，放射肿瘤科，陶西格癌症中心，克利夫兰医院，克利夫兰，俄亥俄州

Nikhil Joshi，医师，放射肿瘤科，陶西格癌症中心，克利夫兰医院，克利夫兰，俄亥俄州

Lanea Keller，**MD**，医师，放射肿瘤科，陶西格癌症中心，克利夫兰医院，克利夫兰，俄亥俄州

Matt Kolar，**MS**，物理师，放射肿瘤科，陶西格癌症中心，克利夫兰医院，克利夫兰，俄亥俄州

Susan Kost，**PhD**，物理师，放射肿瘤科，陶西格癌症中心，克利夫兰医院，克利夫兰，俄亥俄州

Shlomo Koyfman，**MD**，医师，放射肿瘤科，陶西格癌症中心，克利夫兰医院，克利夫兰，俄亥俄州

Elaine Kunka，**CMD**，剂量师，放射肿瘤科，陶西格癌症中心，克利夫兰医院，克利夫兰，俄亥俄州

Daesung Lee，**MD**，医师，放射肿瘤科，陶西格癌症中心，克利夫兰医院，克利夫兰，俄亥俄州

Anthony Magnelli，**MS**，物理师，放射肿瘤科，陶西格癌症中心，克利夫兰医院，克利夫兰，俄亥俄州

Anthony Mastroianni，**MD**，医师，放射肿瘤科，陶西格癌症中心，克利夫兰医院，克利夫兰，俄亥俄州

Omar Mian，**MD**，医师，放射肿瘤科，陶西格癌症中心，克利夫兰医院，克利夫兰，俄亥俄州

Lama Muhieddine Mossolly，**MS**，物理师，放射肿瘤科，陶西格癌症中心，克利夫兰医院，克利夫兰，俄亥俄州

Erin Murphy，**MD**，医师，放射肿瘤科，陶西格癌症中心，克利夫兰医院，克利夫兰，俄亥俄州

Eric Murray，**CMD**，剂量师，放射肿瘤科，陶西格癌症中心，克利夫兰医院，克利夫兰，俄亥俄州

Mihir Naik，**DO**，医师，放射肿瘤科，陶西格癌症中心，克利夫兰医院，克利夫兰，俄亥俄州

Gennady Neyman，**PhD**，物理师，放射肿瘤科，陶西格癌症中心，克利夫兰医院，克利夫兰，俄亥俄州

Kristan Pechatsko，**BAR.T.（R）（T）CMD**，剂量师，放射肿瘤科，陶西格癌症中心，克利夫兰医院，克利夫兰，俄亥俄州

John Potter，**CMD**，剂量师，放射肿瘤科，陶西格癌症中心，克利夫兰医院，克利夫兰，俄亥俄州

Peng Qi，**PhD**，物理师，放射肿瘤科，陶西格癌症中心，克利夫兰医院，克利夫兰，俄亥俄州

Saju Rajan，**MD**，医师，放射肿瘤科，陶西格癌症中心，克利夫兰医院，克利夫兰，俄亥俄州

Michelle Sands，**PhD**，住院物理师，放射肿瘤科，陶西格癌症中心，克利夫兰医院，克利夫兰，俄亥俄州

Chirag Shah，**MD**，医师，放射肿瘤科，陶西格癌症中心，克利夫兰医院，克利夫兰，俄亥俄州

Eva Suarez，**MD**，医师，放射肿瘤科，陶西格癌症中心，克利夫兰医院，克利夫兰，俄亥俄州

John H. Suh，**MD**，医师，放射肿瘤科，陶西格癌症中心，克利夫兰医院，克利夫兰，俄亥俄州

Radoslaw Szwedowski，**CMD**，剂量师，放射肿瘤科，陶西格

癌症中心，克利夫兰医院，克利夫兰，俄亥俄州

Andrew Vassil，**MD**，医师，放射肿瘤科，陶西格癌症中心，克利夫兰医院，克利夫兰，俄亥俄州

Nicky Vassil，**CMD**，剂量师，放射肿瘤科，陶西格癌症中心，克利夫兰医院，克利夫兰，俄亥俄州

Kyle Verdecchia，**PhD**，住院物理师，放射肿瘤科，陶西格癌症中心，克利夫兰医院，克利夫兰，俄亥俄州

Gregory M. M. Videtic，**MD**，**CM**，**FRCPC**，医师，放射肿瘤科，陶西格癌症中心，克利夫兰医院，克利夫兰，俄亥俄州

Michael Weller，**MD**，医师，放射肿瘤科，陶西格癌症中心，克利夫兰医院，克利夫兰，俄亥俄州

D. Allan Wilkinson，**PhD**，物理师，放射肿瘤科，陶西格癌症中心，克利夫兰医院，克利夫兰，俄亥俄州

Ping Xia，**PhD**，物理师，放射肿瘤科，陶西格癌症中心，克利夫兰医院，克利夫兰，俄亥俄州

Naichang Yu，**PhD**，物理师，放射肿瘤科，陶西格癌症中心，克利夫兰医院，克利夫兰，俄亥俄州

Lisa Zickefoose，**CMD**，剂量师，放射肿瘤科，陶西格癌症中心，克利夫兰医院，克利夫兰，俄亥俄州

Tingliang Zhuang，**PhD**，物理师，放射肿瘤科，陶西格癌症中心，克利夫兰医院，克利夫兰，俄亥俄州

译者名单

主　审　胡伟刚　尹　勇　孔凤鸣

主　译　杨双燕　陈维军　郑向鹏　蒋马伟　许亚萍

副主译　赵瑞峰　邱健健　刘　辉　孙晓江　吴红宇

译　者　（按姓氏首字母拼音顺序）

查元梓（物理师，上海市新华医院）

陈维军（物理师，浙江省人民医院）

陈武成（医师，浙江武警总队医院）

方　军（医师，中国科学院大学附属肿瘤医院）

付佳美（医师，上海市肺科医院）

韩水云（医师，中国科学院大学附属肿瘤医院）

蒋马伟（医师，上海市新华医院）

李　倩（物理师，上海市肺科医院）

林　钢（医师，浙江省中医院）

刘　辉（医师，上海市肺科医院）

柳远钧（研究生，上海市肺科医院）

陆冬青（医师，上海市新华医院）

邱健健（物理师，上海市华东医院）

沈奕晨（物理师，上海市新华医院）

孙晓江（医师，中国科学院大学附属肿瘤医院）

王　为（物理师，上海市新华医院）

吴红宇（医师，上海市肺科医院）

伍　然（物理师，上海市肺科医院）
许亚萍（医师，上海市肺科医院）
杨双燕（物理师，上海市肺科医院）
赵红光（物理师，上海市肺科医院）
赵瑞峰（物理师，上海市肺科医院）
郑向鹏（医师，上海市华东医院）
周　晴（医师，上海市新华医院）
周仁发（医师，上海市新华医院）
朱传营（医师，上海市新华医院）
朱瑶瑶（研究生，上海市肺科医院）

原著序言

编写本书的机缘是 Gregory Videtic 博士建议我们物理师和剂量师团队为他所主编的《放射肿瘤治疗计划手册》第二版写一本娣妹篇，他主编的那本书的主要内容是肿瘤的放射治疗计划设计策略。在回顾以往的关于放疗计划设计的一些资料后，我们意识到现代放射治疗中的治疗计划设计缺乏规范性的教材。因此，我们编写的这本书不仅仅是《放射肿瘤治疗计划手册》（以下简称《手册》）的姐妹篇，也是放射物理师和剂量师这个群体需要关注的内容。

原著《手册》为临床放射治疗计划设计方面提供了一些指导和要求，本书的重点是详细介绍实现这些要求所需采取的技术手段，包括患者的定位、个体化组织填充物的设计、射野角度的设置以及逆向计划的优化方法。本书适用于每个参与放射治疗计划设计的人，包括剂量师、医学物理师和医师，有助于他们在开始参与计划设计时参考，也可以帮助他们提高技能。本书的编排与《手册》中的编排是一致的，按身体部位或系统，适用于一个肿瘤部位的治疗设计策略，也可应用于其他部位的肿瘤，例如，在头颈部肿瘤这个章节中包含了逆向计划优化中最复杂的方法，该方法也可被用于其他部位的肿瘤。

对于每个部位，都有对患者模拟定位的详细描述，包括体位固定、摆位、等中心放置以及其他诸如运动管理等特殊情况的考虑。每个治疗部位的计划目标都被制成表格，无论是采取最简单的计划设计技术还是最先进的计划设计技术，都要按照该目标进行计划设计。对于简单的三维适形计划，计划设计方案包括射野布置和射野形状设计（本书中都有相关图像描述），射野权重以及剂量归一点的选取。对于先进的技术，包括调强放射治疗、容积旋转调强放射治疗还有立体定向放射治疗，在它们的计划设计方案中提供了关于优化结构的构建和多阶段优化的详细描述。每个章节的最后都有计划评估，将计划得到的剂量与临床计划目标进行比较。本书有 3 个章节属于介绍性章节。第 1 章描述了治疗计划的类型以及治疗计划设计的一般过程。第 2 章解释了当前逆向计划设计的优化算法的原理与局限性，讨论了自动计划设计、基于经验的计划设计和多目标优化在克服这些局限性方面的应用。尽管每个章节都有对特定部位模拟定位的描述，但本书还是用一个章节来描述模拟定位，内容涵盖了可使用的固定装置和模拟定位原理，还包括患者的安全管理。

本书是由整个克利夫兰医院放射肿瘤科的团队共同完成，包括剂量师、物理师、放射肿瘤医师和治疗师，尽管他们并没有被列为共同作者，但他们都参与了本书的编辑。本书中所描述的内容都反映了目前在克利夫兰医院实施放射治疗的情况。虽然我们的经验是基于特定的治疗计划系统，但是在本书中我们并不需要指定特定的治疗计划系统，优质计划的获取方法与所使用的计划系统无关。在此，我们要感谢医学物理师 Peng Qi 博士，他慷慨地提供了本书所需的所有剂量体积直方图。最后，还要感谢我们的合作编辑 Chirag Shah 博士、Gregory Videtic 博士和 John Sun 博士，感谢他们对我们的支持以及对每个章节的仔细审校。

Ping Xia

Andrew Godley

译者前言

肿瘤放射治疗的目的是在给予肿瘤更高剂量的同时，能够更好地保护正常组织，进而提高肿瘤患者的生存质量。随着计算机技术和影像学的发展，CT 模拟技术、三维逆向治疗计划系统、全数字化计算机控制的放射治疗系统及网络信息系统得到了广泛应用，再结合当前的图像引导放射治疗（IGRT）、立体定向放射治疗（SRS、SRT、SBRT）、肿瘤（器官）运动管理技术等放射治疗技术，肿瘤放射治疗进入了一个三维精准放射治疗的时代，使得更多肿瘤患者在治疗中获益。

在放射治疗领域，医学物理师承担着特殊的作用，是放射治疗医师的全方位合作伙伴。放射治疗物理师的首要职责是与放射肿瘤科的其他技术人员一起，运用现代化的技术，使患者在接受放射影像和照射时，放射治疗计划是准确和安全的，可以获得最好的治疗。本书的目的就在于通过介绍不同部位肿瘤在影像采集和计划制定阶段的具体操作过程及所采用的技巧，希望有助于放射治疗物理师视野和知识面的扩展，尤其在治疗计划设计方面有所帮助，进而推动国内肿瘤放射治疗事业的发展，最终造福肿瘤患者。

本书分十四章，前面 3 章属于介绍性章节，后面 11 章属于应用性章节。第 1 章描述了治疗计划的类型以及治疗计划设计的一般过程。第 2 章解释了当前逆向计划设计的优化算法的原理与局限性，讨论了自动计划设计、基于经验的计划和多目标优化在克服这些局限性方面的应用。第 3 章介绍了患者的体位固定和模拟及位置验证。第 4 至 14 章详细介绍了不同部位肿瘤在影像采集和计划制定阶段的具体操作过程，如各病种的模拟定位和体位固定、靶区和危及器官的勾画、靶区和危及器官的剂量限值、计划设计及其所采取的治疗技术等。本书适合放疗科医师、物理师及其他与肿瘤治疗相关的工作人员参考使用。

本书的翻译工作由多家医院的放疗科的医师和物理师共同完成，尽管他们并没有都被列为主译，但他们都参与了本书的翻译，承担了相应章节的翻译工作，对他们所付出的努力表示由衷感谢。感谢本书的主审胡伟刚教授、尹勇教授和孔凤鸣教授，他们针对本书的翻译内容及格式做出了认真细致的审核。

由于临床工作繁忙，书中难免存在翻译方面的错误，恳请各位读者指正。

目 录

第1章 外照射治疗计划原理概述

Ping Xia， Andrew Godley，
Anthony Mastroianni， and John H. Suh

何为放射治疗计划？

- 治疗计划由两部分组成，即临床治疗计划和物理治疗计划。
- 临床治疗计划包括确定治疗目的、放疗类型和放疗剂量（总处方剂量和分割次数）。
- 物理治疗计划包括患者定位细节、射野的布置、射野的孔径形状，最终目的为获得治疗靶区体积（在临床治疗计划阶段由放射肿瘤专家勾画）最适形的剂量分布，保护关键器官。

■ 本书侧重于物理治疗计划部分，特别是外照射治疗。书中所提到的治疗计划指的是治疗计划中的物理部分。

治疗计划的重要性

■ 治疗计划的质量存在很大的差异性，主要由以下技术参数决定：
- ●射野方向（或射束角度）和治疗床的结合
- ●射野数
- ●射线能量
- ●射野的形状和子野的数量

治疗计划准备

■ 此部分包含了模拟定位后的计划设计的初始步骤（将在第 3 章讨论）。

■ 确定治疗计划的等中心点方法有两种，一种是直接导入 CT 模拟定位的等中心点坐标，另一种是在计划 CT 上确定三个标记点（称为 BBs），然后依据此三个标记点建立三维坐标轴，并将等中心点置于其中心处。

■ 由于 CT 床包含金属，不能表示治疗床，所以在治疗计划中需将扫描 CT 中的 CT 床移除。CT 床上的固定装置由于在治疗中仍用到，所以需保留。

■ 行口服增强 CT 模拟扫描后，因后续放疗无需每日口服增强剂，需手工将增强后的密度替换成组织密度。

■ 如体内有大块金属植入物（如髋关节假体），图像可能会出现伪影，需手工将伪影区域替换成密度为 1 g/cm^3 的均匀组织。

■ 使用勾画工具进行勾画后需检查所有勾画层面，确保靶区内无小孔，靶区外无多余小点。

■ 表 1.1（A 和 B）列出了在克利夫兰医院使用的所有危及器官（OAR）的标准名称。使用标准危及器官名称对治疗计划的评估（见后续章节讨论部分）和后续对结果的研究具有重要意义。

SSD 和 SAD 治疗计划

- SSD 照射技术将源皮距（SSD）设定为某一固定整数，如 100cm、105cm 或 110cm。
- SAD 照射技术将源轴距（等中心）设定为与加速器相关的一个整数：100cm。
- 考虑到治疗的简便性及效率，大多数现代光子束治疗采用 SAD 照射技术。

表 1.1

(A) 脑、头颈部肿瘤的常规术语

Brain		Head and Neck	
GTV_XXXX*	OPTIC_NRV_L	PET_MTV	LIPS
CTV_XXXX*	OPTIC NRV_R	MR_GTV	MANDIBLE
PTV_XXXX*	PITUITARY	CT_GTV	OPTIC_NRV_L
GTV_YYYY*	RETINA_L	GTV_XXXX	OPTIC_NRV_R
CTV_YYYY*	RETINA_R	CTV_XXXX	ORAL_CAVITY
PTV_YYYY*	SPINAL_CORD	PTV_XXXX	PAROTID_L
BRAIN	SPINAL_CORD_PRV5	CTV_YYYY	PAROTID_R
BRAINSTEM	TEMP_LOBE_L	PTV_YYYY	PHARYNX
BRAINSTEM_PRV5	TEMP_LOBE_R	AVOIDANCE	PITUITARY
CHIASM	HIPPO_L	BRAIN	SKIN
COCHLEA_L	HIPPO_R	BRAINSTEM	SPINAL_CORD

续表

Brain		Head and Neck	
COCHLEA_R	HIPPO_L_PRV5	BRAINSTEM_PRV5	SPINAL_CORD_PRV5
GLOBE_L	HIPPO_R_PRV5	CHIASM	SUBMANDIBULAR_L
GLOBE_R		COCHLEA_L	SUBMANDIBULAR_R
HYPOTHALMUS		COCHLEA_R	SUPRAGLOTTIC
LENS_L		CONSTRICTOR	TEMP_LOBE_L
LENS_R		ESOPHAGUS	TEMP_LOBE_R
		GLOBE_L	TM_JOINT_L
		GLOBE_R	TM_JOINT_R
		LARYNX	TONGUE
		LENS_L	TRACHEA
		LENS_R	

* 在此，GTV_XXXX 和 GTV_YYYY 中的 XXXX 和 YYYY 是处方剂量，其单位为 cGy。如果存在不同处方剂量，则需要将 GTV、CTV 和 PTV 的剂量表达方式调整为一致。

（B）乳腺、胸部、盆腔、前列腺和宫颈等部位肿瘤的常规术语

Breast	Thorax	Pelvis	Prostate	GYN
TUMOR_BED	GTV_XXXX*	GTV_XXXX	PTV_XXXX	GTV_XXXX
BREAST_L	CTV_XXXX*	CTV_XXXX	PTVN_YYYY	CTV_XXXX
BREAST_R	PTV_XXXX*	PTV_XXXX	BLADDER	PTV_XXXX
HEART	BONE	ANAL_CANAL	BLADDER_CTV	CTV_YYYY
LUNG_L	BRONC_TREE	BLADDER	FEMUR_L	PTV_YYYY
LUNG_R	CARINA	BONE	FEMUR_R	BLADDER
WHOLE_LUNG	ESOPHAGUS	CAUDA_EQUINA	LYMPH_NODES	BONE

续表

Breast	Thorax	Pelvis	Prostate	GYN
SPINAL_CORD	HEART	FEMUR_L	PENILE_BULB	FEMUR_L
	KIDNEY_L	FEMUR_R	PROSTATE	FEMUR_R
	KIDNEY_R	KIDNEY_L	PROSTATE_BED	KIDNEY_L
	BOWEL	KIDNEY_R	RECTUM	KIDNEY_R
	LIVER	BOWEL	SEM_VES	LG BOWEL
	LUNG_L	LIVER		RECTUM
	LUNG_R	PENILE_BULB		SACRUM
	WHOLE_LUNG	PROSTATE		SM BOWEL
	SPINAL_CORD	RECTUM		
	SPINAL_CORD_PRV5	SACRUM		
	TRACHEA	SEM_VES		
		STOMACH		
		SPINAL_CORD		
		SPINAL_CORD_PRV5		
		TESTIS		

* 在此，GTV_XXXX 和 GTV_YYYY 中的 XXXX 和 YYYY 是处方剂量，其单位为 cGy。如果存在不同处方剂量，则需要将 GTV、CTV 和 PTV 的剂量表达方式调整为一致。

CTV：临床靶区；GTV：大体肿瘤区；MTV：转移病灶；PTV：计划靶区；PTVN：淋巴结计划靶区

治疗靶区及计划靶区边界

- 治疗计划的目标是使计划靶区（PTV）接受足够的所需剂量的覆盖。通常来说，足够的PTV剂量覆盖指的是至少95%的PTV体积获得处方剂量。
- PTV是由大体肿瘤区（GTV）、临床靶区（CTV）以及内靶区（ITV）外扩产生，内靶区是由GTV或CTV考虑运动后而产生的。
- 外扩的范围也称为靶区边界，根据临床治疗目的沿三个方向均匀或非均匀外扩。
- 靶区边界是为考虑到亚临床病灶、患者的摆位误差以及单次/分次治疗间的器官运动而设定的。

治疗计划类型

- 治疗计划按简单到复杂进行分类，包括2D、3D、适形弧形野方式、动态适形弧形野方式、调强放射治疗（IMRT）和容积旋转调强放射治疗（VMAT）。
- 2D放疗计划是基于常规模拟机所获得的二维图像，这类计划目前已较少使用。
- 3D放疗计划是基于CT模拟定位机所获得的CT图像，通常包含1～4个方形或矩形射野（开放野），也可以是对开放射野进行简单调整后的射野，图1.1显示的是全盆腔放疗的典型四野箱式放疗计划。
- 适形弧形野放疗计划通常使用多个锥筒（瓦里安TrueBeam系统SRS包，直径有4mm、还有直径以2.5mm间隔从5mm递增到17.5mm，还包括其他供应商所提供的特殊锥筒尺寸），以全弧或者分段弧形式的锥形束进行治疗。基于常规直线加速器的立体定向放射外科（SRS）计划通常采用多个适形弧来产生高度适形的剂量分布。

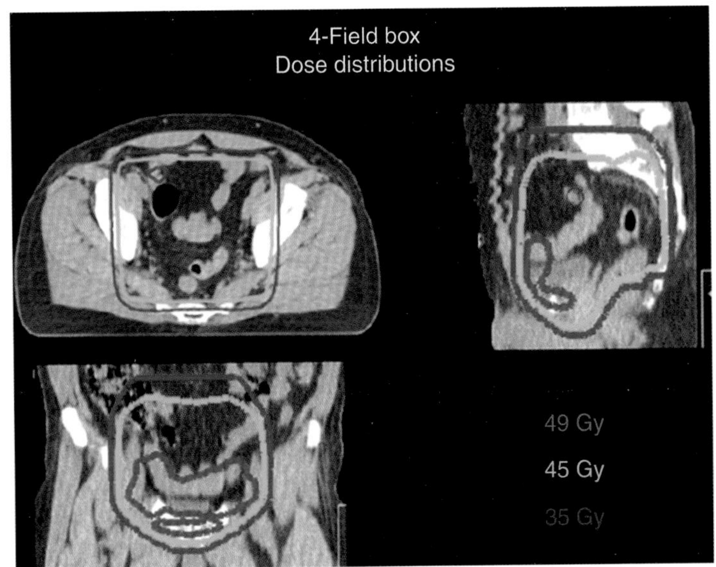

图 1.1　**典型四野 box 计划的剂量分布。**

注意：蓝色代表 49Gy 的剂量热点。热点是指由大于处方剂量（此病例为 45 Gy）的等剂量线所包围的区域

- 动态适形弧放疗计划采用多叶光栅（MLC）来调整每个照射弧的孔径，这些孔径与 PTV 适形（具有一定的边界），以离散角度（间隔 2°～4°）的形式进行投照。
- IMRT 放疗计划通常采用多个固定野（7～9 个照射野）。每个 IMRT 射野由多个强度不同的子野构成，强度由机器跳数（MU）表示。每个 IMRT 射野的所有子野的合成通量可对强度进行调制。图 1.2 显示了独立子野的形状及所有子野的合成通量。
- VMAT 计划由单弧或多弧组成。VMAT 计划与动态适形弧计划的区别在于每个离散角度（间隔 2°～4°）的射野孔径并不只是覆盖整个 PTV，而是能够在保护好危及器官的同时，仍能确保 PTV 的剂量适形度。

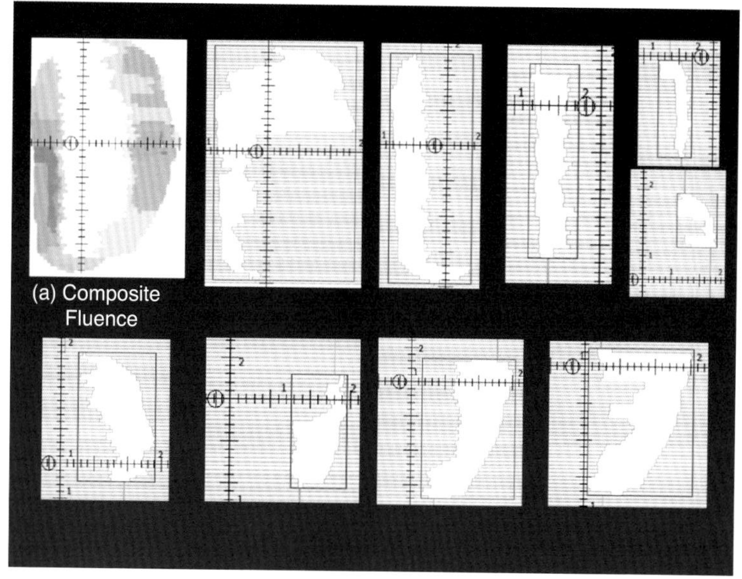

图 1.2　**合成通量图及每个独立子野的形状。**

处方与归一方法

- 放疗计划用于临床治疗，可对当前计划进行剂量归一，以达到处方剂量要求。
- 放疗计划可归一到某一点或某一体积，通常来说，其目的是使 90% ～ 100% 的靶区体积达到足够的剂量覆盖，故应在处方或放疗机构的治疗方案中做特别说明。
- 基于参考点的归一化方法常用于简单的 3D 放疗计划，但也用于高度适形的立体定向放射外科（SRS）或体部立体定位放射治疗（SBRT）计划。
- 归一点通常为等中心点。当等中心点落入或在异质区域（骨骼、金属、空气）内，需要在均质区域（组织）内寻找新计算点来对计划进行归一。
- 对于 SRS 或 SBRT，最大剂量点也可成为归一参考点。优势在于处方等剂量线代表了计划的剂量均匀性。
- 基于参考体积的归一化方法能够表示靶区的平均剂量，或受某一剂量覆盖的靶区体积（例如覆盖 95% 治疗靶区的剂量）。

开放野、楔形野和野中野

- 开放野是由均匀强度组成的辐射孔径，所构成的射野形状可以遮挡重要器官，但使 PTV 仍充分暴露于辐射野内。图 1.3 为全脑放疗计划中典型的侧向开放射野。

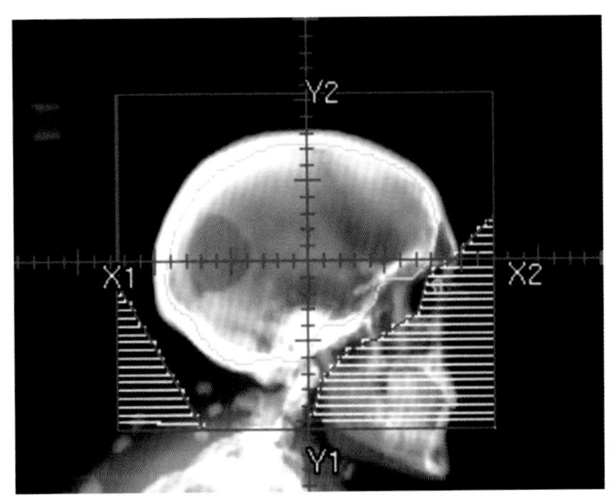

图 1.3　**全脑放疗计划：一个典型侧向开放野。**

- 楔形野的辐射强度从其开放野的一侧到另一侧呈线性递减。图 1.4 显示了一个前后野 / 后前野（AP/PA）计划的剂量分布，在前后野上增加了一块楔形板，用于补偿胸骨前的不平整。
- 楔形野可通过在照射中插入物理楔形板或将上铅门从射野的一侧滑向另一侧的方法来获得。
- 子野是一种不完整的照射野，对于一个特定角度，子野不能完全覆盖住在该方向 PTV 的投影。通过手动组合不同强度的子野可以得到一个简单的调强照射野，这样做可以减少高剂量区。图 1.5 显示的是全乳放疗计划中，由多个手工创建的子野所组成的某一切线野，也称为野中野。

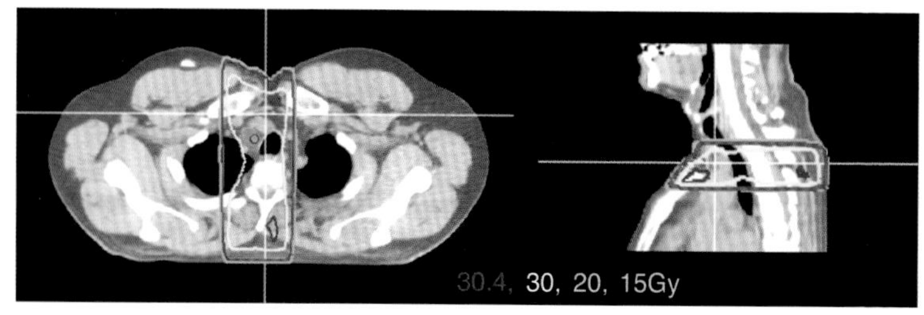

图 1.4　用于形成剂量分布的前向楔形野。

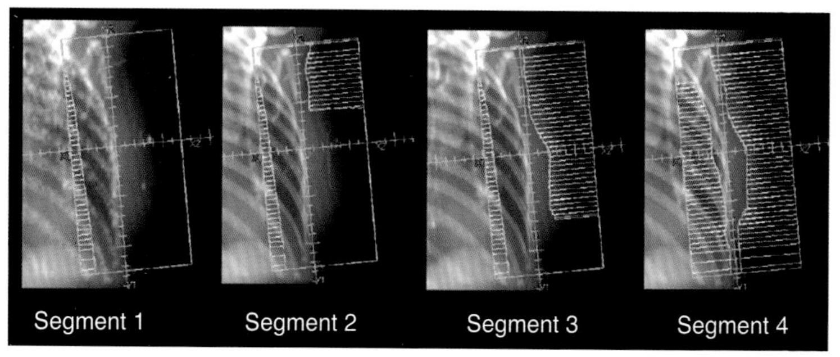

图 1.5　全乳放疗计划的某一切线野的四个手动创建的子野。

正向和逆向治疗计划

- 在正向计划设计中，通过调整所有方向射野的相对权重来获得所需剂量分布。2D、3D、适形弧形野、动态适形弧形野的计划均采用正向计划设计。
- 在逆向计划设计中，首先输入既定剂量目标（更多讨论见第 2 章），然后计划系统基于多个固定野或弧形野进行优化并获得所需剂量分布。在 3D 计划中，剂量分布是相当均匀的，然而在逆向计划中，为了达到调强的目的，每个射野的剂量必须是不均匀的。
- 逆向计划设计可分为直接优化和两步法优化。在两步法优化方法中，先得到每个射束或弧形野的通量，再利用叶片序列优化法将所得到的通量转化为多个子野。在两步法优化方法中，射束通量是一种理想的强度分布，不受不同治疗机器实施的限制。但在第二个步骤中，叶片序列整合了治疗实施的限制，降低了通量计划的质量。

- 直接优化法中，固定野或弧形野的子野直接优化得到预期剂量分布，因同时纳入了机器的参数，因此保证了计划的可行性，并没有降低计划治疗的质量。
- 固定机架角 IMRT（见后续讨论）和 VMAT 计划都采用逆向计划设计。

加量：序贯和同步放疗

- 根据临床治疗目的，对原发病灶、淋巴结以及其他靶病灶给予不同的处方剂量。一般来说，淋巴结以及其他靶病灶的剂量较原发灶偏低。
- 如需对原发灶给予更高剂量，可通过序贯或同步加量（SIB）方式来实现。
- 序贯加量方法需要两份或多份放疗计划，主要取决于计划加量的次数。该方法对于原定处方剂量较低的原发灶和其他靶区，仍采用相同的分割剂量照射。
- SIB 方法只需一份治疗计划，对不同的治疗靶区同时采用不同的分割剂量进行放疗。一般来说，SIB 方法的剂量分布要比序贯加量法适形度更高。从逻辑上来说，SIB 方法更简单。
- 对不同肿瘤靶区的既定处方剂量显著不同时，序贯加量方法更具有优势。

IMRT 和 VMAT 放射治疗的实施方法

- IMRT 放疗计划通常由装有多叶光栅（MLC）的直线加速器来实施。MLC 可产生复杂子野使剂量分布得到优化。也可以通过矩形准直器射野来实施 IMRT，但速度更慢。
- 动态放疗或滑窗技术指的是固定机架角的 IMRT 照射野的子野可通过 MLC 叶片从射野一侧移动到另一侧来进行放疗。叶片运动过程中，射线束一直处于“ON” 位置。

- 分步照射法（Step-and-shoot）指的是固定机架角的 IMRT 照射野的子野可通过 MLC 叶片经过一系列移动后再继之以照射来实施放疗。
- VMAT 计划通过放疗执行过程中机架持续旋转来实现。MLC 叶片在动态 IMRT 放疗中也持续移动。
- 基于加速器的不同性能，机架旋转速率可固定也可不固定，放疗实施过程中剂量率也可发生变化。
- 通过改变机架旋转速率及剂量率，可执行更高强度调制要求的治疗计划。可变机架旋转速率也可加快放疗。
- 在执行 IMRT 和 VMAT 计划过程中，一些直线加速器需要二级铅门（包括 x 和 y 方向铅门）来保持对 IMRT 射束或 VMAT 弧形野的最大投影。因此，铅门不跟随（或适形）每个子野。对于 VMAT 计划而言，MLC 叶片的漏射线是不可忽视的。现代的加速器允许铅门追踪每个子野的 MLC 位置，以挡掉其漏射线。
- 为减少 VMAT 放疗过程中的 MLC 漏射线，采用非零度准直器角度（通常大于 10°）来降低 MLC 的漏射线。
- 另一种特殊的直线加速器称为螺旋断层放射治疗系统（TomoTherapy），通过对强度进行调制可执行 IMRT 治疗计划。在患者进入加速器的同时，该机器通过转动的扇形束来实现切片式照射，类似于 CT 图像的获取。

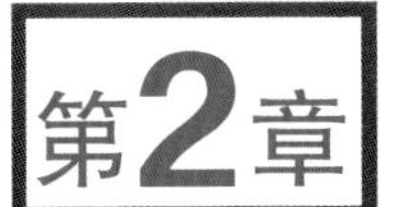

第2章 逆向计划及高级治疗计划工具

Jeremy Donaghue，Ping Xia，Naichang Yu，John Greskovich，and John H.Suh

逆向计划设计基础

- 一个理想的计划就是使处方剂量线与计划靶区（PTV）高度适形的同时能够使临近危及器官（OAR）的受照剂量尽量低。
- 传统三维适形计划由带有挡块的照射野组成，其射束方向观上所形成的几何形状与 PTV 的投影相适形，挡块边界用以修正射束半影。如果 PTV 和 OAR 在空间上是分开的，并且光束路径中没有 OAR，则该计划是最有效的。
- 通过射野强度的调制（通量图，第一章中图 1.2 所示）以及多个方向的布野，调强放射治疗（IMRT）计划能够克服 3D 适形计划中的 OAR 剂量限制。此外，IMRT 计划通过计算优化来确定能够产生所需等剂量分布的通量。

■ 为得到一个最优计划，逆向计划包含以下三个关键要素：

●计划目标

●权衡计划好坏的代价函数

●使代价函数最小化的优化器（搜索引擎）

■ 对于用户或计划设计者来说，计划目标的清晰定义是最重要也是最具挑战性的，因为每个治疗目标有可能是彼此竞争的。数学上的代价函数不足以描述临床上理想的三维剂量分布，这被认为是一个三维几何问题。

■ 一个通用的代价函数是由以下式子来定义的：

$$\sum_{i=1}^{n} w_i f_i(x) \tag{2.1}$$

这里，n 是计划目标数，w_i（>0）是权重因子，$f_i(x)$ 是一个目标代价函数。

■ 用户可通过权重因子来强调某一计划目标的重要性，这将在后面章节中进行展开讨论。

■ 在多数商用治疗计划系统中，最典型的代价函数是二次方函数，通过它可以使期望剂量与实际剂量之间的平均偏差最小化。最通用的搜索引擎是基于梯度的优化器，它只接受引起代价函数减小的变化。

■ 对于并联器官，需用到基于剂量体积的代价函数。

■ 使用梯度搜索算法，基于剂量体积的代价函数可以得到很多最小值，因此，最后得到的解可能不是使代价函数最小的解（最佳解，见图 2.1）。

■ 具有多个最小值的代价函数被称为非凸问题（如图 2.1 A 所示，比较而言[1-3]，图 2.1 B 就是凸问题）。非凸代价是可以被限制在局部最小值，意味着优化器认为它不能进一步减小代价，但有可能存在更好的解（如图 2.1 A 所示的全局最小值）。

■ 表 2.1 列出了本书中使用的多种类型的计划目标。我们还指出这些特定类型的计划目标是凸还是非凸，并附加说明如何将这些计划目标应用于不同类型的结构，如 PTV，并行 OARs 或串行 OARs。

■ 表 2.2 给出了逆向优化中所用到的简单计划目标。最后一列是目标值，它是特定计划目标的权重 x（来自 2.1 式），数值越小，它越逼近目标。优化器关注的是优化过程中具有更高目标值的函数。

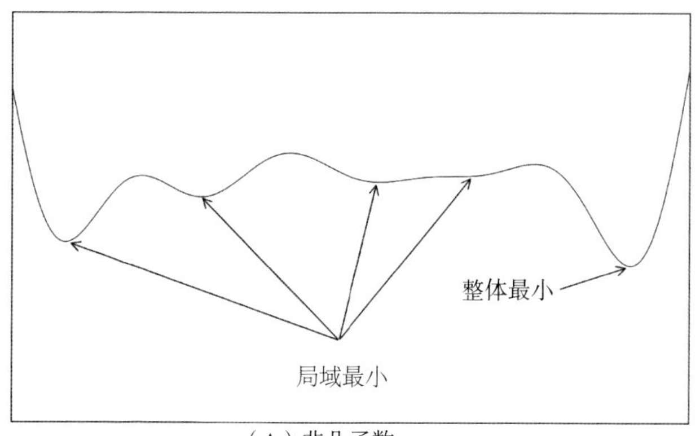

（A）非凸函数

整体和局域最小

（B）凸函数

图 2.1　（A）阐述了一个非凸函数在优化过程中的局域最小和整体最小的情况。（B）阐述了一个凸函数在优化过程中只存在一个最小的情况。

表 2.1　**计划目标的类型、定义及应用**

Objective Function	Function Type	Definition	How to Apply
Min/Max Dose	Convex	Maximum or minimum dose to any point	Apply to PTVs and serial OARs
Min DVH	Non-convex	Dose to % volume > defined dose	Apply to PTVs
Max DVH	Non-convex	Dose to % volume < defined dose	Apply to parallel OARs and PTVs
Max EUD	Convex	Controls the distribution of the entire ROI. Equal to mean dose with a = 1	Apply to parallel OARs (a = 1)
Uniform Dose	Non-convex	Dose to the entire volume is uniform	Apply to PTVs

DVH：剂量体积直方图；EUD：等效均匀剂量；OAR：危及器官；PTV：计划靶区；ROI：感兴趣区

手动迭代及分阶段调强计划设计

- 随着梯度搜索算法和基于剂量体积的代价函数的使用，针对具有多种敏感结构的复杂计划（例如，头颈部治疗计划）的优化需要多次手动迭代，也被称为分阶段优化或热启动。
- 在第一阶段（第一轮优化），计划设计者从 PTV、危及器官和剂量限制环（参见后面章节中的详细描述）这些计划目标开始优化。剂量限制环被用来避免剂量溢出到没有指定的正常组织。
- 在第二轮优化中，在不重新布置 IMRT 照射野前提下（热启动），计划设计者再添加其他危及器官的计划目标。

表 2.2　**由用户输入计划目标的示例**

Structure	Type	Target (cGy)	% Volume	Weight	Objective Value*	a
PTV_6525	Max DVH	6851	3	95	0.0003447	
PTV_6525	Min Dose	6520		95	0.0029542	
PTV_6525	Uniform Dose	6525		40	0.064708	
SPINAL_CORD	Max Dose	3500		0.1	0	
PAROTID_L	Max DVH	2000	30	0.3	0	
SUBMANDIBULAR_L	Max EUD	3250		15	0.0045086	1
SUPRAGLOTTIS	Max EUD	3000		2.4	0.0101495	1

* 由优化器计划得到的目标值。

DVH：剂量体积直方图；EUD：等效均匀剂量；OAR：危及器官；PTV：计划靶区

- 多次优化不仅可以改善计划的均匀性和适形度，还可以进一步降低所有危及器官的受照剂量。
- 对具有多个危及器官的复杂病例来说，这种手动迭代的过程是很浪费时间的。
- 添加调制结构（在第 5 章节中会提及）可以进一步引导计划设计者去除热点和冷点。

高级计划设计工具包

- 现代的治疗计划系统都在使用高级计划设计工具包。这些工具包包括：自动计划，多目标优化（MCO）以及基于经验的计划设计（KBP）。
- 在接下来的小节中所描述的自动计划是基于 Philips 公司的 Pinnacle 治疗计划系统（9.10 版本或更高版本），KBP 是基于瓦里安医疗系统的 Eclipse 治疗计划系统，MCO 是基于 RayStation 治疗计划系统。

自动计划过程

- 通过自动计划模块可使多次手动迭代计划设计过程自动化。利用自动计划模块，可使六个阶段的计划设计自动执行。
- 自动计划是一个渐进优化的过程。用户输入表 2.3 和表 2.4 中的治疗靶区和危及器官的计划目标。需注意的是，这里的计划目标与前面所提到的计划目标不是一个概念。

表 2.3 **脊柱 SBRT 病例中靶区的计划目标示例**

Structure	Target cGy
Tumor L5	1800

表 2.4 **脊柱 SBRT 病例中危及器官的计划目标示例**

Structure	Type	Target cGy	% Volume	Priority	Compromise
Ring	Max Dose	1750		High	Yes
L5 Thecal Sac	Max Dose	1200		High	Yes
L5 Thecal Sac	Max DVH	800	5	High	Yes

DVH：剂量体积直方图；OAR：危及器官；SBRT：立体定向放射治疗

- 在高级设置（图 2.2 所示）中，用户可以设置剂量梯度的陡度和所需的剂量均匀性指数。对于一个常规的 IMRT 计划，剂量梯度设置为 2cm，剂量均匀性指数设置为 107%。对于立体定向放射治疗(SBRT)计划，剂量梯度设置为 1cm(最小数值)，剂量均匀性指数设置为 170%。对于单次照射的颅内病灶，最高的剂量均匀性指数可设置为 250%。
- 在自动计划中，用户的计划目标转换为与手动优化中相似的计划目标。表 2.5 给出了如何将表 2.3 和表 2.4 中的计划目标转换为手动优化中的计划目标。在这个病例中，自动计划中的四个计划目标被转换为逐步计划优化中的 21 个计划目标。

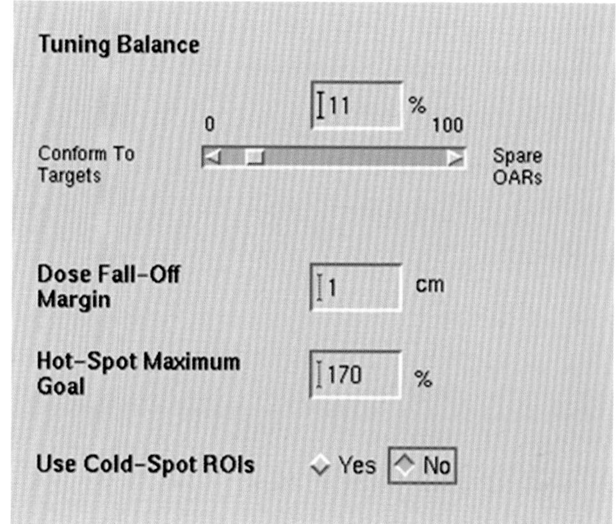

图 2.2 **一个关于脊柱 SBRT 自动计划的高级参数设置示例。**

OARs：危及器官；ROI：感兴趣区；SBRT：立体定向放射治疗

- 其他调制结构和与之相关的计划目标会被自动添加。从用户计划目标转换而来的计划目标（和权重）也会自动调整，导致某些 OAR 的最终剂量低于计划设计者输入的目标剂量。
- 由于所用的自动计划算法并没有像手动的多阶段计划优化那么简便，在自动计划完成后依旧需要额外的手动优化。
- 自动计划可作为计划质量控制的一个较好的基准。

表 2.5 **自动计划如何将表 2.3 和表 2.4 中的计划目标转换为常规逆向计划的目标值**

Structure	Type	Target cGy	% Volume	Weight
BodyMinusTarget	Max Dose	614.786		0.125
BodyMinusTarget	Max Dose	720		2.9131
L5 Thecal Sac	Max DVH	760	5	100

续表

Structure	Type	Target cGy	% Volume	Weight
L5 Thecal Sac	Max DVH	577.818	5	0.125
L5 Thecal Sac	Max Dose	1140		100
L5 Thecal Sac	Max Dose	624.392		0.125
L5 Thecal Sac_EN	Max Dose	1200		44.920
Ring	Max Dose	1072.79		0.125
Ring	Max Dose	1662.5		100
Ring_EN_AP	Max Dose	1750		100
TargetSurround_AP	Max Dose	1077.55		0.125
TargetSurround_AP	Max Dose	1620		100
Tumor L5	Max Dose	1973.27		32.5
Tumor L5	Max Dose	1973.27		35
Tumor L5	Min Dose	1818		65
Tumor L5	Min Dose	1800		8.75
Tumor L5–TS_AP	Min Dose	1800		8.75
Tumor L5–TS_AP2	Min Dose	1800		8.75
Tumor L5–TS_AP3	Max Dose	1973.27		35
Tumor L5–TS_AP4	Max Dose	1973.27		35
Tumor L5–TS_AP4	Max Dose	1953.93		35

DVH：剂量体积直方图

基于经验的计划设计（KBP）

- 基于已有的特定肿瘤部位的临床治疗计划的大型训练数据集，KBP 利用机器学习算法来建立模型以预测新患者的个体化的计划目标。
- KBP 算法成功的关键是建立一个可靠的模型以预测现实的且可实现的特定患者的计划目标。
- KBP 算法是由 Yuan 等人[4]提出的，他们通过引入一系列量化测量来获取特定患者的解剖和直径信息以及 OAR 相对于 PTV 的空间信息。

- KBP 方法的优点在于此模型是建立在解剖结构的抽象特征的基础上的。模型自身与患者的计划和图像数据无关，因此，该模型是可以转移到其他机构，无需访问训练数据库。

多目标优化（MCO）

- MCO 是一个优化过程，治疗计划设计者通过牵拉导航条可以产生多种不同的计划（Pareto 计划），以便他们找到可能的最好（理想）计划。
- 该优化过程需要一组剂量限制（锚点）以及一组剂量目标（权衡）。剂量目标被用来产生可用于导航的计划。
- 剂量限制至少包含一个最小（剂量体积直方图，DVH）剂量函数（一般指 PTV）和一个最大（DVH）剂量函数，而且至少包含两个剂量目标（权衡）。
- 权衡函数通常被设置为理想的（不切实际的）目标以允许最大的可导航空间。
- 一旦用户确定剂量限制和权衡目标，多个计划便可产生。
    - 至少 2× 权衡数 +1 个计划（例如，两个权衡数至少可以产生五个计划）可产生。为增加 MCO 的便利性，最多 4× 权衡数 +1 个计划（例如，两个权衡数最多可以产生九个计划）可产生。
    - 在运行 MCO 前，需要确认所有作为锚点的剂量限制是否可达到。如果所设置的剂量限制是不可达到的，那么 MCO 将不会执行。在用户输入新的可行的剂量限制后，Pareto 计划才会产生。
- MCO 计划允许用户检查计划目标间的权衡。例如，OAR 剂量的降低将会在其他区域或其他组织中增加热点。图 2.3 给出了一个可行的导航空间的示例。

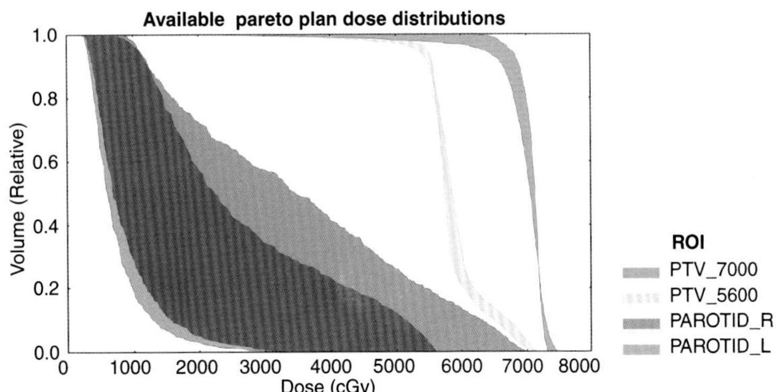

图 2.3 **列表栏中 ROI 的可导航（可能）的 DVH 示例。**

DVHs：剂量体积直方图；PTV：计划靶区；ROI：感兴趣区

- 一旦计划目标被达到，就可以锁定权衡导航面板（见图 2.4），这样就不会因为后续导航而对该目标造成进一步的改变（剂量分布将会变得更好而不是更糟）。这么做也限制了其他 OAR 权衡的搜索空间（见图 2.5）。
- 随着权衡 OAR 被锁定的数量的增加，可导航的空间减少。
- 考虑所有危及器官之间的权衡后，可以得到理想的设置，优化后的计划转化为可执行的计划。
  - 由于优化后的计划转化为可执行的计划的过程使用了剂量模拟功能，因此可使用“ROI 选择”选项将 MCO 生成计划过程中可能未包含在内的组织包含在转换过程中。这类结构包括可能 PTV（如果使用不同的 PTV 进行优化）以及治疗区中可能的正常组织或 OAR 结构。
  - 通常，需要 2 ～ 3 次转换才能得到最优计划。
- 转换后，如果计划的质量仍不如人意，则在使用标准的手动优化过程中，可以将生成 MCO 计划的优化函数作为一个函数包含在内，并添加新目标来产生理想的计划。
- MCO 的主要好处是，当多个相互矛盾的临床目标存在时，它提供了折衷的方案。

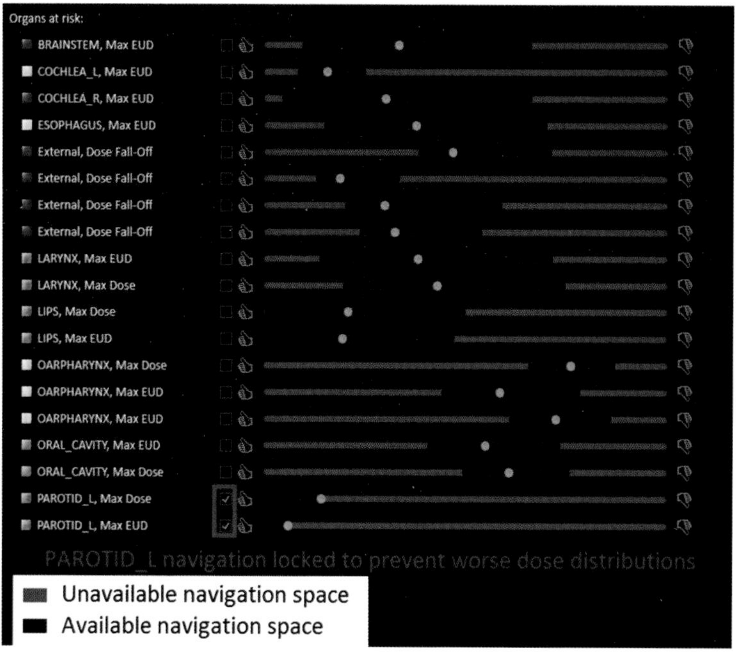

图 2.4　MCO 导航面板示例。

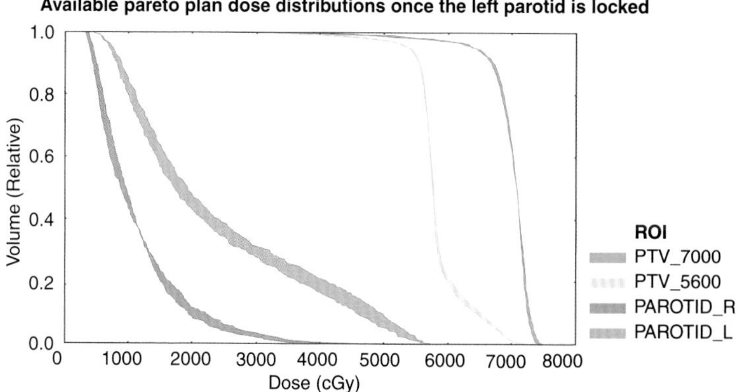

图 2.5　**锁定某些组织的权衡后，DVH 的搜索空间变窄。**

DVHs：剂量体积直方图；PTV：计划靶区；ROI：感兴趣区

三个高级计划工具包的比较

- 理想的情况下，治疗计划系统应包括上一节中所描述的三种高级计划工具。KBP预测个体化的计划目标是可行且可实现的。通过多次优化，自动计划工具可自动创建一个计划，所得到的计划目标是与KBP预测所得到计划目标相符合的。如果PTVs和OARs之间的剂量限制存在矛盾，那么，多目标优化可以为计划设计者和医师提供权衡解，以便他们作出决定。
- 使用两个全弧容积旋转调强治疗（VMAT）照射野时，自动计划、KBP和MCO计划工具会回顾性地对部分脑部病例进行计划设计，无需进一步优化。分别给予高剂量PTV（HD-PTV，图2.6中的橘色区域）60 Gy和低剂量PTV（LD-PTV，图2.6中的蓝色区域）51Gy的处方剂量。脑干紧挨HD-PTV。图2.6给出了剂量分布以及脑干和视交叉的0.03cc体积所接受的最大剂量。

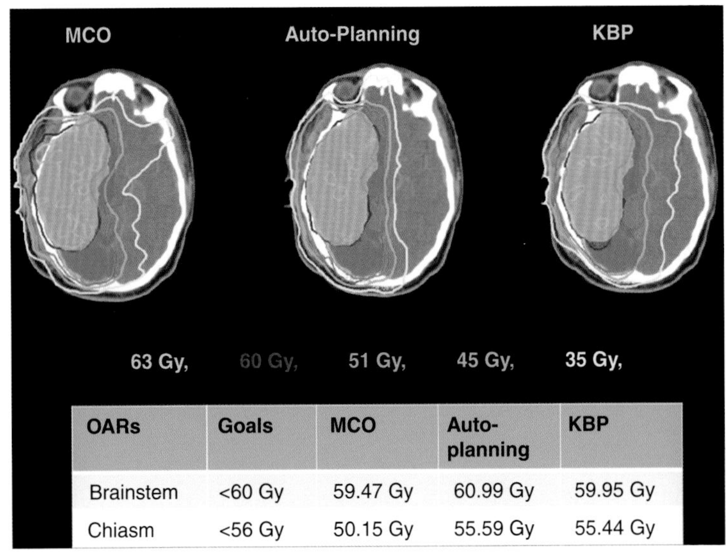

OARs	Goals	MCO	Auto-planning	KBP
Brainstem	<60 Gy	59.47 Gy	60.99 Gy	59.95 Gy
Chiasm	<56 Gy	50.15 Gy	55.59 Gy	55.44 Gy

图2.6　三种高级计划工具对部分脑部病例所做计划的比较，包括同一层面上的剂量分布及脑干和视交叉的最大点剂量的比较。

KBP：基于经验的计划；MCO：多目标优化；OARs：危及器官

- 在 MCO 计划中，虽然所得到脑干和视交叉的最大剂量最低，但是它的均匀性较差，35Gy 的剂量线会扩散到对侧脑组织。自动计划虽然是均匀性最好的计划，但是其脑干和视交叉所受的最大剂量最高。

参考文献

1. Qiuwen W, Djajaputra D, Wu Y, et al. Intensity-modulated radiotherapy optimization with gEUD-guided dose–volume objectives. *Phys Med Biol*. 2003;48(3):279–291. doi:10.1088/0031-9155/48/3/301.
2. Jeraj R, Wu C, Mackie TR. Optimizer convergence and local minima errors and their clinical importance. *Phys Med Biol*. 2003;48(17):2809–2827. doi:10.1088/0031-9155/48/17/306.
3. Rowbottom CG, Webb S. Configuration space analysis of common cost functions in radiotherapy beam-weight optimization algorithms. *Phys Med Biol*. 2002;47(1):65–77. doi:10.1088/0031-9155/47/1/305.
4. Yuan L, Ge Y, Lee WR, et al. Quantitative analysis of the factors which affect the interpatient organ-at-risk dose sparing variation in IMRT plans. *Med Phys*. 2012;39(11):6868–6878. doi:10.1118/1.4757927.

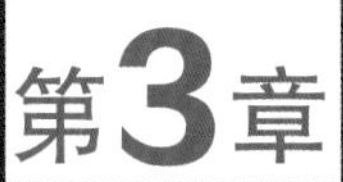

体位固定、CT模拟与验证

Lisa Zickefoose，And rew Godley，Andrew Vassil，and Chirag Shah

体位固定

可重复使用的体位固定装置

■ 重复性体位固定装置可用于多种体位的固定，一般由以下系列装置组成：

●基于患者体型的不同俯卧位固定装置（见图 3.1）。腹部的开孔可以使小肠下垂而得到保护，常用于三维盆腔部位的放疗。

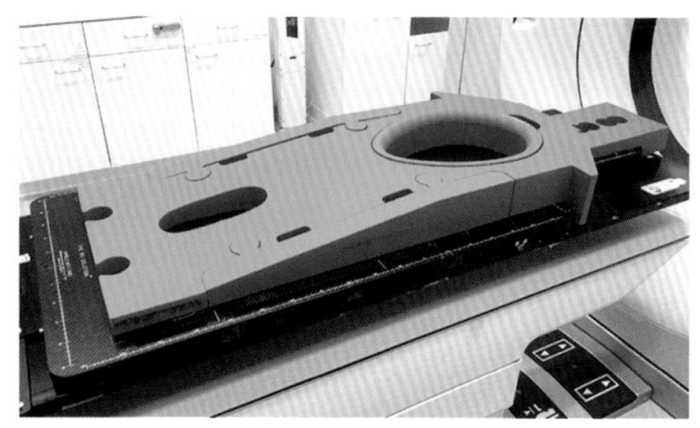

图 3.1　俯卧位腹部固定装置。

- 仰卧位胸部固定装置（图 3.2）。通过使用不同角度的楔形海绵垫和手握杠，可以让患者获得一个舒适的体位，常用于乳腺、肺等部位的放疗。

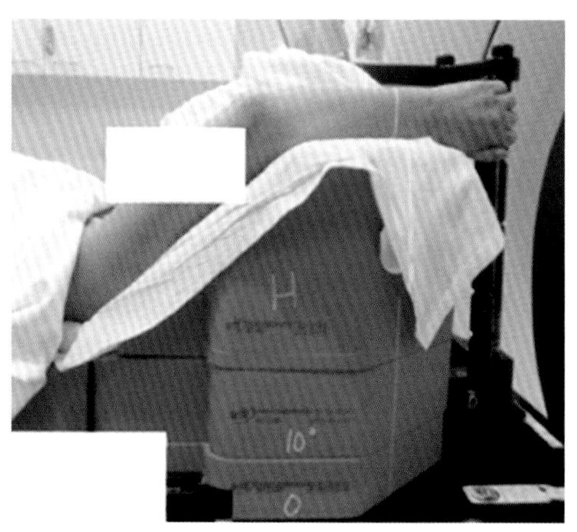

图 3.2　具有不同角度的海绵垫和手抓杆的胸部固定装置。

- 俯卧位乳腺固定装置（图 3.3）。可针对不同体厚的患者调节不同的高度、移动中央支撑桥架以切换治疗左、右乳腺。俯卧位下该固定装置可以使得患侧乳腺下垂，以便保护心脏和皮肤组织。

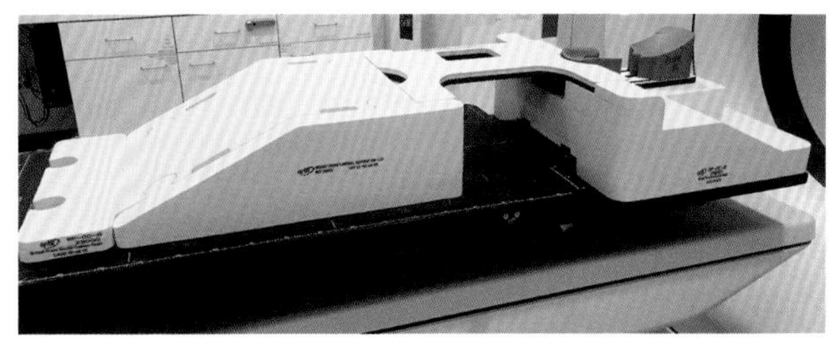

图 3.3　俯卧位乳腺固定装置。

- 真空袋固定装置（图 3.4），内含带有连锁的珠子，当抽成真空时即可形成与患者体型相一致的形状以便体位固定。可选择包裹全身的或其他不同尺寸规格的真空袋，以适用不同的体位固定需求。真空袋固定装置配合真空塑料薄膜袋使用，可以使患者身体处于一个真空环境，以便进一步减少动度。真空袋固定装置常用于颅脑外立体定向放疗。

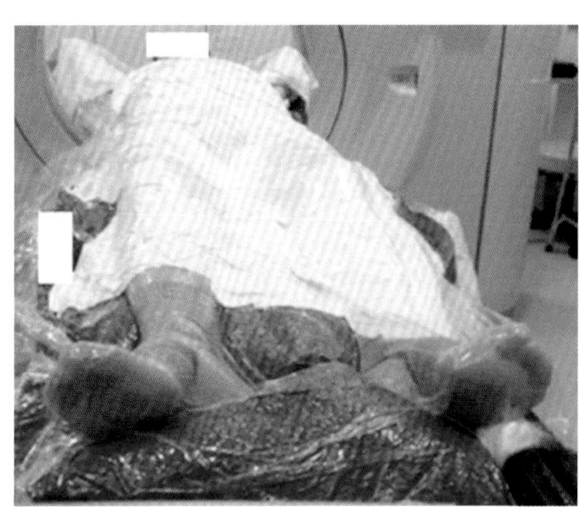

图 3.4　表面附有真空塑料薄膜袋来限制患者运动的真空袋固定装置。

一次性使用的体位固定装置

■ 热塑面罩能提高患者体位的重复性，常用于中枢神经系统和头颈部肿瘤的放疗中。热塑面罩由高分子材料做成，在热水中或特定的烤箱中加热会变软具有可塑性。有些热塑面罩中会加入特殊的强化材料（如下巴和前额位置）以提供更有效的固定。

- 三点式热塑面罩（加强版和非加强版）只用于头部肿瘤放疗，通常采用 L 型卡口配合泡沫固定块（图 3.5）或按钮的方式固定于定位架上。

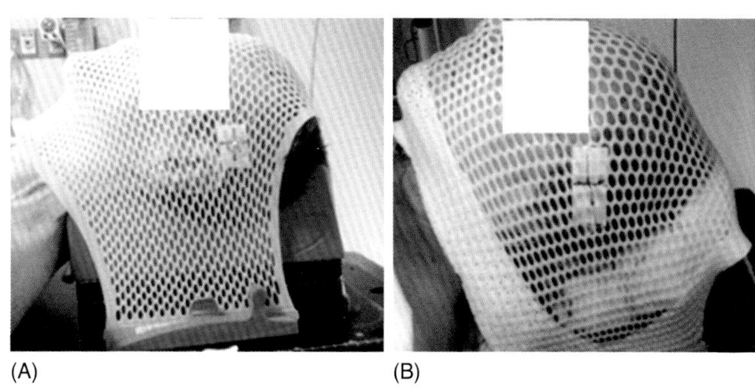

(A) (B)

图 3.5 （A）三点可固定在治疗床上的面罩。图中可见一标准头枕（蓝色），面罩上附有等中心十字标记及定位珠。（B）加强版面罩。

- 五点式热塑面罩（加强版和非加强版）可以同时固定头和肩颈，主要用于头颈部肿瘤的放疗（图 3.6）。
- 前脸开放式热塑面罩一般在下颌和前额部位进行热塑材料加强，使得患者在获得舒适感的同时能有传统热塑面罩的固定效果。
- 热塑面罩在定型以后会持续收缩，可以使用下列方法减少面罩收缩所造成的影响：在面罩下面垫一个头架配套的小的塑料薄片（通常是 2mm 厚度）或者在制作的时候保持足够的时间使得面罩完全干透（有些厂家指明，若晾干低于

10 分钟，95% 的热塑面罩会收缩），然后将面罩从患者身上移除一定的时间后再行模拟定位。

- 体罩主要在用于胸部、腹部以及盆腔等部位放疗的时候使用。
- 盆腔部位使用热塑体罩的时候可以将患者双腿分开，以更好地固定患者的盆部和腿部。

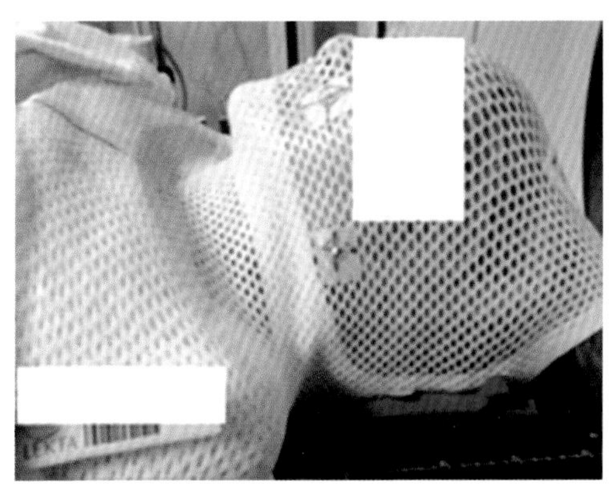

图 3.6　**下巴加强版五点式热塑头颈肩罩。**

■ 枕部塑型垫一般放置于头枕的上方，可以使头颈部患者找到一个舒适的角度并加以个体化的塑型固定，从而有效地提高头颈部肿瘤放疗患者的摆位重复性（图 3.7）。

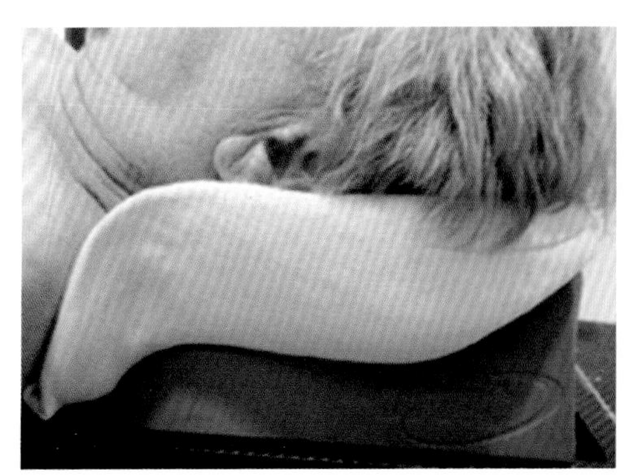

图 3.7　**一次性塑形垫（浅蓝色）和标准头枕（蓝色）。**

■ Alpha Cradle 固定装置利用塑料袋中的发泡化学材料或者预制模块来进行患者体位固定，它能使患者获得一个较舒适的体位。

特殊固定装置

■ 口腔咬合器通常放置于口部舌头的上方，用于头颈部肿瘤放疗时对患者舌头的固定。

- 塑料的咬合器表面覆盖有牙科专用蜡（图 3.8）。

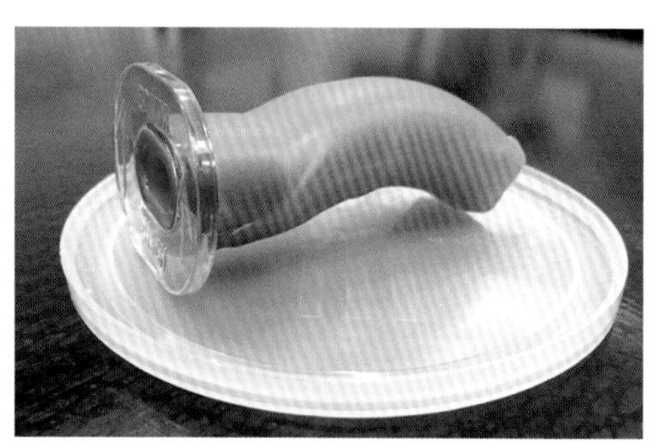

图 3.8 **由牙科蜡包裹的咬合器。**

- 患者咬住咬合器表面的牙科蜡并产生印记，后续治疗中患者咬在相同的位置可以保证每次治疗位置的重复性。

■ 通常在 CT 模拟定位阶段放置组织填充物，用来提升患者的表皮剂量或者起到一个组织补偿的作用。

- Superflab ™组织填充物用来提升皮肤表面剂量和降低因使用接触皮肤的电子限光筒及电子线挡铅时的电子线的能量。此品牌的组织填充物有不同厚度可供选择，并有可粘贴面，可以紧紧黏贴在患者的皮肤表面而不留空气间隙。
- Aquaplast ™组织填充物可用于不规则的体表上。此品牌的组织填充物尺寸较大，可以按需进行裁剪并通过水箱或者烤箱进行加热，软化后放置于体表进行塑型。因它能提供很好的适形性，常用于头皮癌患者或者头颈部肿瘤患者的放疗（图 3.9）。

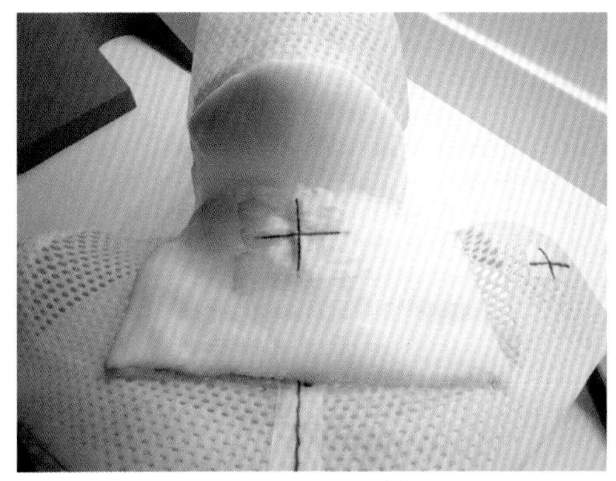

图 3.9　**面罩外环绕喉部放置的 Aquaplast™ 组织填充物。理想情况下，患者应在放置填充物时进行 CT 扫描，扫描后的影像用于放疗。**

患者摆位

- 为保持治疗期间体位的重复性，我们需要借助于固定装置，使得患者有一个舒适的、可重复的体位。
- 基于患者的治疗部位，模拟定位技师在患者模拟定位时需很清楚患者可能接受的治疗技术（如：治疗胸部患者时患者双手上举，以便计划设计者在布野时具有更多的射野方向选择）。
- 考虑患者与治疗机头的空间关系。
- 放疗医师和模拟定位技师需要使用金属线、标记点等将患者的感兴趣区域加以标记（如手术瘢痕、疼痛部位，有既往放疗史的旧纹身标记）。

运动管理

- 肺、肝脏、乳腺、胰腺等脏器会受呼吸运动的影响。器官运动的影响可以通过外扩边界的方式加以消除，外扩的多少可以通过基于透视或者 4D-CT 影像（内靶区，ITV），或采用呼吸压迫、以及自适应治疗（门控与追踪）等方法加以衡量。

呼吸压迫

- 呼吸压迫是最简单的运动管理方法。最常用的呼吸压迫方法是使用腹压带对上腹部进行压迫从而限制患者的呼吸运动（见图 3.10.A）。
- 另一种运动管理方法是使用腹压板装置，该装置包括一块腹压平板和带螺杆的可移动桥架，模拟定位中记录腹压板的高度和桥架的刻度位置以便患者摆位的重复性（见图 3.10.B）。

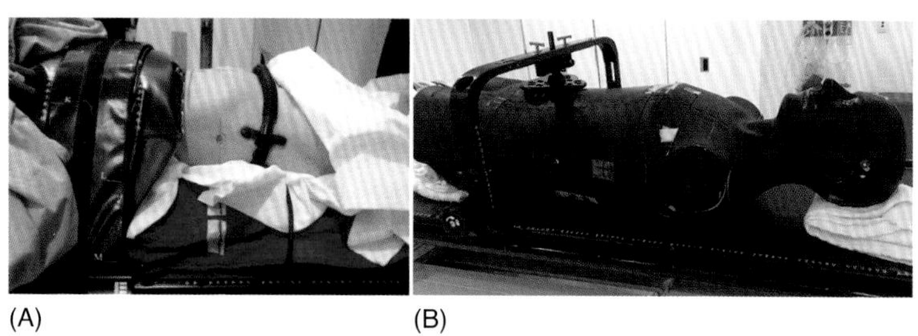

(A) (B)

图 3.10 （A）腹压带，可看见 4D-CT 各个时相的波形图；（B）腹压桥架。

门控与呼吸管理

- 呼吸管理系统有助于引导患者在吸气相或者呼气相末端的屏气。它包含一个可穿戴面具和用于指示患者肺吸气量的呼吸量计，患者可以通过观测呼吸量计在指定的呼吸阶段屏气。患者通常需要多次的屏气才能完成一次放射治疗，因此保持屏气状态的一致性是非常重要的。
- 门控技术是在患者自由呼吸状态下实施的，当患者的呼吸时相或者幅度在指定的范围内即可实施射线出束治疗。门控技术的实施需要获取患者呼吸信号，呼吸信号可以通过相机追踪放置在患者胸部的标记物间接获取，也可以通过带压力传感器的腹带来获取。通常用 0% 时相定义为肺的吸气末，50% 时相定义为肺的呼气末，100% 时相定义为肺的吸气末，如此往复循环。因此，80% ～ 20% 时相可用于吸气状态下的门控技术实施，30% ～ 70% 时相可用于呼气状态下的门控技术实施。
- 吸气状态下肺的体积变大，更容易满足肺的体积剂量要求，同时对于左侧乳腺癌患者来说，心脏在吸气状态下能远离胸壁，获得更好的剂量保护。

- 自由呼吸状态下，患者吸气的时间通常大于呼气时间，因此在吸气阶段实施门控放疗可以有更多的射线出束治疗时间。同时，因解剖结构受呼吸影响，每次呼吸其呼气末的解剖结构变化最小，可以作为参考图像。

4D–CT

- 4D-CT可以监控整个呼吸周期的运动情况，当肿瘤受呼吸运动影响较大时应首选4D-CT。
- 通过4D-CT来监测肿瘤运动，有利于运动管理技术的选择，如呼吸压迫、呼吸控制或者其他技术。
- 呼吸门控技术需要通过运动标记物（如CT扫描时穿戴压力传感腹带）来获取肿瘤的运动时相和幅度参数，并使用这些参数来重建10个或者20个呼吸时相下对应的CT图像。因治疗时同样需要监测肿瘤运动情况，因而应尽量在CT扫描时和治疗时采用相同的运动标记物来获取肿瘤的运动状态。
- 4D-CT是由10个或者20个呼吸时相的对应图像所组成的动态图像，可选取每个像素点位置上最大像素或最小像素，或取像素平均值来重建产生最大、最小和平均密度投影等一系列的三维图像（图3.11）。
- 治疗前的CBCT图像的获取大致需要1分钟时间，所得到的解剖图像是几个呼吸周期的平均，因而4D-CT图像重建产生的平均密度投影图像可被用于图像配准。
- 因为肺癌中肿瘤的密度远高于周围正常肺组织，因而最大密度投影图像有利于评估肺肿瘤的运动范围，但因为最大密度投影图像是选取最大密度像素重建产生，所得到的组织密度是不正确的，因而不能用于放疗计划的剂量计算。

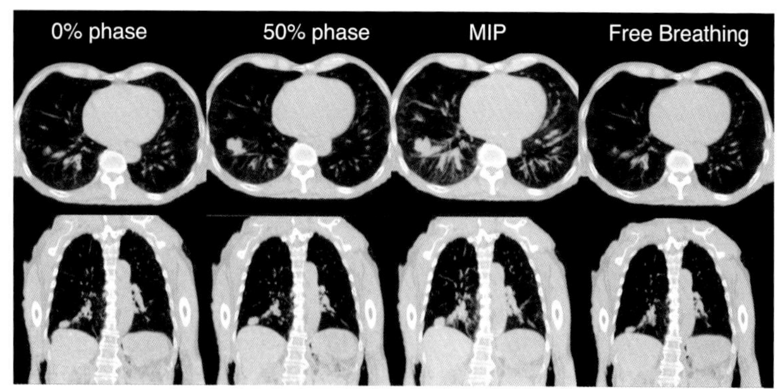

图 3.11 0% 时相（吸气末）、50% 时相（呼气末）、最大密度投影和自由呼吸下的图像。

MIP：最大密度投影

内靶区

- 在 4D-CT 的不同呼吸时相的图像上勾画肿瘤，10 或 20 个靶区合成后所产生的靶区能够反映肿瘤的运动范围，合成所得到的靶区被定义为 ITV。在 ITV 基础上考虑摆位误差和解剖学变化等因素进行靶区外放可产生 PTV。

扫描影像获取和虚拟仿真

- 患者以一个舒适的位置被固定后，先获取患者的定位相，定位相可以是正位定位相（AP），也可以是侧位定位相，或者两者同时获取。
- 正位定位相（AP）用来检验患者体位是否歪斜。
- 如果患者体位歪斜，则需重新摆位并进行定位相扫描。
- 定位相用于确定患者 CT 扫描的范围。
- 扫描范围应包含所有危及器官，以便于剂量学评估，对于椎体，建议多扫描一定的椎体数量以便临床确定具体对应的位置。
- CT 扫描时临床医生可能会基于放疗计划设计阶段靶区和正常组织勾画的需要，使用增强扫描。
- 根据靶区的大小，选取 3mm 或更小的扫描层厚，一般来说靶区体积小的患者或者拟行 SBRT 技术放疗的患者需选取较小的扫描层厚。

- 扫描完成后，将图像传入 CT 模拟系统软件中。
- 在 CT 模拟软件中，可设置治疗等中心点，有些 CT 模拟软件还可以提供射野勾画工具。
- CT 模拟定位时，临床医师需在现场，以便确认等中心点的位置。
- CT 模拟软件中设置靶区等中心点应首选肿瘤中心，以避免治疗前因肿瘤中心点移位而采取的等中心点校正。

患者体表标记

- 等中心点位置确定以后，将坐标信息传送到激光定位系统中。
- 根据激光定位系统的激光指示，在患者体表做三个点的体表标记（图 3.12）。
- 患者被体表标记以后，CT 模拟技师可进一步采取永久性纹身标记或者在标记点上粘贴保护贴的方式，以保证患者治疗时体表标记点清晰可见。
- CT 模拟技师需注意患者体表标记点必须在稳定且可重复的区域。

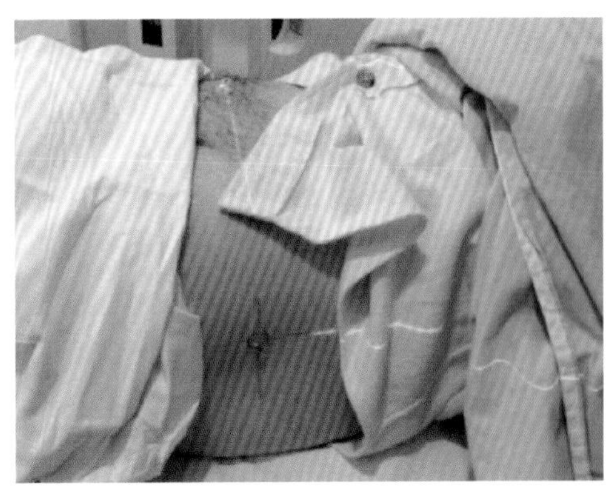

图 3.12　**绿激光线显示了等中心和患者身上标记点的位置。**

质量保证与记录表单

■ 下列步骤用于CT模拟阶段中每个环节的评估，以保证患者的质量与安全。

■ 医生填写模拟定位申请单，并写明

1. 治疗部位
2. 患者体位
3. 固定装置
4. 体表标记（伤口标记金属丝等）
5. 是否使用组织填充物
6. 是否使用造影剂
7. 是否使用运动管理
8. 扫描定位板
9. 开始时间

■ 在CT模拟定位开始之前，CT模拟技师和医师在执行CT模拟的环节必须执行“限时办结”步骤。第一个“限时办结”步骤在患者进入CT室之前由CT技师和医师共同完成，包括：

- 核对患者姓名和出生日期。
- 如果患者是女性，需确认患者未怀孕。
- 检查患者知情同意书并确认治疗部位。
- 打开患者病历中的处方记录单，确认患者剂量并核对既往放疗史。
- 检查患者的CT模拟申请单并核对医嘱是否相符。

■ 经技师和医师共同确认后才可将患者带入CT室。此时第二个“限时办结”步骤完成。患者需确认他们的名字、出生日期以及治疗部位。

■ 当患者以一个舒适体位躺在定位机床上进行扫描时，开始第三个“限时办结”步骤：CT控制端上确认患者信息（包括患者的姓名、病历号、扫描方向、扫描参数等）。

■ 患者的等中心点设置后，需要使用轴扫方式重新扫描以确认体表标记是否正确指向体内的等中心点位置。

- 在扫描获取的横断位 CT 图像上能够获取放射显影的体表标记点在 CT 中的位置，并将扫描所得标记点所在的横断位 CT 图像与 CT 模拟系统中的参考图像做对比，同时也可获取等中心点所在位置的坐标信息。计划设计者可以将此坐标信息与导入到治疗计划系统中的等中心点坐标进行核对。
- CT 模拟技师需要拍摄患者摆位时的体位照片，进行详细的记录说明并放入患者治疗单中，以便后续治疗中进行体位核对。
- 照片应包括：所有的体表标记点、体表纹身，如有既往放疗史，则还需包括以往的体表纹身标记。
- 多角度拍摄摆位中所用到的固定装置并做好记录，以便放疗技师可以提高摆位的重复性。
- 患者摆位记录单需详细记录所有的摆位信息，模板化的摆位记录单有助于放疗技师准确的摆位并知道如何进行准确的治疗。
- 部分或全脑的模板案例：

部位：部分或全脑

摆位说明：
PT SUPINE ORFIT BOARD
#5 PAD
3 PT MASK
LAMBSWOOL
BLUE RING
LP–KS–B
BAND FEET

治疗说明：

CBCT：频率| 限度| 开始角度 | 校准

位移/源皮距：

加量：（无，序贯，同步）

■ 胸部模板案例：

部位：肺 / 食道 / 腹部

摆位说明：

H–0 ORFIT SYSTEM
#5 PAD
SHORT POLES IN B & D
BOTH ARMS UP
KS–B ONLY
BAND FEET
B LINE–TRIANG: ORIGIN:

治疗说明：

CBCT：频率|限度|开始角度|标准

位移/源皮距：

加量：（无，序贯，同步）

■ 头颈部模板案例：

部位：头颈

摆位说明：
PT SUPINE ON ORFIT BOARD
MOLDCARE ON #2 PAD
5 PT MASK
MOUTHPIECE
BLUE RING ON ABD
LAMBSWOOL
LP–KS–B
BAND FEET

治疗说明
REMIND PT NOT TO SWALLOW DURING CBCT AND TX

CBCT：频率|限度|开始角度|标准

位移/源皮距：

加量：（无，序贯，同步）

第4章 中枢神经系统

Matt Kolar，John Potter，Salim Balik，Gennady Nhyman，Joycelin Canavan，and John H.Suh

模拟定位与体位固定

- 患者头部置于正中位置，用三点式热塑加强版面罩进行固定。
  - 姑息性治疗的患者使用非加强版面罩。
  - 根治性治疗的患者使用面罩在颏下和前额周围固定，以提高摆位重复性。

- 治疗床末端延伸出一块狭窄的低衰减板，面罩附于板上。
- 床的延伸板可减少机架和治疗床发生碰撞概率，从而增加非共面布野方向的灵活性。
- 头枕用于提高患者舒适性，故多种型号的头枕或者定制的可塑性枕很重要（见第 3 章中的图 3.7）。
- 静脉造影可提高用于计划设计的 CT 图像中肿瘤的可视性。
- CT 扫描层厚通常为 3mm，如果有需要，层厚可以减少到 1mm。
- 医生要考虑病变位于右脑还是左脑，将等中心点置于估算病变的中心，以使等中心点移位最小化。
- MRI 与 CT 图像融合，用于辅助勾画靶区和危及器官。MRI 检查 T1 加权增强、T2 加权和液体衰减反转恢复（fluid attenuated inversion recovery，FLAIR）序列用于勾画病变和正常组织。使用术前患者的影像资料来描绘病变的初始大小和位置，术后扫描图像则用于制定放疗计划（图 4.1）。

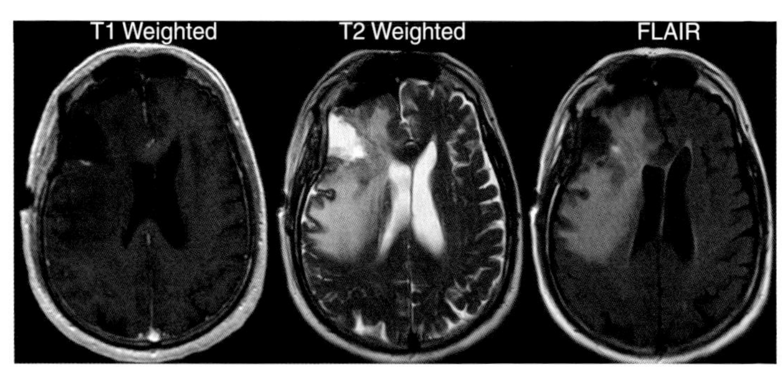

图 4.1　**用于治疗计划的三个标准 MRI 序列，从左到右分别是 T1 加权，T2 加权和 FLAIR。**

FLAIR：液体衰减反转恢复

- 由医生勾画大体肿瘤区（gross tumor volume，GTV）、临床靶区（clinical target volume，CTV）和计划靶区（planning target volume，PTV）。
- 大体肿瘤区（GTV）是指原发肿瘤，包括 MRI 上和切除腔的所有可见异常。涉及的各个 CT 层面上均应勾画 GTV。

- 临床靶区（CTV）的外扩由医生根据肿瘤类型和肿瘤扩散的解剖边界来决定，如：骨、脑室和硬脑膜。
- 计划靶区（PTV）根据患者每日体位的舒适度，通常将 CTV 外扩 3 ～ 5 mm。如每日图像引导下放疗，则采用 3 mm 外放。
- 根据标准命名和对应的颜色列表，医生勾画危及器官（organs at risk，OAR）。
- 危及器官勾画的标准化可降低组织被忽略的可能性，有利于治疗计划设计。
- 勾画的标准化还有益于数据的提取，便于临床研究。

三维适形计划

- 三维治疗计划通常设等中心点为剂量归一点，如等中心点不位于高剂量区，则选择一个剂量计算点进行归一。计划设计的目标是 95% 的 PTV 体积覆盖处方剂量。
- 依据平均治疗深度，通常使用 6 或 10 MV 束流能量。对于体厚的患者，可使用 15MV 光子束治疗。
- 等中心点的位置应在加速器的限制范围内，适应于动态楔形野尺寸和多叶准直器（MLC）的叶片运动限制范围。
- 对于单侧脑肿瘤，应避免射线束从对侧脑部穿入（虽然这种情况很少，但仍有可能需要从对侧脑部穿射较低权重的射束）。
- 通常设置五个射野，包含一到两个非共面射野，并避免射线从对侧脑部入射。
- 如果使用非共面射野和头顶方向的射野，CT 数据必须包含整个颅骨。
- 为了得到准确的剂量体积直方图（DVHs），剂量网格应包含整个颅骨在内。
- 使用头顶方向射野时，为避免在计划系统中错误地复制头颅最上层 CT 图像，要确保其没有对 CT 头顶部方向进行扩展。
- 剂量网格大小会影响计算速度，因此较小的网格尺寸会增加计划时间。通常 $4\times4\times4\ mm^3$ 的网格能够满足临床需求。当 PTVs 和 OARs 的体积较小时，应考虑选取 $3\times3\times3\ mm^3$ 的网格计算。随着放疗硬件设备的发展，剂量计划的效率更高，目前已经普遍采用 $3\times3\times3\ mm^3$ 的网格。

- 使用非共面射线束需要密切注意通过患者口腔、眼眶、晶状体、嘴唇、脊髓和脑干的出射剂量，如图 4.2。

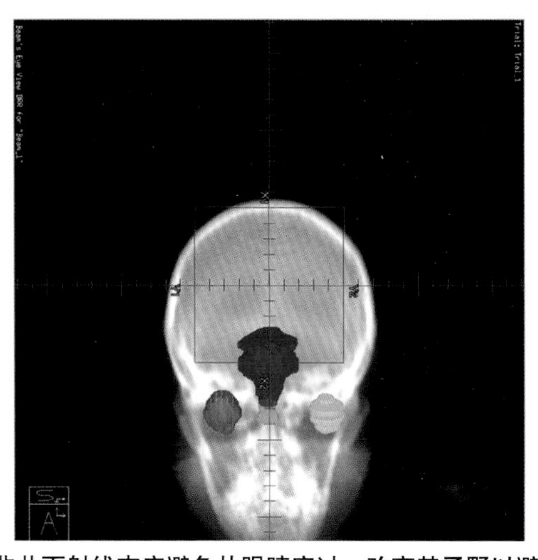

图 4.2 **非共面射线束应避免从眼睛穿过，改变其子野以避开脑干。**

- 为使剂量能充分覆盖 PTV，一般遮挡块边界距离 PTV 周围 0.7 ～ 1 cm 是合理的。
- 等剂量线主要通过楔形板调整，其次是手动设置子野以微调剂量分布。
- 手动设置子野有利于减少或者移动热点至 PTV 中的指定位置。
- 手动设置子野也可用于限制重要结构的剂量，比如可通过移动 MLC 叶片将视神经的受照剂量控制在规定限值内。图 4.3 中的例子展示了一个需要手动调整三个叶片的子野以减少左右视神经的剂量。

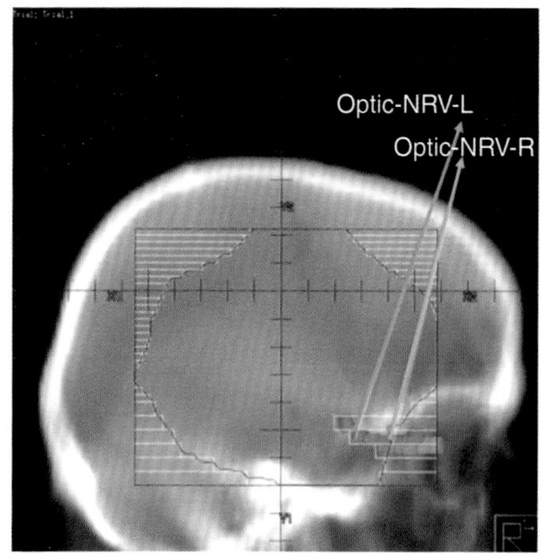

图 4.3　**通过牵拉 MLC 叶片形成一个子野，用以降低视神经剂量。**

MLC：多叶准直器

调强放射治疗（IMRT）和容积旋转调强治疗（VMAT）计划设计原则

- MRI 与计划 CT 进行图像融合，有助于靶区和危及器官的勾画。T1 加权增强、T2 加权和液体衰减反转恢复（fluid attenuated inversion recovery，FLAIR）序列用于勾画病变和重要结构。使用术前资料来描述病变的初始大小和位置。
- 治疗时通常使用 6MV 或 10MV 的射线能量。
- 通常计划以 PTV 的平均剂量进行归一。
- 选择适当的等剂量线（IDL），处方剂量覆盖 95% 的 PTV。
- 为准确确定较小危及器官的剂量，剂量网格可以缩小到 $2\times2\times2\ mm^3$。
- 将等中心点放置在 PTV 的中间是可取的，但不是为了实现计划限制条件所必需的。理想情况下，为保持每日摆位的准确性，应尽量避免等中心点的移位。
- 对于 IMRT 计划，至少需要五个共面射野。头顶方向的一或两个非共面射野有助于提高等剂量分布的适形性和均匀性。

- 对于 VMAT 动态拉弧计划，至少需要两个完整的（360°）共面弧照射野，将弧的范围限制在 356°（从 182° 到 178°）可以避免直线加速器机架在 180° 的启动 / 停止问题。
- 第二种 VMAT 计划方法是先使用一个全弧，然后在患侧或头顶部使用部分弧。
- 为了满足 PTV 的剂量覆盖和危及器官的剂量限制，一个头顶或者非共面的弧可能是必要的。实施非共面弧时要非常谨慎，以避免机架与治疗床或患者发生碰撞的可能。

计划目标和评估

- 医生在治疗计划设计前会提供一份完整的优化目标限值。如果优化目标很容易达到，那么建议进一步降低这些正常组织的剂量。
- 计划设计开始时，优化目标包括以下 OAR 的剂量限值：
  - 晶体：最大剂量 7Gy
  - 视网膜：最大剂量 45 ～ 50Gy
  - 视神经：最大剂量 55Gy
  - 视交叉：最大剂量 56Gy
  - 耳蜗：平均剂量 34Gy
  - 垂体：最大剂量 45Gy
  - 脑干：最大剂量 60Gy
  - 脊髓：最大剂量 45Gy
  - PTV：处方剂量覆盖 95% PTV 体积
  - CTV：处方剂量覆盖 98% CTV 体积
  - GTV：处方剂量覆盖 99% GTV 体积
- 优化过程中利用剂量限制环来控制 PTV 周围剂量的跌落（图 4.4）。初始最紧的环（橙色）被用来限制 50% 的处方剂量；外环（绿色）被用来限制 30% 的处方剂量。

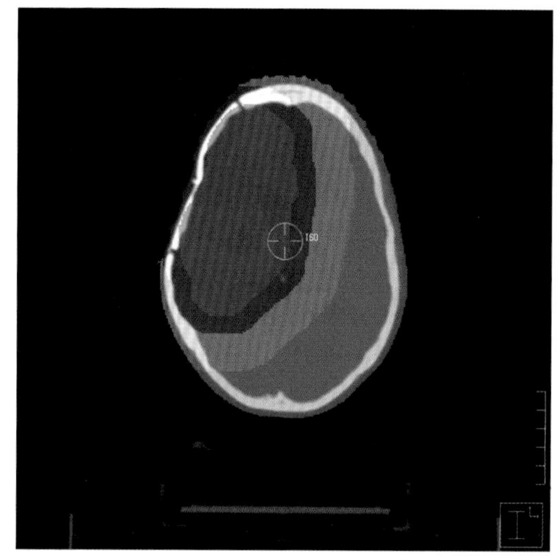

图 4.4　**两个环结构：内环（橙色）限制 50% 处方剂量，外环（绿色）限制 30% 处方剂量。**

- 内环是基于 PTV 外扩 5mm 后建立的。如果采用同步加量（SIB）技术，则将两个 PTV 均外扩 5 mm 并在此基础再创建一个环。
- 内外环都应在患者的外轮廓内。
- 计划目标定量评估见表 4.1 至表 4.3。
- 剂量体积直方图（DVHs）是另一种量化评估方式。
- 需要对计划进行进一步的定性评估。通常，虽然一个计划满足了设定的目标和剂量限值，但是计划系统中所设的点若不合适，可能会得到不理想的等剂量线分布。利用绝对剂量线对每个横断面进行评估。推荐采用 105%、100%、95%、90%、80%、70%、60%、50% 处方剂量的等剂量线和热点来评估。低等剂量线的评估对于审查计划的适形性和合适的射线束权重是非常有用的。

表 4.1 处方剂量为 40.05 Gy 的计划目标

Structure	Type	Primary Goal		Secondary Goal	
		Dose (cGy)	Volume	Dose (cGy)	Volume
GTV_4005	Min DVH	4005	99%		
CTV_4005	Min DVH	4005	98%		
PTV_4005	Min DVH	4005	95%		
BRAIN	Max DVH	4205	0.03 cm^3	4285	0.03 cm^3
BRAINSTEM	Max DVH	4105	0.03 cm^3	4205	0.03 cm^3
COCHLEA_R	Mean Dose	3400			
COCHLEA_L	Mean Dose	3400			
SPINAL_CORD	Max DVH	4105	0.03 cm^3	4205	0.03 cm^3
GLOBE_R	Max DVH	4000	0.03 cm^3		
GLOBE_L	Max DVH	4000	0.03 cm^3		
LENS_R	Max DVH	700	0.03 cm^3		
LENS_L	Max DVH	700	0.03 cm^3		
OPTIC_NRV_R	Max DVH	4105	0.03 cm^3	4205	0.03 cm^3
OPTIC_NRV_L	Max DVH	4105	0.03 cm^3	4205	0.03 cm^3
CHIASM	Max DVH	4105	0.03 cm^3	4205	0.03 cm^3
RETINA_R	Max DVH	4000	0.03 cm^3		
RETINA_L	Max DVH	4000	0.03 cm^3		

CTV：临床靶区；DVH：剂量体积直方图；GTV：大体肿瘤区；PTV：计划靶区

表 4.2　处方剂量为 50.4 Gy 的计划目标

Structure	Type	Primary Goal		Secondary Goal	
		Dose (cGy)	Volume	Dose (cGy)	Volume
GTV_5040	Min DVH	5040	99%		
CTV_5040	Min DVH	5040	98%		
PTV_5040	Min DVH	5040	95%		
BRAIN	Max DVH	5292	0.03 cm^3	5393	0.03 cm^3
BRAINSTEM	Max DVH	5040	0.03 cm^3	5292	0.03 cm^3
COCHLEA_R	Mean Dose	3400		4500	
COCHLEA_L	Mean Dose	3400		4500	
SPINAL_CORD	Max DVH	4500	0.03 cm^3		
GLOBE_R	Max DVH	5000	0.03 cm^3		
GLOBE_L	Max DVH	5000	0.03 cm^3		
LENS_R	Max DVH	700	0.03 cm^3		
LENS_L	Max DVH	700	0.03 cm^3		
OPTIC_NRV_R	Max DVH	5040	0.03 cm^3	5292	0.03 cm^3
OPTIC_NRV_L	Max DVH	5040	0.03 cm^3	5292	0.03 cm^3
CHIASM	Max DVH	5100	0.03 cm^3	5292	0.03 cm^3
RETINA_R	Max DVH	4500	0.03 cm^3		
RETINA_L	Max DVH	4500	0.03 cm^3		

CTV：临床靶区；DVH：剂量体积直方图；GTV：大体肿瘤区；PTV：计划靶区

表 4.3　处方剂量为 54 Gy 的计划目标

Structure	Type	Primary Goal		Secondary Goal	
		Dose (cGy)	Volume	Dose (cGy)	Volume
GTV_5400	Min DVH	5400	99%		
CTV_5400	Min DVH	5400	98%		
PTV_5400	Min DVH	5400	95%		
BRAIN	Max DVH	5670	0.03 cm^3	5778	0.03 cm^3
BRAINSTEM	Max DVH	5500	0.03 cm^3		
COCHLEA_R	Mean Dose	3400		4500	
COCHLEA_L	Mean Dose	3400		4500	
SPINAL_CORD	Max DVH	4500	0.03 cm^3	5000	0.03 cm^3
GLOBE_R	Max DVH	5000	0.03 cm^3		
GLOBE_L	Max DVH	5000	0.03 cm^3		
LENS_R	Max DVH	700	0.03 cm^3		
LENS_L	Max DVH	700	0.03 cm^3		
OPTIC_NRV_R	Max DVH	5400	0.03 cm^3	5500	0.03 cm^3
OPTIC_NRV_L	Max DVH	5400	0.03 cm^3	5500	0.03 cm^3
CHIASM	Max DVH	5400	0.03 cm^3		
RETINA_R	Max DVH	4500	0.03 cm^3	5000	0.03 cm^3
RETINA_L	Max DVH	4500	0.03 cm^3	5000	0.03 cm^3

CTV：临床靶区；DVH：剂量体积直方图；GTV：大体肿瘤区；PTV：计划靶区

同步加量（simultaneous integrated boost，SIB）

■ 同步加量（SIB）是通过 IMRT 或 VMAT 技术来实施的，是一种可以将后期加量纳入单一治疗计划从而缩短总体治疗时间的高效技术，可最大限度地减少肿瘤细胞的再增殖和患者的不便。

- 计划设计与典型的 IMRT 或者 VMAT 计划相似。
- 计划处方是最高剂量：例如，计划处方设置为每次 200cGy 分 30 次治疗，总剂量 60Gy；该计划还有给予处方剂量 51Gy 的体积。
- 计划设计中，优化目标参数设置包括给予 PTV_60 60Gy 的处方剂量，给予 PTV_51 最小剂量为 51Gy，最大剂量为 53.55Gy（51Gy 的 105%）。
- 危及器官的典型剂量限值见表 4.4 和 4.5。

表 4.4　**处方剂量为 59.4 Gy 和 54.45Gy 的计划目标**

Structure	Type	Primary Goal		Secondary Goal	
		Dose (cGy)	Volume	Dose (cGy)	Volume
GTV_5940	Min DVH	5940	99%		
CTV_5940	Min DVH	5940	98%		
PTV_5940	Min DVH	5940	95%		
GTV_5445	Min DVH	5445	99%		
CTV_5445	Min DVH	5445	98%		
PTV_5445	Min DVH	5445	95%		
BRAIN	Max DVH	6237	0.03 cm^3	6356	0.03 cm^3
BRAINSTEM	Max DVH	6000	0.03 cm^3		
COCHLEA_R	Mean Dose	3400		4500	
COCHLEA_L	Mean Dose	3400		4500	
SPINAL_CORD	Max DVH	4500	0.03 cm^3	5000	0.03 cm^3
GLOBE_R	Max DVH	5000	0.03 cm^3		
GLOBE_L	Max DVH	5000	0.03 cm^3		
LENS_R	Max DVH	700	0.03 cm^3		

续表

Structure	Type	Primary Goal		Secondary Goal	
		Dose (cGy)	Volume	Dose (cGy)	Volume
LENS_L	Max DVH	700	0.03 cm^3		
OPTIC_NRV_R	Max DVH	5500	0.03 cm^3	5600	0.03 cm^3
OPTIC_NRV_L	Max DVH	5500	0.03 cm^3	5600	0.03 cm^3
CHIASM	Max DVH	5600	0.03 cm^3		
RETINA_R	Max DVH	5000	0.03 cm^3		
RETINA_L	Max DVH	5000	0.03 cm^3		

CTV：临床靶区；DVH：剂量体积直方图；GTV：大体肿瘤区；PTV：计划靶区

表 4.5　**处方剂量为 60 Gy 和 51Gy 的计划目标限值**

Structure	Type	Primary Goal		Secondary Goal	
		Dose (cGy)	Volume	Dose (cGy)	Volume
GTV_6000	Min DVH	6000	99%		
CTV_6000	Min DVH	6000	98%		
PTV_6000	Min DVH	6000	95%		
GTV_5100	Min DVH	5100	99%		
CTV_5100	Min DVH	5100	98%		
PTV_5100	Min DVH	5100	95%		
BRAIN	Max DVH	6300	0.03 cm^3	6420	0.03 cm^3
BRAINSTEM	Max DVH	6000	0.03 cm^3		
COCHLEA_R	Mean Dose	3400		4500	
COCHLEA_L	Mean Dose	3400		4500	
SPINAL_CORD	Max DVH	4500	0.03 cm^3	5000	0.03 cm^3
GLOBE_R	Max DVH	5000	0.03 cm^3		
GLOBE_L	Max DVH	5000	0.03 cm^3		
LENS_R	Max DVH	700	0.03 cm^3		
LENS_L	Max DVH	700	0.03 cm^3		

续表

Structure	Type	Primary Goal		Secondary Goal	
		Dose (cGy)	Volume	Dose (cGy)	Volume
OPTIC_NRV_R	Max DVH	5500	0.03 cm^3	5600	0.03 cm^3
OPTIC_NRV_L	Max DVH	5500	0.03 cm^3	5600	0.03 cm^3
CHIASM	Max DVH	5600	0.03 cm^3		
RETINA_R	Max DVH	5000	0.03 cm^3		
RETINA_L	Max DVH	5000	0.03 cm^3		

CTV：临床靶区；DVH：剂量体积直方图；GTV：大体肿瘤区；PTV：计划靶区

■ 初始水肿区与加量区同步进行计划设计，能更好地控制剂量分布和危及器官的剂量，结果见图 4.5 和 4.6。

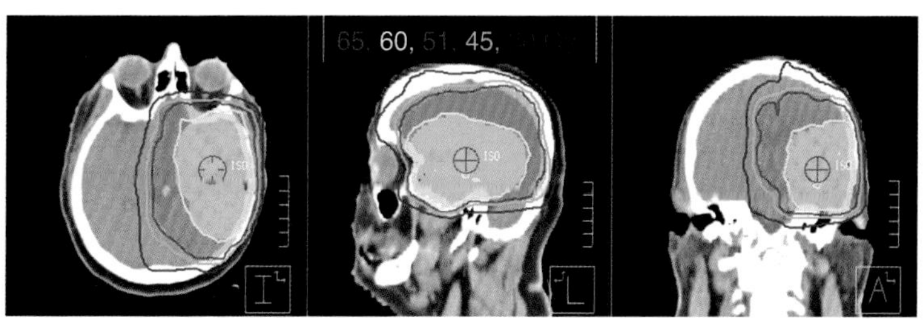

图 4.5　**SIB 计划的剂量分布。**

SIB：同步加量

■ 设计同步加量案例计划时，计划系统将难以处理具有不同剂量目标的重叠计划靶区。要避免这个问题，应该将高剂量计划靶区扩展 2mm，该扩展命名为 2 mm_exp，同时保持医师勾画的低剂量计划靶区不变（无外扩）。限制低剂量计划靶区和 2 mm_exp 轮廓线之间的重叠区域。这样计划系统才可以高效地对两个不同的计划靶区进行优化。

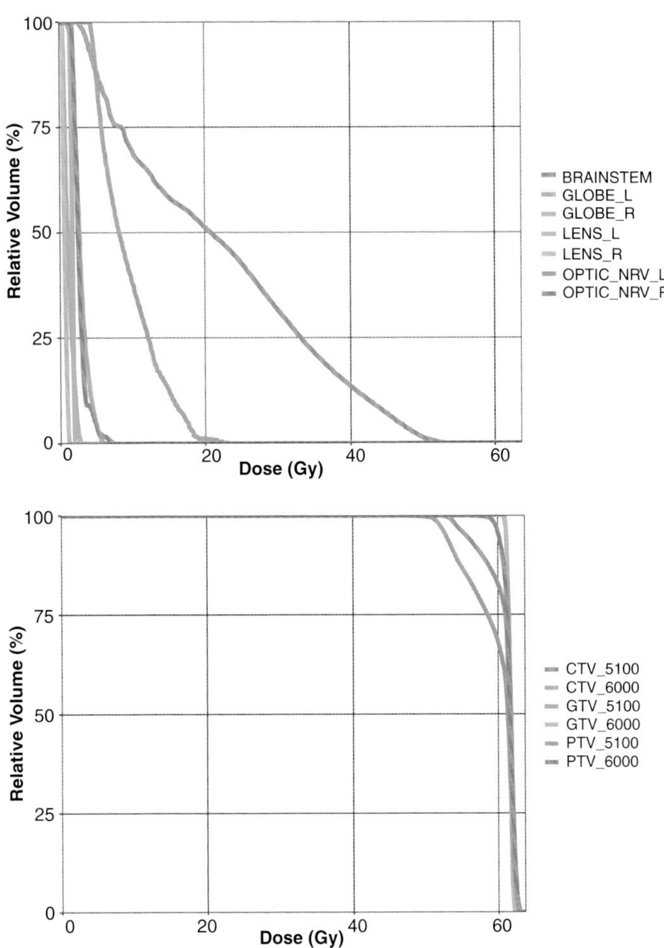

图 4.6　**图 4.5 中 SIB 计划的 DVHs。**

CTV：临床靶区；DVH：剂量体积直方图；GTV：大体肿瘤区；PTV：计划靶区；SIB：同步加量

基于 γ 刀和直线加速器的立体定向放射外科

■ 立体定向放射外科（stereotactic radiosurgery，SRS）是 Lars Leksell 于 1951 年首创的一种为避免手术而利用放射治疗颅内疾病的方法。

- γ 刀（Gamma Knife，GK）和直线加速器（linear accelerators，linacs）是立体定向放射外科（SRS）最常用的技术。
- 传统的 γ 刀立体定向放射外科是以立体定向头架固定在患者颅骨上进行固定和定位。获取 MRI 和 CT 图像（或动静脉畸形病例的血管造影）用于勾画轮廓和制定治疗计划。放射治疗在同一天完成。有关详细信息，请参阅本章的“γ 刀计划设计”部分。
- 最新的 γ 刀装置（Icon）能够使用热塑面罩代替刚性头架进行无框放射外科。γ 刀 Icon 还增加了机载锥形束 CT （cone beam CT，CBCT）。
- 直线加速器（linear accelerator，Linac）立体定向放射外科通常使用热塑面罩来实施。
- 头架在直线加速器机载成像技术出现之前是必需使用的。即使是现在，要求更精准的治疗时，也必须使用头架固定。
- 没有使用头架时，立体定向放射外科治疗计划制定和实施可以不在同一天完成，治疗也可以分次进行。
- 使用热塑面罩进行体位固定增加了患者的整体舒适度。然而，头部框架通常耐受性良好，还可减少在较长治疗时间中的分次内运动。
- 相比较于直线加速器的 SRS，γ 刀 SRS 治疗时间通常更长。此外，随着放射源活性的降低，治疗时间延长。鉴于钴 -60 的半衰期，γ 刀源应每 5 年更换一次。
- 随着无均整器（FFF）模式的出现，直线加速器 SRS 治疗时间显著缩短。
- γ 刀必须按顺序治疗每个病变，而直线加速器 SRS 可基于单一的等中心点同时治疗多个脑部病变，进一步缩短了治疗时间。
- 直线加速器 SRS 治疗计划是通过逆向计划实现的，在此过程中，计划设计者确定危及器官、靶区和适形度的目标值，然后治疗计划系统对每个治疗照射野进行优化。
- 由于 γ 刀逆向计划工具的局限性，通常采用正向计划，计

划者布置 γ 刀靶点来覆盖病变。

- 目前 γ 刀和直线加速器 SRS 的计划质量和危及器官保护的对比研究是一个热点，随着技术的发展还需要进行更多的研究。
- 图 4.7 是一个前庭神经鞘瘤病例，该病例采用 γ 刀以单次 12Gy 进行治疗。图 4.8 是同一病例使用直线加速器进行治疗，采取三个非共面弧形野。两种方案的总体计划质量和危及器官保护是相似的。

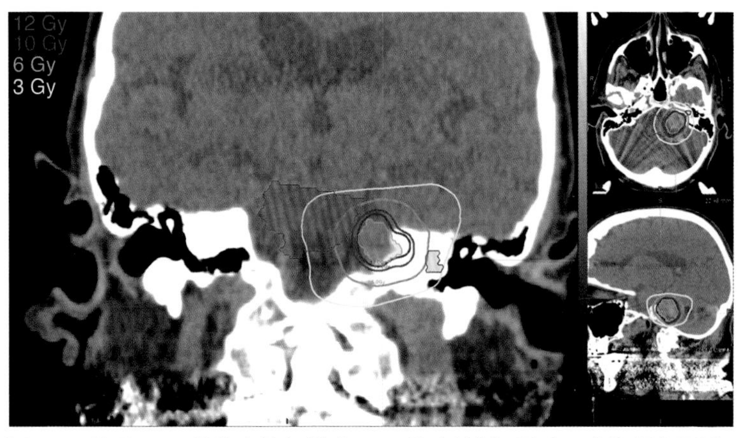

图 4.7 **基于 γ 刀的前庭神经鞘瘤 SRS 治疗计划。肿瘤 – 实体绿色区域；脑干 – 实体粉色区域；耳蜗 – 实体紫色区域。**

SRS：立体定向放射外科

- 通常，在计划质量（适形度、不均匀性）和危及器官保护之间存在权衡。如图 4.9 所示，为避免患者听力丧失，在计划优化过程中随着耳蜗目标权重的增加，若将其平均剂量降低到 4 Gy 以下会导致计划质量下降。我们应优先考虑肿瘤的 100% 处方剂量的覆盖率，而不是耳蜗的剂量。

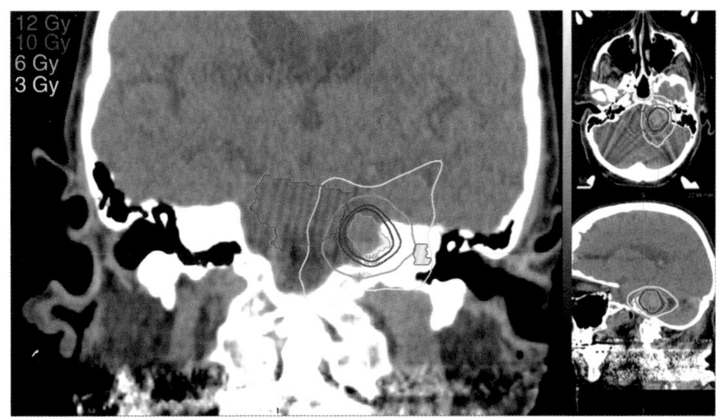

图 4.8　直线加速器中采用三个非共面弧 VMAT 技术治疗前庭神经鞘瘤 SRS 治疗计划。肿瘤 – 实体绿色区域；脑干 – 实体粉色区域；耳蜗 – 实体紫色区域。

VMAT：容积旋转调强放射治疗；SRS：立体定向放射外科

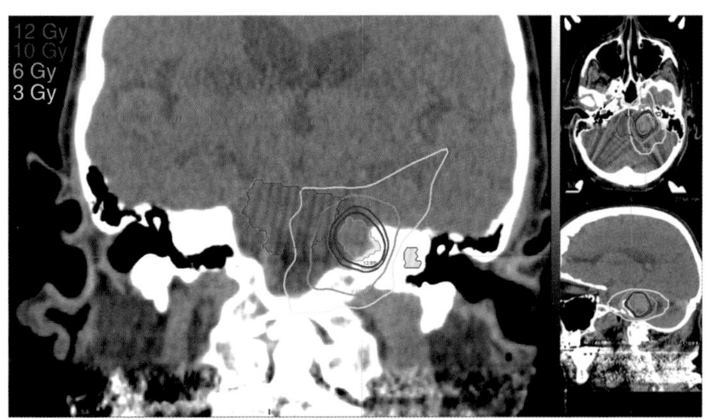

图 4.9　直线加速器中采用三个非共面弧 VMAT 技术治疗前庭神经鞘瘤 SRS 治疗计划的剂量分布。本计划中耳蜗剂量的限制比此病例的另一个计划 (图 4.8 所示) 更严格。肿瘤 – 实体绿色区域；脑干 – 实体粉色区域；耳蜗 – 实体紫色区域。

VMAT：容积旋转调强放射治疗；SRS：立体定向放射外科

γ 刀计划

γ 刀放射外科的一般原则

- ɣ 刀要求具有三维影像、剂量适形度高、剂量梯度陡和光束传输精度小于 1mm 等特点。
- ɣ 刀辐射来自钴-60的 ɣ 衰变，平均能量1.25 MeV，半衰期5.3年。
- Perfexion 和最新的 Icon ɣ 刀的模型使用 192 个钴源，分布在锥形结构的 8 个扇区，并集中照射于一点。
- 光源的尺寸可以被准直为 4、8 或 16 mm。
- 较老的 ɣ 刀模型（B、C 和 4C）使用分布在半球形结构中的 201 个源，准直器尺寸分别为 4、8、14 和 18mm。
- ɣ 刀用于颅脑照射，通常使用固定患者头部的头部框架进行体位固定。
- ɣ 刀 Icon 具有机载 CBCT 成像和红外跟踪功能，可以进行基于面罩固定的分次治疗。
- 治疗时间取决于放射源强度、病变数量、形状、大小和处方剂量，持续 10 分钟到几个小时不等。

γ 刀计划目标

- 肿瘤放射治疗组（Radiation Therapy Oncology Group，RTOG）适形度（PITV）：处方剂量所包含的体积与肿瘤靶体积的比值。通常，PITV ≤ 2（除非病变非常小）。对于邻近危及器官的肿瘤病灶，PITV ≤ 1.5。
- RTOG 均匀性（最大剂量 / 处方剂量）：治疗体积内最大剂量与处方剂量之比必须≤ 2。
- 靶区覆盖率：获得处方剂量的靶区体积与靶区体积的比值。
- 选择比：获得处方剂量的靶体积与获得处方剂量的所有体积的比值。
- Paddick 适形指数（Paddick conformity index，PCI）：靶覆盖率乘以选择比。
- Paddick 适形指数（PCI）与 RTOG 适形指数成反比，比例常数等于靶区覆盖率的平方。当目标覆盖率为 100% 时，PCI

与 PITV 成反比。

- 梯度指数：获得 50% 处方剂量的体积与获得处方剂量的体积之比。该指标应小于 3，但没有适形度和不均匀性比那么重要。
- 靶区覆盖率应在 99% ～ 100% 之间。
- 除了脑转移瘤术后患者进行 γ 刀治疗需在切除腔周围外扩 2 mm 外，通常 γ 刀计划不使用外扩边界。

基于影像的立体定位

- 基于框架：患者在定位扫描时，以附着在头部框架上的指示框标记定位。通常允许的误差范围（平均值 / 最大值）为：CT 0.3/0.5 mm，MRI 0.5/1.0 mm。
- 基于面罩：患者仅通过 CBCT 定位，CBCT 影像可以观察到颅骨和一些颅内的解剖结构。

γ 刀靶点设置策略

- 首先，将较大尺寸的照射靶点放置于病变中心位置，且靶点间没有过多的重叠（图 4.10）。

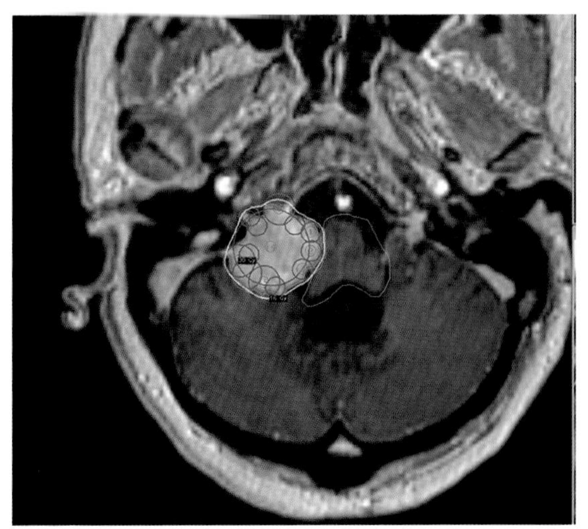

图 4.10　**典型的 GK 计划。肿瘤 – 绿色；脑干 – 褐色；处方等剂量线 – 黄色；几何靶点投影 – 蓝色；靶点数字 – 红色。**

GK：伽马刀

- 然后，在大照射靶点之间放置小靶点。
- 为了尽量减少低剂量溢出，尽量保持照射靶点的中心位于靶区内。
- 放置照射靶点时，与准直器保持至少 4mm 的距离。计划系统报告每个照射靶点的间隙。
- 如果所需靶点与准直器间隙过小，需更改伽玛角。这将导致患者的头部和框架在照射实施期间从 90°（中立）倾斜到 70°（伸展）或 110°（屈曲）。
- 病变覆盖可通过改变每个照射靶点的位置、相对权重、伽玛角和准直器尺寸来调整。
- 较小直径的准直器的半影更少，用于病变和危及器官的交界处的处理是有益的。
- 利用动态成形或不同的伽玛角可以使危及器官受照剂量最小化。

处方等剂量线

- 由于照射剂量在 50% 等剂量线处跌落最明显，γ 刀计划历来以 50% 等剂量线为处方剂量。
- 在满足靶区不均匀性比 ≤ 2 的要求下，通常将 50% 设置为最小处方剂量。
- 使用更高的处方可缩短整个治疗时间或减少照射尺寸。较高处方等剂量线的低剂量溢出更加明显，反映了更高的梯度指数。

逆向计划模块

- 逆向计划设计可以简化较大球形靶区的计划制定。
- 它包含两个独立的功能：放置（填充）和优化。
- 填充功能通过放置照射靶点来覆盖病变，形成初步估算的剂量分布。优化功能通过调整照射靶点的权重和位置来改善剂量分布，使剂量覆盖代价函数最小化。
- 优化过程通过改变靶区覆盖、选择性、剂量梯度和治疗时间来控制。

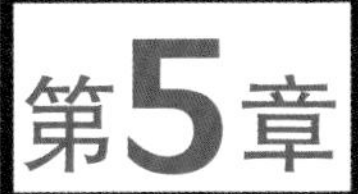

头颈部肿瘤放疗计划

Eric Murray，Ping Xia，Andrew Dorfmeyer，Nikhil Joshi，
Daesung Lee，and Shlomo Koyfman

模拟定位

- 使用五点式加强面罩对头颈部患者进行模拟定位，头颈部处于中线位置，肩膀朝下。

- 对于头皮部位肿瘤或者无颈部淋巴区域治疗需求的患者，使用三点式面罩固定。
- 病变位于口腔、口咽、鼻咽、鼻腔、鼻旁窦等部位时，将覆蜡咬合器放置于患者舌头上方，使得舌头与硬腭之间留出一定的空隙。
- 轻微抬高下颈部并用塑形垫固定（见第 3 章图 3.7）。
- 使用静脉造影剂以便淋巴结和肿瘤的勾画。
- 使用金属标记点（BBs）及金属线等体表标记物标记皮肤损伤和疤痕等。
- 对于肿瘤位于表皮位置的，可使用 5mm 的组织填充物来提高表皮剂量。一般来说，相比较于传统的两野对穿照射技术，多野调强（IMRT）或容积调强（VMAT）会增加表皮剂量。
- 位于鼻腔或耳道等位置的肿瘤，可使用固体石蜡或耳塞来提高肿瘤剂量。如果鼻腔因手术导致空腔太大时，可使用充水的气球作为组织填充。
- 肿瘤位于表浅部位时，可在模拟定位后在面罩外使用可塑形的组织填充物。此时需注意面罩一定要紧紧贴合皮肤、不留空隙。后部的组织填充物在面罩制作之前放置（图 5.1）。
- 等中心点放置
  - 为尽可能减少等中心点位移，医师一般在模拟阶段放置等中心点，等中心点一般放置于治疗区的中心位置，特别是在进出床方向的靶区的中心。
  - 对于 VMAT 和 IMRT 计划，射野是绕着患者布野，对不同的治疗机，需要考虑有足够的物理治疗空间，以免治疗空间不够发生机械碰撞。
  - 对于瓦里安加速器，为了能够使用全弧的 VMAT 计划，一般要求等中心点到床面的垂直距离小于 22cm（见图 5.2），图 5.2 中的红线表示的是将 CT 治疗床从计划 CT 中移除。
  - 如果治疗中使用六维床进行治疗，则尽量将等中心点放置在中线位置以腾出足够的空间便于六维床调整，即使肿瘤偏于一侧，也应尽量将等中心点放置在中线位置。

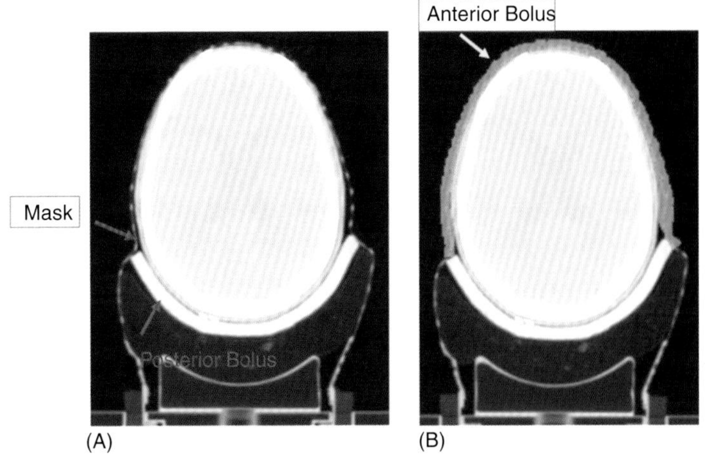

图 5.1　（A）轴向 CT 显示的是放置在头枕上与后脑勺组织填充物贴合很好的面罩。（B）前置组织填充物可在治疗时放置，无需在模拟定位时放置。

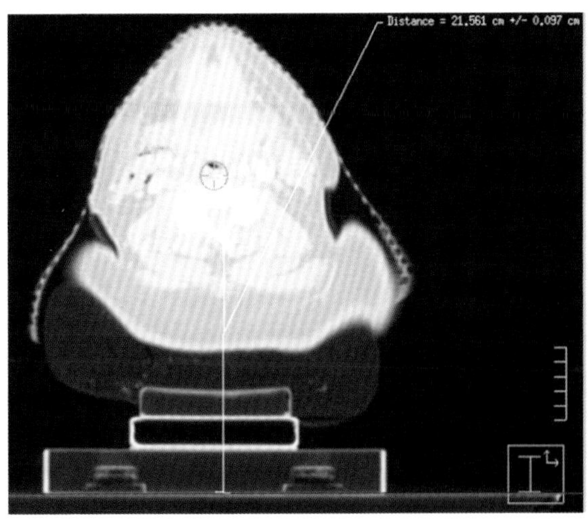

图 5.2　轴向图像显示典型的等中心点位置及如何测量等中心点到床面的距离。图中的红线表示将治疗床从计划 CT 中移除。

计划设计原则

- 诊断图像（PET、MRI 或增强 CT）与计划 CT 相融合后的影像有助于放疗医师勾画靶区和阳性淋巴结。
- 主治医师负责勾画患者的 GTV、CTV 和 PTV，从 CTV 到 PTV 的外放值分两种情况：如果每次治疗前行 IGRT 下位置校准的，一般设置为 2.5-3mm，否则外放值为 5mm。
- 正常组织的准确勾画非常重要，正常组织未勾画则不能进行有效的剂量学保护和评估。危及器官（OAR）勾画不全或不准确会引起剂量学评估不全并导致正常组织剂量遭受过多照射。表 5.1 列出了头颈部肿瘤中需要勾画的正常组织名称。

表 5.1　头颈部肿瘤所需勾画的正常组织名称

BRAIN	LARYNX	PAROTID_R	TEMP_LOBE_L
BRAINSTEM	LENS_L	PAROTID_R_PTV	TEMP_LOBE_R
BRAINSTEM_PRV3	LENS_R	PITUITARY	TRACHEA
CHIASM	LIPS	SPINAL_CORD	LACRIMAL_L
COCHLEA_L	MANDIBLE	SPINAL_CORD_PRV5	LACRIMAL_R
COCHLEA_R	OPTIC_NRV_L	SUBMANDIBULAR_L	BRACHIAL_PLEXUS_L
OARPHARYNX	OPTIC_NRV_R	SUBMANDIBULAR_L_PTV	BRACHIAL_PLEXUS_R
OARPHARYNX_PTV	ORAL_CAVITY	SUBMANDIBULAR_R	HYPOPHARYNX_AVOID
ESOPHAGUS	ORAL_CAVITY_PTV	SUBMANDIBULAR_R_PTV	THYROID
GLOBE_L	PAROTID_L	SUPRAGLOTTIC	
GLOBE_R	PAROTID_L_PTV	SUPRAGLOTTIC_PTV	

HN：头颈；PTV：计划靶区

■ 头颈部肿瘤 IMRT 计划设计时的辅助结构

- 计划 PTV 结构：对于同步增量（SIB）的处方要求，如果靶区没有和危及器官有相互重叠的情形，使用逆向优化的 IMRT 技术，设定 PTV-LD（PTV 低剂量区）和 PTV-HD（PTV 高剂量区）可非常有效地达到临床需求。
- 创建 PTV-LD 计划区，命名为 PTV-LD-Obj，该区域允许一定的剂量跌落，可由下述经验方法得出：
  - ■ 计算高低剂量的比率 X：处方的高剂量 / 低剂量，将 PTV-HD 外放（X-1）/0.5（cm）。PTV-LD-Obj 即为 PTV 减去 PTV-HD 外放后产生的区域，如 5.3 中细线所示。

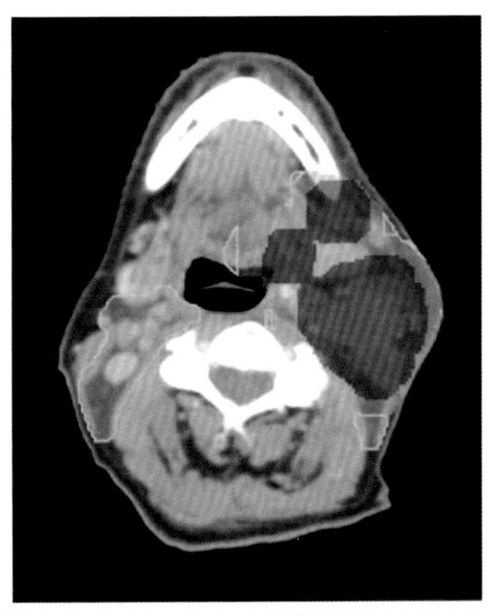

图 5.3　细线（橙色）是由经验方法所得到的 PTV–LD–Obj。PTV–HD 是紫色区域，PTV–LD 是橙色区域。

PTV：计划靶区；PTV-LD：低剂量靶区；PTV-HD：高剂量靶区

- 比如患者的处方分别为 PTV-7000 和 PTV-5600，高低剂量的比值为 7000/5600=1.25，那么从 PTV-7000 外放的边界为（1.25–1）/0.5=0.5 ㎝。PTV-5600-obj 范围应该为 PTV-5600 减去 PTV-7000 外放 0.5cm 后的区域。

- 创建两个剂量限制环（图 5.4）。第一个剂量限制环：所有 PTV 合并成总的 PTVs 并外放 1cm，人体外轮廓减去 PTVs 外放 1cm 后生成的区域。优化时将该剂量限制环的最大剂量限制为靶区最高处方剂量的 50%。
- 第二个剂量限制环：PTVs 外放 3cm，人体外轮廓减去 PTVs 外放 3cm 的区域，优化时将该剂量限制环的最大剂量限制为靶区最高处方剂的 30% ～ 35%。

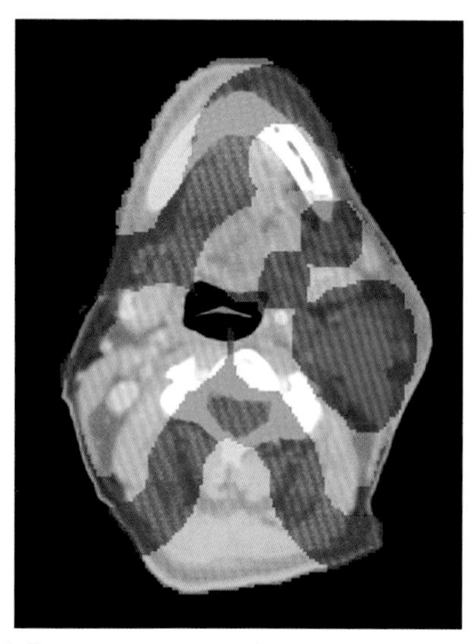

图 5.4 **第一个剂量限制环是粉色，第二个剂量限制环是浅绿色。PTV-HD 是紫色区域，PTV-LD 是橙色区域。**

PTV：计划靶区；PTV-LD：低剂量靶区；PTV-HD：高剂量靶区

■ 剂量规避结构

- 对后颈部区域进行剂量约束能避免低剂量溢出，对上文中第二个剂量限制环进行剂量约束也能产生相同的效果。
- 中线区域附近添加剂量规避结构能降低喉、声门、食管、气管和口咽等重要组织的剂量。
- 根据治疗计划优化时所产生的等剂量线形状，可额外添加剂量约束结构来降低危及器官的剂量。该方法同样也可用于消除靶区的热点或冷点。

- 使用第 2 章中所述的自动计划程序来自动优化头颈部肿瘤的放疗方案时，可以省略上述的步骤，但自动计划产生的结果仍需要进一步细调。

■ 头颈部肿瘤 IMRT 或者 VMAT 计划，考虑皮肤表皮剂量，其射线能量首选 6MV。

■ IMRT 通常选用九野均分入射角度

- 首选射野角度为 0°，40°，80°，120°，160°，200°，240°，280°，320°，按照 IEC（国际电工委员会）约定，0° 野是前后野（AP）。
- 每个射野一般设置 7 ～ 10 个子野（总子野数 70 ～ 90）。
- IMRT 计划优化时间少于 VMAT，但治疗时间大于 VMAT。
- VMAT 计划比 IMRT 计划有更好的靶区适形度（见图 5.5）。

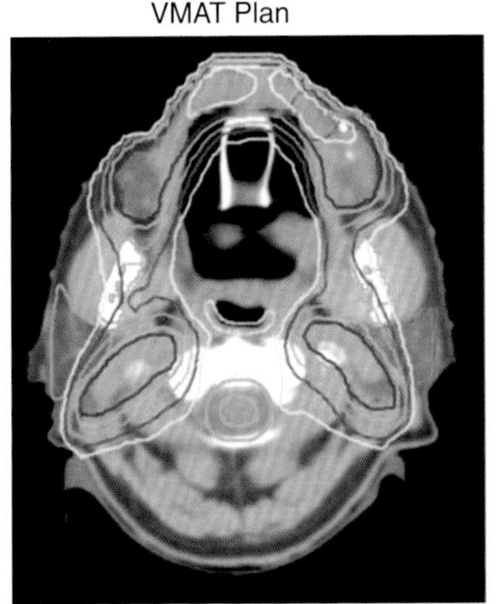

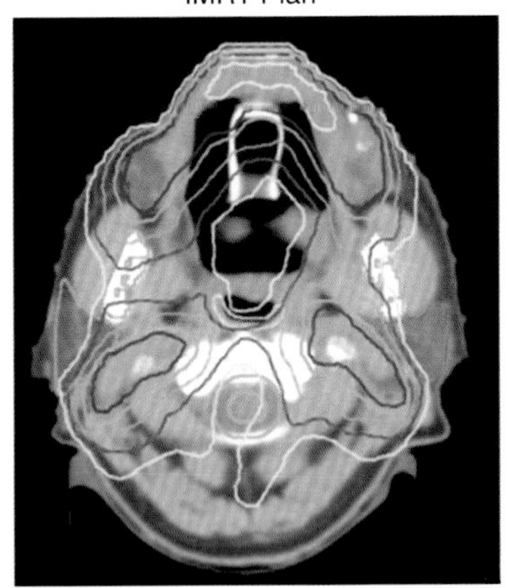

60, 54, 51.30, 45, 40, 35 Gy

图 5.5　同一个患者的 VMAT 和 IMRT 计划比较。VMAT 计划中，35Gy 剂量的适形度比 IMRT 好。

IMRT：调强放疗；VMAT：容积旋转调强放疗

■ VMAT 计划一般使用两个全弧

- 第一个弧为 182° ～ 178°，非零度准直器角度（一般 10°）；第二个弧为 178° ～ 182°，准直器角度为 350°。180° 偏移 2° 可以避免直线加速器机架旋转方向的不确定性。
- VMAT 计划优化速度取决于计划系统的计算能力（硬件），剂量网格分辨率和网格大小。

■ 除了后枕部组织填充物（图 5.2），其余组织填充物尽量选择在治疗计划制定的时候在计划系统中添加，这样设计的组织填充物（图 5.6）能更贴合需要填充的部位。

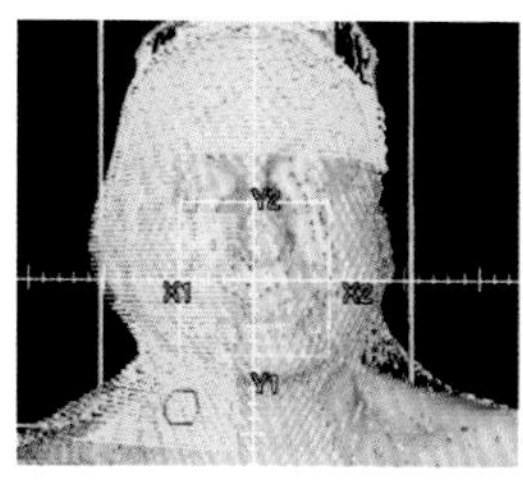

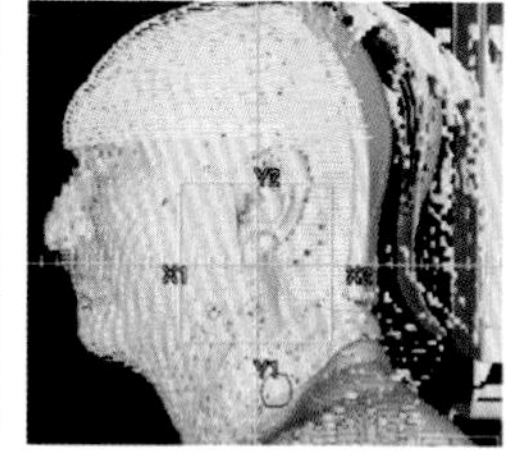

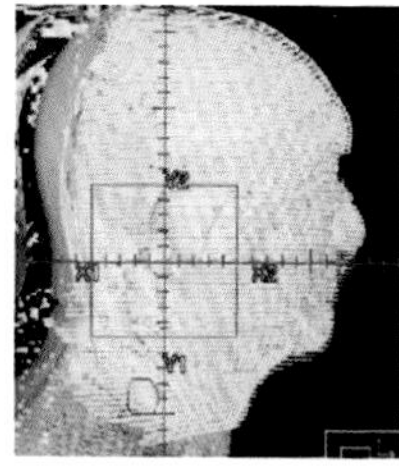

图 5.6 **计划系统所建的组织填充物。黄色线框内区域代表 5mm 厚的组织填充物。需注意的是：不要覆盖患者的眼睛、鼻子和嘴巴。**

■ 计划设计者可以使用计划系统中的组织填充物工具设计组织填充物，也可以勾画一个需要填充的感兴趣区域，并将该区域的密度设定为 $1g/mm^3$ 来当做组织填充物。

■ 推荐使用在体剂量测量中的方法来测定组织填充物位置的吸收剂量。

■ 面罩和皮肤之间的空隙可以使用塑形垫或者超声导电硅胶等物质作为填充。

■ 剂量网格与分辨率

- 剂量网格的大小会影响计划优化的计算时间。对于头颈部肿瘤等体积较大的肿瘤，推荐使用 $4\times4\times4mm^3$ 的剂量网格，这样既能获得足够的剂量分辨率又不至于需要太多的时间。

- 将剂量计算网格大小由 $4\times4\times4mm^3$ 改到 $3\times3\times3mm^3$ 并没有带来靶区剂量覆盖及正常组织最大剂量的变化。
- 对于治疗后复发等体积相对较小的靶区，推荐使用 $3\times3\times3mm^3$ 的剂量计算网格。
- 剂量计算网格需要包括所有的靶区和正常组织，以免导致剂量体积直方图结果不准确。

■ 射野权重与处方

- 开始优化之前，一般设置每个射野相同的剂量权重。同时需要设定处方剂量、分次数及计划归一化问题。
- 剂量归一化方式包括：感兴趣区的最小、平均或最大值以及点剂量（最大点剂量，等中心点或者其他设定点）。
- 对于有多个处方剂量要求的病例（比如靶区同步加量的病例），只需要设置一个处方剂量，通常的做法是将剂量最高的 PTV 设置成处方，并确保其他 PTVs 的处方剂量的覆盖率。

■ 九野静态调强的剂量优化参数设置（以 Pinnacle 为例，也适用于大部分品牌的 TPS）

- 迭代次数至少 25 次，推荐 30 ～ 40 次。
- 每 8 次迭代后进行一次卷积剂量计算。
- 所有照射野选择直接机器参数优化（DMPO）模式。
- 最大子野数设置为 70，如果临床目标不能达到，可适当增加最大子野数。
- 最小子野面积设置为 12 cm^2。
- 最小子野跳数（MU）设置为 4（取决于加速器监测电离室的最小线性剂量响应值）。
- 每个子野的 MLC 最少叶片对数为 10 对。较大的子野面积需要较多的子野对，可以避免小子野产生。

■ 容积旋转调强放疗计划的剂量优化参数设置（以 Pinnacle 为例，也适用于大部分品牌的 TPS）

- 迭代次数至少 25 次，推荐 30 ～ 40 次。
- 每 8 次迭代后进行一次卷积剂量计算。

- 选择 SmartArc 优化模块。
- 将射野铅门设置成加速器最大射野尺寸，并点击“set current jaws as Max”。此举的意义在于优化后的射野不会超出加速器可执行的范围。例如，对于瓦里安的加速器，设置 X1=14.5 cm，X2=14.5 cm，Y 方向的铅门大小可以设置为 PTV 的长度加一定的外扩边界即可（对于 truebeam 加速器，Y1=Y2=20 cm，对于 Edge 加速器，Y1=Y2=10.5 cm）。
- 勾选“Allow jaw motion.” 这个选项的意义是对于较小体积肿瘤，射野可以缩小并跟随多叶光栅（前提是加速器有铅门跟随功能）。
- 使用两个准直器角度不同的旋转弧，或者使用一个旋转弧并使用 Pinnacle 自带的镜像功能生成另外一个旋转弧。
- 每 4° 设置一个剂量控制点。

■ 优化目标设置

- 大部分商用的治疗计划系统在逆向计划优化中使用的是梯度搜索算法。基于搜索算法的本质，包含多个危及器官的计划需要多阶段优化。
- 第一阶段是对 PTVs 和剂量限制环进行目标函数设置。
- 第二阶段添加 3 ～ 5 个正常组织的目标函数，无需重置射野并继续优化。
- 对脊髓、脑干和视神经等串行组织，目标函数的类型选择“maximum dose”。
- 对腮腺、口腔和喉等并行器官，目标函数的类型选择“mean dose”或“maximum EUD（a=1）”。
- 为控制低剂量区形状，可同时使用“maximum dose”和“mean dose”目标函数。
- Min DVH 和 Max DVH 这两个目标函数对目标器官剂量的约束最为宽松。
- Min Dose 和 Max Dose 对目标器官的剂量约束比 Min DVH 和 Max DVH 更加严格。

- "Uniform dose"这个目标函数对目标器官的剂量约束最为严格，它要求 PTVs 中每一个剂量体元的数值必须一致。
- 对优化后的结果进行评估，找出未达到剂量要求的器官，并对这些器官的目标函数进行调整，比如增加优化权重或将剂量限值设置的更低。然后不重置射野，直接进行参数调整后的进一步优化。
- 重复上述手动调整的步骤，直到正常结构的剂量达到预设目标，此时剩下最后一步即对 PTV 进行剂量优化，使其达到处方要求。
- 这个步骤可以用我们在第 2 章中已经讲述过的"auto planning"功能来实现。
- 在手动调整计划过程中，有两种方法可使计划结果达到预设目标。
  - 第一种方法是，先将正常组织的剂量设置的比预设的更低一点，然后提升 PTV 剂量使其达到处方剂量要求。
  - 第二种方法是，先满足 PTV 的处方剂量要求，然后慢慢降低正常组织剂量使其在限定范围内。
- 有几个小的技巧，使得优化的时候能够直接得到较为理想的 PTV 剂量覆盖：
  - 直接将 PTV 的目标值设置得比处方要求更高一点点：比如处方要求 PTV 为 7000 时，将 PTV 的"minimum dose"设置为 7100。
  - 将 PTVs 外放 1 mm，命名为 PTV-Obj。
  - 如果靶区内有剂量冷点或者热点，将其勾画出来，并给予一定的剂量要求（可以通过 Pinnacle 自带的等剂量线转换成轮廓的功能来实现高低剂量区域的勾画，图 5.7）。
- 每个优化参数设置的权重是相对的，该权重用于对目标优化后函数值的加权。
- 起始优化的时候，将最高权重设置成 10，最低权重设置成 0.1，对于难以达到预设目标的优化参数，再逐步渐进地对其权重进行调整。

- 尽可能降低已经在限定的剂量范围以内的正常组织的剂量，为再程放疗预留一定的剂量空间。

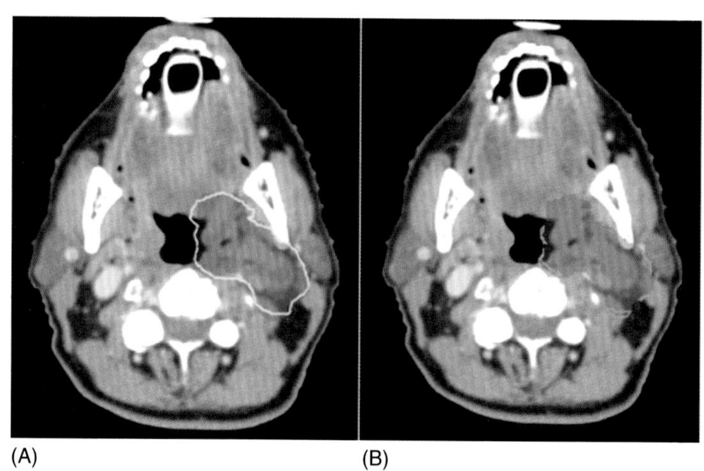

图 5.7 （A）黄色细线是 70Gy 剂量线。（B）橙色细线是剂量补偿区域（可命名为 D70 的 ROI），用于提高 PTV 的剂量覆盖而添加到优化目标中去。
PTV：计划靶区；ROI：感兴趣区

■ 计划评估

- 计划评估由定性和定量评估两部分组成。定性评估是指逐层评估每一个横断面上的等剂量曲线，定量评估包括每个靶区和危及器官的 DVH 以及最小、最大等剂量限值条件。
- 定性和定量方式对计划评估同等重要。
- 在每个横断面 CT 图像上逐层评价等剂量线形状，以便察看剂量冷点和剂量热点是否落在 PTVs 或者其他位置上，并了解未勾画的正常组织区域的低剂量分布情况。尽量使用完整的等剂量曲线系列（如处方剂量的 107%，105%，100%，90%，80%，70%，60% 以及 50% 等剂量线）进行计划评估，使用绝对剂量的等剂量线评估方式优于相对剂量等剂量线方式。
- 定量分析每个 DVH 曲线是否满足预设目标。

- 单凭 DVH 曲线来评估计划是不够的，因为它只对已勾画的正常组织进行评估。它缺乏被评价结构的空间信息。
- 99%GTV 体积的剂量（D99%）必须达到处方剂量。
- 98%CTV 体积的剂量（D98%）必须达到处方剂量。
- 95%PTV 体积的剂量（D95%）必须达到处方剂量。
- 整个计划中最大点剂量需小于靶区最高处方剂量的 110%。
- 最大点剂量通常指的是 0.03cc 体积受到的照射剂量。
- 表 5.2 是克利夫兰医院在喉癌、口咽癌放疗中常用的正常组织剂量限值。表 5.3 是该医院在鼻咽癌和颅底肿瘤放疗中常用的正常组织剂量限值。

■ 自适应计划

- 患者如有大的淋巴结（直径＞ 3cm），放疗 3 ～ 4 周后需要使用自适应计划对放疗方案进行调整。
- 放疗中如果患者体重减少超过 10%，或者面罩不合适引起摆位不准确以及每日 CBCT 扫描发现摆位有问题时，也需要使用自适应计划对放疗方案进行调整。
- 自适应计划在重新扫描 CT 时，使用原计划的等中心点作为新的等中心点。使用与原计划相同的剂量约束条件对自适应计划进行优化以保证新的自适应计划的计划质量与原计划一致且正常组织都能满足要求。通过调用治疗记录系统中已经照射的剂量和分次数，来调整新的自适应计划中所需的剂量和分次数。

特殊病例的计划设计

■ 下面讨论的病例都是基于瓦里安加速器，如 Trilogy、Edge 和 Truebeam 机型。

表 5.2 喉癌和口咽癌正常组织剂量限值

Normal Tissue	CCF Larynx		CCF Oropharynx	
	Ideal	Variation Acceptable	Ideal	Variation Acceptable
BRAIN	N/A	N/A	N/A	N/A
BRAINSTEM	Max Dose 2500 cGy	Max Dose 3000 cGy	Max Dose 2500 cGy	Max Dose 3500 cGy
BRAINSTEM_PRV3	Max Dose 3500 cGy	Max Dose 3800 cGy	Max Dose 3500 cGy	Max Dose 4000 cGy
CHIASM	Max Dose 500 cGy	Max Dose 500 cGy	Max Dose 500 cGy	Max Dose 1000 cGy
COCHLEA_L	Mean Dose 500 cGy	Mean Dose 700 cGy	Mean Dose 500 cGy	Mean Dose 1000 cGy
COCHLEA_R	Mean Dose 500 cGy	Mean Dose 700 cGy	Mean Dose 500 cGy	Mean Dose 1000 cGy
*OARPHARYNX	Mean Dose 4000 cGy	Mean Dose 4500 cGy	Mean Dose 4500 cGy	Mean Dose 5000 cGy
ESOPHAGUS	Mean Dose 2500 cGy	Mean Dose 3500 cGy	Mean Dose 2500 cGy	Mean Dose 3500 cGy
GLOBE_L	Max Dose 500 cGy	Max Dose 500 cGy	Max Dose 500 cGy	Max Dose 700 cGy
GLOBE_R	Max Dose 500 cGy	Max Dose 500 cGy	Max Dose 500 cGy	Max Dose 700 cGy
LARYNX	N/A	N/A	Mean Dose 3000cGy	Mean Dose 3500cGy
LENS_L	Max Dose 500 cGy	Max Dose 500 cGy	Max Dose 500 cGy	Max Dose 700 cGy
LENS_R	Max Dose 500 cGy	Max Dose 500 cGy	Max Dose 500 cGy	Max Dose 700 cGy

续表

Normal Tissue	CCF Larynx		CCF Oropharynx	
	Ideal	Variation Acceptable	Ideal	Variation Acceptable
LIPS	Mean Dose 700 cGy	Mean Dose 1000 cGy	Mean Dose 700 cGy	Mean Dose 2000 cGy
OPTIC_NRV_L	Max Dose 500 cGy	Max Dose 500 cGy	Max Dose 500 cGy	Max Dose 1000 cGy
OPTIC_NRV_R	Max Dose 500 cGy	Max Dose 500 cGy	Max Dose 500 cGy	Max Dose 1000 cGy
ORAL_CAVITY	Mean Dose 3000 cGy	Mean Dose 3500 cGy	Mean Dose 3000 cGy	Mean Dose 3500 cGy
*PAROTID_L	Mean Dose 2200 cGy	Mean Dose 2600 cGy	Mean Dose 2400 cGy	Mean Dose 2600 cGy
*PAROTID_R	Mean Dose 2200 cGy	Mean Dose 2600 cGy	Mean Dose 2400 cGy	Mean Dose 2600 cGy
PITUITARY	Mean Dose 300 cGy	Mean Dose 300 cGy	Mean Dose 300 cGy	Mean Dose 300 cGy
SPINAL_CORD	Max Dose 3500 cGy	Max Dose 3800 cGy	Max Dose 3500 cGy	Max Dose 3800 cGy
SPINAL_CORD_PRV5	Max Dose 3800 cGy	Max Dose 4000 cGy	Max Dose 3800 cGy	Max Dose 4000 cGy
*SUBMANDIBULAR_L	Mean Dose 3900 cGy	Mean Dose 3900 cGy	Mean Dose 3900 cGy	Mean Dose 3900 cGy
*SUBMANDIBULAR_R	Mean Dose 3900 cGy	Mean Dose 3900 cGy	Mean Dose 3900 cGy	Mean Dose 3900 cGy
*SUPRAGLOTTIC	Mean Dose 4500 cGy	Mean Dose 5000 cGy	Mean Dose 4500 cGy	Mean Dose 5000 cGy

续表

Normal Tissue	CCF Larynx		CCF Oropharynx	
	Ideal	Variation Acceptable	Ideal	Variation Acceptable
TEMP_LOBE_L	N/A	N/A	N/A	N/A
TEMP_LOBE_R	N/A	N/A	N/A	N/A
TRACHEA	Mean Dose 2500 cGy	Mean Dose 3500 cGy	Mean Dose 2500 cGy	Mean Dose 3500 cGy
LACRIMAL_R	N/A	N/A	N/A	N/A
BRACHIAL_PLEXUS_L	Max Dose 6300 cGy	Max Dose 6600 cGy	Max Dose 6300 cGy	Max Dose 6600 cGy
BRACHIAL_PLEXUS_R	Max Dose 6300 cGy	Max Dose 6600 cGy	Max Dose 6300 cGy	Max Dose 6600 cGy
†HYPOPHARYNX_AVOID	Mean Dose 5000 cGy	Mean Dose 5500 cGy	Mean Dose 5000 cGy	Mean Dose 5500 cGy
‡THYROID	V30 < 60, V45 < 50		V30 <60, V45 <50	

* 如果 OAR 与 PTV 有重叠，则评估 OAR-PTV 结构。

† 这类 OAR 在勾画过程变化较大。

‡ 只用对侧 OARs 的情况。

CCF：克利夫兰医院基金。

表 5.3　鼻咽癌和颅底肿瘤正常组织剂量限值

Normal Tissue	CCF Nasopharynx/Base of Skull	
	Ideal	Variation cceptable
BRAIN	Mean Dose 500 cGy	Mean Dose 700 cGy
BRAINSTEM	Max Dose 5600 cGy	Max Dose 6000 cGy
BRAINSTEM_PRV3	Max Dose 6000 cGy	Max Dose 6300 cGy
CHIASM	Max Dose 5600 cGy	Max Dose 5600 cGy
COCHLEA_L	Mean Dose 3000 cGy	Mean Dose 3500 cGy
COCHLEA_R	Mean Dose 3000 cGy	Mean Dose 3500 cGy
*OARPHARYNX	Mean Dose 4500 cGy	Mean Dose 5000 cGy
ESOPHAGUS	Mean Dose 2500 cGy	Mean Dose 3500 cGy
GLOBE_L	Max Dose 4500 cGy	Max Dose 5000 cGy
GLOBE_R	Max Dose 4500 cGy	Max Dose 5000 cGy
LARYNX	Mean Dose 3000 cGy	Mean Dose 3500 cGy
LENS_L	Max Dose 700 cGy	Max Dose 1000 cGy
LENS_R	Max Dose 700 cGy	Max Dose 1000 cGy
LIPS	Mean Dose 700 cGy	Mean Dose 2000 cGy
MANDIBLE	105% of RX <1 cc	105% of RX <5cc
OPTIC_NRV_L	Max Dose 5500 cGy	Max Dose 5600 cGy
OPTIC_NRV_R	Max Dose 5500 cGy	Max Dose 5600 cGy
ORAL_CAVITY	Mean Dose 3000 cGy	Mean Dose 3500 cGy
*PAROTID_L	Mean Dose 2600 cGy	V30 <50%
*PAROTID_R	Mean Dose 2600 cGy	V30 <50%
PITUITARY	Mean Dose 3000 cGy	None if in volume
SPINAL_CORD	Max Dose 3500 cGy	Max Dose 4500 cGy
SPINAL_CORD_PRV5	Max Dose 3800 cGy	Max Dose 4800 cGy
*SUBMANDIBULAR_L	Mean Dose 3900 cGy	Mean Dose 3900 cGy

续表

Normal Tissue	CCF Nasopharynx/Base of Skull	
	Ideal	Variation cceptable
*SUBMANDIBULAR_R	Mean Dose 3900 cGy	Mean Dose 3900 cGy
*SUPRAGLOTTIC	Mean Dose 4500 cGy	Mean Dose 5000 cGy
TEMP_LOBE_L	Max Dose 7000 cGy, mean Dose 2000 cGy	Max Dose 7200 cGy, mean Dose 2300 cGy
TEMP_LOBE_R	Max Dose 7000 cGy, mean Dose 2000 cGy	Max Dose 7200 cGy, mean Dose 2300 cGy
TRACHEA	Mean Dose 2500 cGy	Mean Dose 3500 cGy
LACRIMAL_L	V20 <25%, Mean Dose 2000 cGy	V20 <25%, Mean Dose 2000 cGy
LACRIMAL_R	V20 <25%, Mean Dose 2000 cGy	V20 <25%, Mean Dose 2000 cGy
BRACHIAL_PLEXUS_L	Max Dose 6300 cGy	Max Dose 6600 cGy
BRACHIAL_PLEXUS_R	Max Dose 6300 cGy	Max Dose 6600 cGy
†HYPOPHARYNX_AVOID	N/A	N/A
‡THYROID	V30 <60, V45 <50	

* 如果 OAR 与 PTV 有重叠，则评估 OAR-PTV 结构。

† 这类 OAR 在勾画过程变化较大。

‡ 只用对侧 OARs 的情况。

CCF：克利夫兰医院基金；OAR：危及器官；PTV：计划靶区

T2 N2 M0 声门鳞状细胞癌（淋巴区放疗）

- 两个共面全弧照射野，6MV 光子线。
- 两个处方剂量 PTVs：PTV_6525 cGy 和 PTV_5220 cGy，29 分次。
- **第一轮**优化时两靶区 PTVs 剂量约束参数设置如表 5.4 所示。

表 5.4 T2N0M0 声门鳞状细胞癌第一轮优化时优化参数的设置

ROI	Type	Target Dose (cGy)	% Volume	Weight	gEUD
PTV_6525	MIN DOSE	6525		10	
PTV_6525	MAX DVH	6851	2%	10	
PTV_5220_OBJ	MIN DOSE	5220		10	
PTV_5220_OBJ	MAX DOSE	5873		10	
RING	MAX DOSE	3262		4	
RING22	MAX DOSE	2200		4	

DVH：剂量体积直方图；EUD：等效均匀剂量；PTV：计划靶区；ROI：感兴趣区

- 在此轮优化，通过剂量约束参数的设置使得计划中的高量落在处方剂量较高的这个 PTV 上。
- **第二轮**优化时的剂量约束参数设置如表 5.5 所示。

表 5.5 T2N0M0 声门鳞状细胞癌第二轮优化时优化参数的设置

ROI	Type	Target Dose (cGy)	% Volume	Weight	gEUD
PTV_6525	MIN DOSE	6525		10	
PTV_6525	MAX DVH	6851	2%	10	
PTV_5220_OBJ	MIN DOSE	5220		10	
PTV_5220_OBJ	MAX DOSE	5873		10	
RING	MAX DOSE	3262		4	
RING22	MAX DOSE	2200		4	
SPINAL_CORD_PRV5	MAX DOSE	2500		0.1	

续表

ROI	Type	Target Dose (cGy)	% Volume	Weight	gEUD
PTV_6525	MIN DOSE	6525		10	
PAROTID_R	MAX EUD	1500		0.1	1
PAROTID_L	MAX EUD	1500		0.1	1
SUBMANDIBULAR_R	MAX EUD	3000		0.1	1
SUBMANDIBULAR_L	MAX EUD	3000		0.1	1

DVH：剂量体积直方图；EUD：等效均匀剂量；PTV：计划靶区；ROI：感兴趣区

- 添加脊髓 PRV5（脊髓外放 5 mm）的最大剂量约束值，并评估真实脊髓的剂量。
- 添加腮腺和下颌腺的 MAX EUD（平均剂量），此时注意该剂量约束值要比正常要求腮腺的 2200cGy 和颌下腺的 3900cGy 的剂量限值更加苛刻。

■ **第三轮**优化时的剂量约束参数设置如表 5.6 所示。

■ 在第一和第二轮优化后，对计划进行评估，并对此时的优化参数作相应的调整，然后添加第三轮优化的剂量约束参数。

■ 注意表 5.5 和表 5.6 中腮腺与颌下腺的剂量约束参数权重的变化。

表 5.6 T2N0M0 声门鳞状细胞癌第三轮优化时优化参数的设置

ROI	Type	Target Dose (cGy)	% Volume	Weight	gEUD
PTV_6525	MIN DOSE	6525		10	
PTV_6525	MAX DVH	6851	2%	10	
PTV_5220_OBJ	MIN DOSE	5220		10	

续表

ROI	Type	Target Dose (cGy)	% Volume	Weight	gEUD
PTV_5220_OBJ	MAX DOSE	5873		10	
RING	MAX DOSE	3262		4	
RING22	MAX DOSE	2200		4	
SPINAL_CORD_PRV5	MAX DOSE	2500		2	
PAROTID_R	MAX EUD	1500		0.3	1
PAROTID_L	MAX EUD	1500		0.3	1
SUBMANDIBULAR_R	MAX EUD	3000		1.5	1
SUBMANDIBULAR_L	MAX EUD	3000		1.5	1
LIPS	MAX EUD	250		0.1	1
ORAL_CAVITY	MAX EUD	1100		0.1	1
MANDIBLE	MAX EUD	1000		0.1	1
SUPRAGLOTTIS	MAX EUD	4000		0.1	1
TRACHEA	MAX EUD	2800		0.1	1
ESOPHAGUS	MAX EUD	2200		0.1	1

DVH：剂量体积直方图；EUD：等效均匀剂量；PTV：计划靶区；ROI：感兴趣区

- 注意表 5.6 中增加的器官的剂量约束参数的剂量值比要求的限值更低且权重非常低（只有 0.1）。
- 这个病例的正常组织计划目标设置：
  - 嘴唇：平均剂量 500cGy（平均剂量低意味着最大剂量也低）。
  - 口腔：平均剂量 2000cGy。
  - 下颌骨：因远离 PTVs，未设置剂量目标。在优化参数中设置平均剂量的目的是为了低剂量线的塑型。
  - 上喉部：因该病例是声门癌，未对上喉部设置剂量限值。

在优化参数中设置平均剂量的目的是为了高剂量线的塑型。

- 气管：平均剂量 4000cGy。
- 食管：平均剂量 3000cGy。

■ **第四轮**优化时的剂量约束参数设置如表 5.7 所示。

表 5.7　T2N0M0 声门鳞状细胞癌第四轮优化时优化参数的设置

ROI	Type	Target Dose (cGy)	% Volume	Weight	gEUD
PTV_6525	MIN DOSE	6525		10	
PTV_6525	MAX DVH	6851	2%	10	
PTV_5220_OBJ	MIN DOSE	5220		10	
PTV_5220_OBJ	MAX DOSE	5873		10	
RING	MAX DOSE	3262		4	
RING22	MAX DOSE	2200		4	
SPINAL_CORD_PRV5	MAX DOSE	2500		2	
PAROTID_R	MAX EUD	1500		0.3	1
PAROTID_L	MAX EUD	1500		0.3	1
SUBMANDIBULAR_R	MAX EUD	3000		1.5	1
SUBMANDIBULAR_L	MAX EUD	3000		1.5	1
LIPS	MAX EUD	250		0.1	1
ORAL_CAVITY	MAX EUD	1100		0.1	1
MANDIBLE	MAX EUD	1000		0.1	1
SUPRAGLOTTIS	MAX EUD	4000		3.5	1
TRACHEA	MAX EUD	2800		1	1
ESOPHAGUS	MAX EUD	2200		0.1	1
OARPHARYNX	MAX EUD	3800		1.5	1
THYROID	MAX EUD	5000		0.1	1

续表

ROI	Type	Target Dose (cGy)	% Volume	Weight	gEUD
R_HYPOPAHRYNX AVOID	MAX EUD	5000		1	1
MID AVOID	MAX EUD	2500		1	1

DVH：剂量体积直方图；EUD：等效均匀剂量；PTV：计划靶区；ROI：感兴趣区

■ 第三轮优化完成以后，对计划进行评估，并对约束参数做适当的调整，然后添加第四轮的优化参数。

■ 注意上喉部和气管的剂量权重的变化。

■ 添加新的剂量约束参数

- 口咽：平均剂量 4500cGy。基于第三轮优化后的剂量分布情况，此处剂量权重设置的略高。
- 甲状腺：尽可能低。
- 右侧下咽部需保护部分（图 5.8 中绿色细线勾画）平均剂量 5500cGy。根据前面的计划优化后的剂量分布结果，此处该剂量约束条件的权重加大。图 5.8 显示的是改善后的剂量分布。
- 如图 5.9 所示的手动所画的中间规避结构，用以保护中间处剂量。将该结构添加至 DVH 并评估其平均剂量，然后基于当前的平均剂量添加其优化参数。如果当前的平均值是 3000cGy，那么目标值可以设置为 200 ～ 1500cGy。

■ **第五轮**优化时的剂量约束参数设置如表 5.8 所示。

- 第四轮优化以后，对计划进行评估，并对约束参数做适当的调整，然后添加一个剂量避让结构（图 5.9 中紫色部分）。

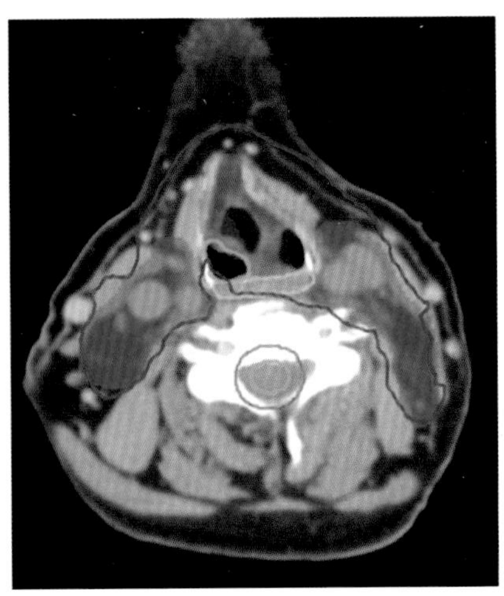

图 5.8 手动勾画的右侧下咽剂量避让区（绿线）。52.2Gy 的剂量线（紫色）是贴合靶区的。PTV 是实体蓝色区域。

PTV：计划靶区

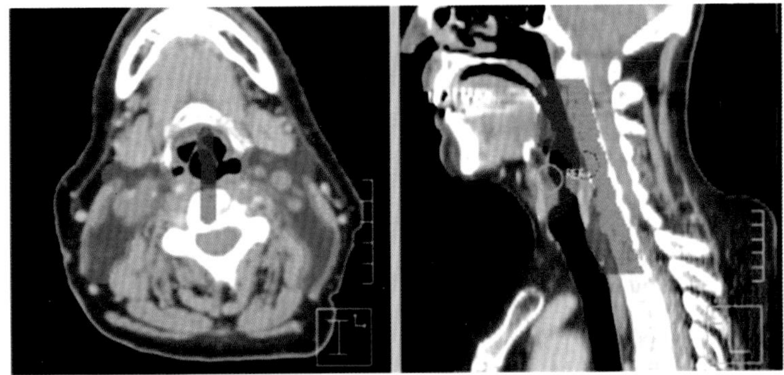

图 5.9 手动勾画中间剂量避让区（实体紫色区域），进而降低中线处危及器官所受剂量。

OARs：危及器官

表 5.8　T2N0M0 声门鳞状细胞癌第五轮优化时优化参数的设置

ROI	Type	Target Dose (cGy)	% Volume	Weight	gEUD
PTV_6525	MIN DOSE	6525		50	
PTV_6525	MAX DVH	6851	2%	50	
PTV_5220_OBJ	MIN DOSE	5220		50	
PTV_5220_OBJ	MAX DOSE	5873		50	
RING	MAX DOSE	3262		4	
RING22	MAX DOSE	2200		4	
SPINAL_CORD_PRV5	MAX DOSE	2500		2	
PAROTID_R	MAX EUD	1500		0.3	1
PAROTID_L	MAX EUD	1500		0.3	1
SUBMANDIBULAR_R	MAX EUD	3000		1.5	1
SUBMANDIBULAR_L	MAX EUD	3000		1.5	1
LIPS	MAX EUD	250		0.1	1
ORAL_CAVITY	MAX EUD	1100		0.1	1
MANDIBLE	MAX EUD	1000		0.1	1
SUPRAGLOTTIS	MAX EUD	4000		3.5	1
TRACHEA	MAX EUD	2800		1	1
ESOPHAGUS	MAX EUD	2200		0.1	1
OARPHARYNX	MAX EUD	3800		1.5	1
THYROID	MAX EUD	5000		0.1	1
R_HYPOPAHRYNX AVOID	MAX EUD	5000		1	1
MID AVOID	MAX EUD	2500		1	1
PTV_6525	UNIFORM DOSE	6225		40	
PTV_5220_OBJ	UNIFORM DOSE	5220		50	

DVH：剂量体积直方图；EUD：等效均匀剂量；PTV：计划靶区；ROI：感兴趣区

- 在此轮优化前，大部分危及器官的剂量都已经达到或低于要求的剂量限值，而此轮优化的目的在于改善 PTVs 剂量的覆盖率。
- 需注意的是，在提高 PTV 剂量的同时，危及器官的所受剂量也会增加。
- 新添加的剂量约束参数是靶区均匀剂量（Uniform Dose）。均匀剂量函数的意义是在保证靶区的处方剂量所占体积为 95% 的前提下，使得整个靶区的剂量平滑处理，为得到理想靶区覆盖，这可能需要多次反复的优化（注意不要重置射野）。

■ **第六轮**优化时的剂量约束参数设置如表 5.9 所示。

表 5.9　T2N0M0 声门鳞状细胞癌第六轮优化时优化参数的设置

ROI	Type	Target Dose (cGy)	% Volume	Weight	gEUD
PTV_6525	MIN DOSE	6525		70	
PTV_6525	MAX DVH	6851	2%	70	
PTV_5220_OBJ	MIN DOSE	5220		70	
PTV_5220_OBJ	MAX DOSE	5873		70	
RING	MAX DOSE	3262		4	
RING22	MAX DOSE	2200		4	
SPINAL_CORD_PRV5	MAX DOSE	2500		2	
PAROTID_R	MAX EUD	1500		0.3	1
PAROTID_L	MAX EUD	1500		0.3	1
SUBMANDIBULAR_R	MAX EUD	3000		1.5	1

续表

ROI	Type	Target Dose (cGy)	% Volume	Weight	gEUD
SUBMANDIBULAR_L	MAX EUD	3000		1.5	1
LIPS	MAX EUD	250		0.1	1
ORAL_CAVITY	MAX EUD	1100		0.1	1
MANDIBLE	MAX EUD	1000		0.1	1
SUPRAGLOTTIS	MAX EUD	4000		3.5	1
TRACHEA	MAX EUD	2800		1	1
ESOPHAGUS	MAX EUD	2200		0.1	1
OARPHARYNX	MAX EUD	3800		1.5	1
THYROID	MAX EUD	5000		0.1	1
R_HYPOPAHRYNX AVOID	MAX EUD	5000		1	1
MID AVOID	MAX EUD	2500		1	1
PTV_6525	UNIFORM DOSE	6225		60	
PTV_5220_OBJ	UNIFORM DOSE	5220		70	
PTV_5220_OBJ	MIN DVH	5220	100%	70	

DVH：剂量体积直方图；EUD：等效均匀剂量；PTV：计划靶区；ROI：感兴趣区

- 第五轮优化完成以后，对计划进行评估，并对约束参数做适当的调整，然后添加第六轮的优化参数。
- 如果其中某一个靶区的剂量覆盖度未达到（至少 95%），增加该靶区剂量约束条件的权重，然后再添加一个新的优化参数以提升 PTV_5220 的剂量覆盖率。

■ **第七轮**优化时的剂量约束参数设置如表 5.10 所示。

表 5.10 T2N0M0 声门鳞状细胞癌第七轮优化时优化参数的设置

ROI	Type	Target Dose (cGy)	% Volume	Weight	gEUD
PTV_6525	MIN DOSE	6525		80	
PTV_6525	MAX DVH	6851	2%	80	
PTV_5220_OBJ	MIN DOSE	5220		95	
PTV_5220_OBJ	MAX DOSE	5873		95	
RING	MAX DOSE	3262		4	
RING22	MAX DOSE	2200		4	
SPINAL_CORD_PRV5	MAX DOSE	2500		2	
PAROTID_R	MAX EUD	1500		0.3	1
PAROTID_L	MAX EUD	1500		0.3	1
SUBMANDIBULAR_R	MAX EUD	3000		1.5	1
SUBMANDIBULAR_L	MAX EUD	3000		1.5	1
LIPS	MAX EUD	250		0.1	1
ORAL_CAVITY	MAX EUD	1100		0.1	1
MANDIBLE	MAX EUD	1000		0.1	1
SUPRAGLOTTIS	MAX EUD	4000		3.5	1
TRACHEA	MAX EUD	2800		1	1
ESOPHAGUS	MAX EUD	2200		0.1	1
OARPHARYNX	MAX EUD	3800		1.5	1
THYROID	MAX EUD	5000		0.1	1
R_HYPOPAHRYNX AVOID	MAX EUD	5000		1	1
MID AVOID	MAX EUD	2500		1	1
PTV_6525	UNIFORM DOSE	6225		75	
PTV_5220_OBJ	UNIFORM DOSE	5220		95	
PTV_5220_OBJ	MIN DVH	5220	100%	95	

续表

ROI	Type	Target Dose (cGy)	% Volume	Weight	gEUD
SPINAL_CORD_PRV5	MAX EUD	1200		1	1
D52	MIN DOSE	5220		65	
POST NECK	MAX EUD	1500		1	1

DVH：剂量体积直方图；EUD：等效均匀剂量；PTV：计划靶区；ROI：感兴趣区

■ 第六轮优化完成以后，对计划进行评估，并对约束参数做适当的调整，然后添加第七轮的优化参数。经过第六轮计划优化以后，靶区剂量覆盖率有了很好的提升，但仍未能达到设定的要求，此时进一步加大靶区 PTVs 的权重（表 5.10）。

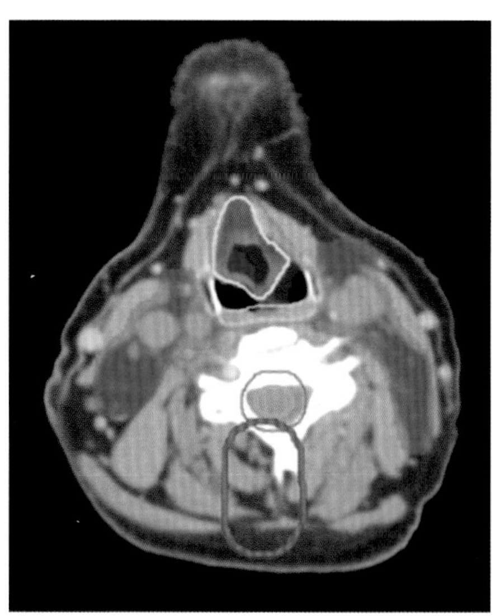

图 5.10　后颈部剂量限制结构（紫色）。

■ 添加三个新的剂量约束参数以进一步改善剂量分布并提升 PTVs 中剂量欠量部分。

●添加脊髓的 PRV-5 平均剂量约束来降低整条脊髓的剂量。

●创建颈后方剂量避让结构，避免该处低剂量溢出。

T2 N2b M0 舌根鳞状细胞癌

- 两个共面全弧照射野，6MV 光子线。
- 同步加量方式照射，PTV_7000cGy 和 PTV_5600 cGy，30 分次。
- 高处方剂量的 PTV 位于舌根和颈部的右侧（图 5.11）。
- 因靠近高剂量的 PTV，勾画右侧臂丛神经并加以保护。
- 中线位置勾画一个剂量避让结构并加以剂量限制，以保护喉部。
- 优先保护腮腺。

■ 图 5.12A 显示了最终优化后的剂量分布情况。图 5.12B 显示了 PTV_7000，PTV_5600，右侧臂丛、喉头、上喉部的 DVH。可以看到，虽然这些危及器官都非常靠近高剂量的 PTV 靶区，但它们都得到了很好的剂量学保护。

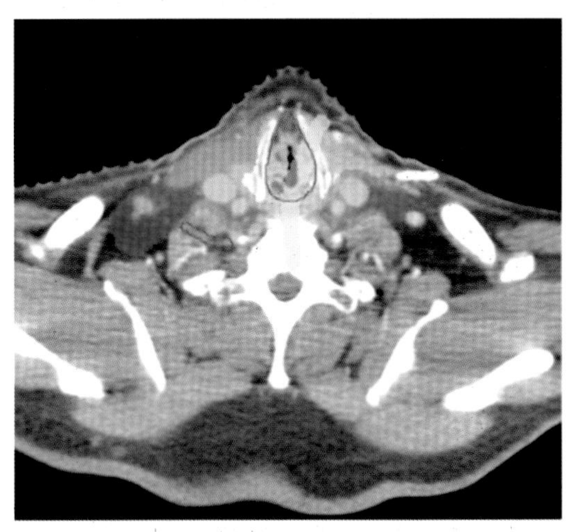

图 5.11　T2N2bM0 舌根鳞状细胞癌的勾画。浅黄色的中线处结构用于剂量塑形。深绿色：PTV_7000；浅蓝色：PTV_5600；棕色：右侧臂丛；黄色：中线避让区；红色：喉。

PTV：计划靶区

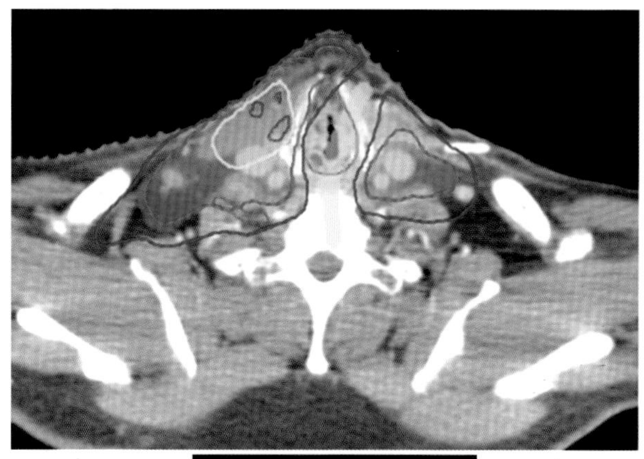

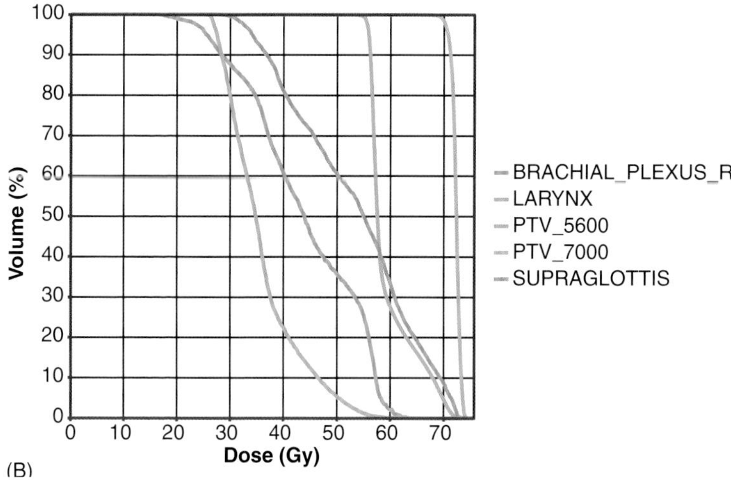

图 5.12　T2N2bM0 舌根鳞状细胞癌各勾画结构的剂量分布（A）和 DVHs（B）。

DVHs：剂量体积直方图；PTV：计划靶区

T4b N0 M0 嗅母神经细胞瘤

■ 5 个非共面 VMAT 弧形野，其中，有三个为共面全弧照射野，另外两个为 330° ～ 30° 的非共面部分弧形照射野，治疗床角度为 270°，其目的在于保护眼球（图 5.13）。

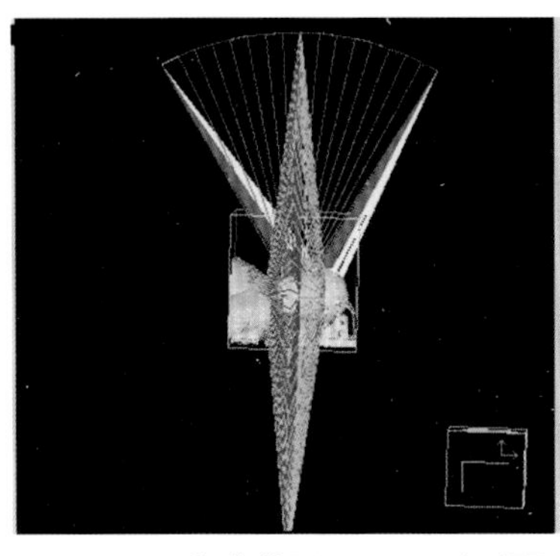
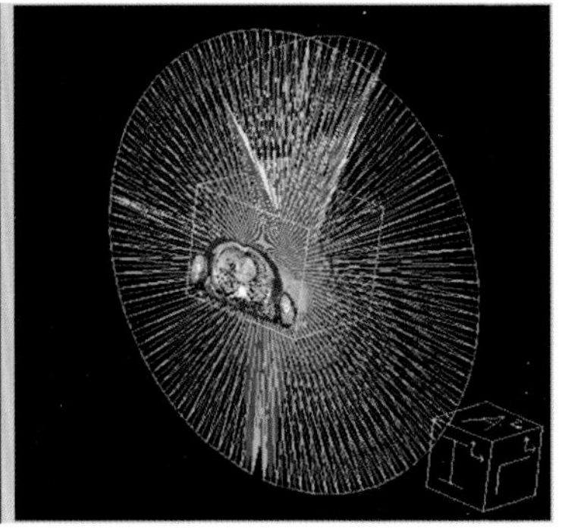

图 5.13　**5 个非共面 VMAT 弧形野，包含治疗床角度为 0° 的三个全弧和角度为 270° 的两个非共面部分弧。**

VMAT：容积旋转调强放射治疗

- 6MV 光子线。
- 同步加量方式照射，处方剂量分别为 PTV_6000cGy 和 PTV_5400cGy，30 分次。
- 高剂量 PTV 位于眼球中间。
- 正常组织剂量限制要求：
  - 眼球最大剂量（D0.03cc）<50Gy，平均剂量 <15Gy。
  - 颞叶最大剂量（D0.03cc）<60Gy，平均剂量 <17Gy。
  - 脑干最大剂量（D0.03cc）<45Gy。
  - 泪腺最大剂量 <10Gy。
  - 耳蜗最大剂量 <15Gy。
  - 中线处结构的剂量尽量低（口咽、上喉部、喉头及食管）。
  - 最终剂量分布如图 5.14A 所示。注意 20Gy 的等剂量线（亮绿色）完全避开了双侧眼球，30Gy 等剂量线（蓝色）完全避开喉部（图 5.14A 右图的红色）。PTV_6000、PTV_5000、双侧颞叶、泪腺及视神经的 DVH 曲线如图 5.14B 所示，均满足剂量要求。

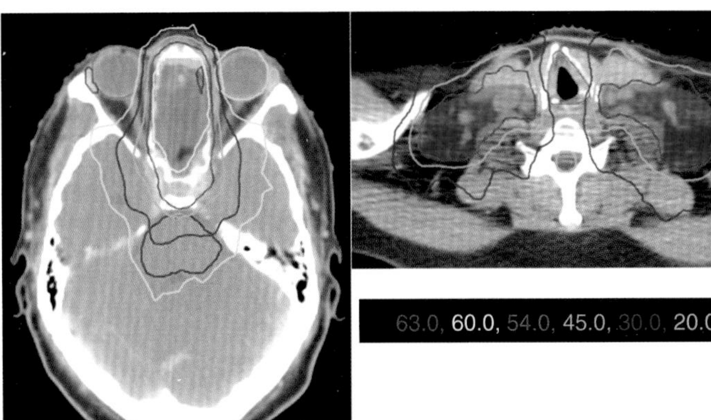

(A)

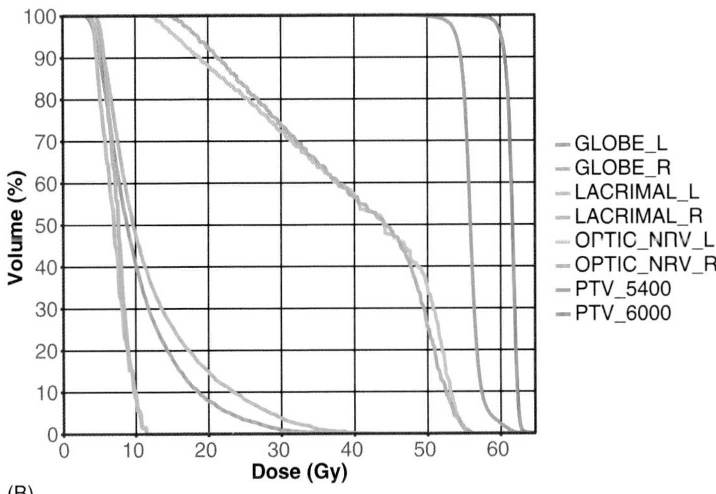

(B)

图 5.14 T4b N0 M0 嗅母神经细胞瘤的最终剂量分布（A）和 DVHs（B）。从图（A）中可以看出，20Gy 剂量线（浅绿色）是避开两侧眼球玻璃体的，30Gy 剂量线（蓝色）是避开喉部（红色实线）的。眼球、脑干、脊髓、泪腺都已勾画出来。实体绿色区域是 PTV–HD，实体蓝色区域是 PTV–LD。

DVHs：剂量体积直方图；PTV：计划靶区；PTV-HD：高剂量计划靶区；PTV-LD：低剂量计划靶区

T2 N0 M0 头皮鳞状细胞癌

- 两个共面 VMAT 全弧照射野，6MV 光子线。
- PTV_6000cGy，30 分次。
- 脑后放置 5 mm 粘性组织填充物（图 5.15）。

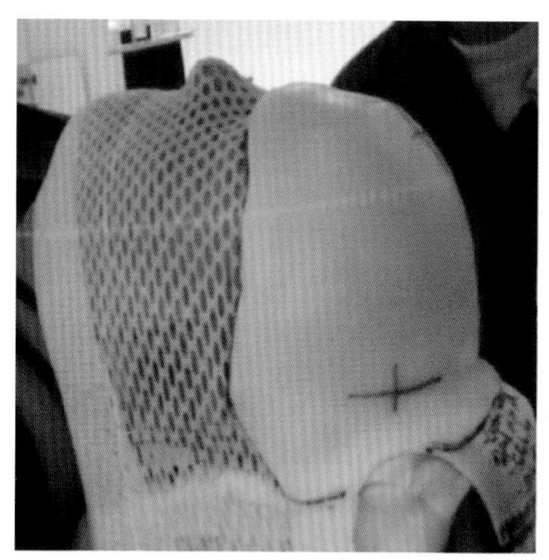

图 5.15　**面罩上附有 5mm 厚的硬质组织填充物。**

- 热塑面罩上放置 5 mm 厚度、按脑部形状塑形的硬质组织填充物。
- 将正常脑组织减去 PTV+ 1 cm 后的区域命名为 *avoidance*，并加以剂量学保护。

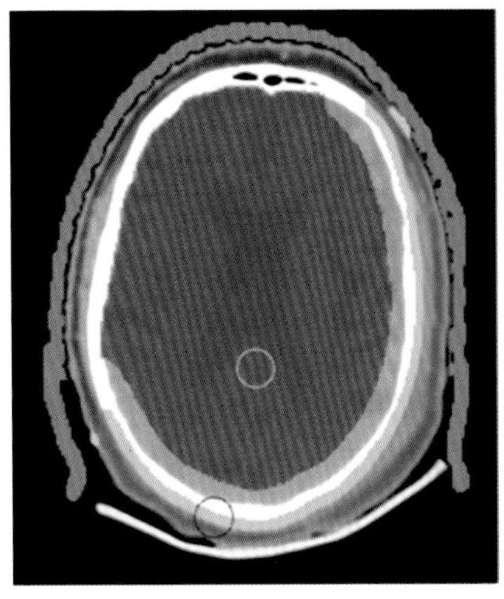

图 5.16　T2 N0 M0 头皮鳞状细胞癌的剂量避让结构（粉色）。

■ 危及器官剂量要求

- 脑：平均剂量 <22 Gy。
- 脑干：最大剂量（D0.03cc）<20 Gy。
- 眼球：平均剂量＜ 7Gy。
- 颞叶：平均剂量＜ 15Gy。
- 视交叉与视神经：最大剂量（D0.03cc）<7Gy。
- 晶体：最大剂量＜ 7Gy。
- 最终剂量分布如图 5.17A 所示，PTV_6000、脑、*avoidance* 以及颞叶的 DVH 如图 5.17B 所示，该剂量结果满足临床要求。

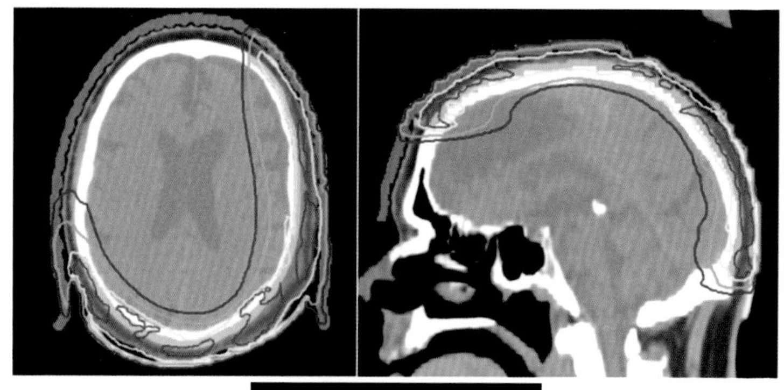

(A)

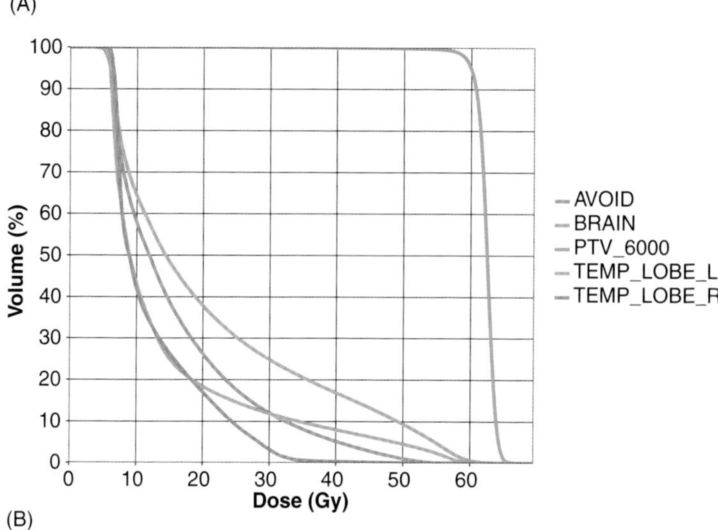

(B)

图 5.17　T2N0M0 头皮鳞状细胞癌的横断面和矢状面的剂量分布（A）和 DVHs（B）。图（A）中，实体绿色区域是 PTV，浅绿色是所添加的组织填充物。图（A）中显示的是 63.0Gy，60.0Gy，45.0 Gy 和 30.0 Gy 的剂量线。

DVHs：剂量体积直方图；PTV：计划靶区

T2b N1 M0 头、面部及颈部结缔组织恶性肿瘤

- 3 个非共面 VMAT 照射野，包括 2 个全弧野及 1 个治疗床角 270°，旋转角度 2°～178°的非共面射野。

- 非共面野照射在头皮部。
- 6MV 光子线。
- 同步加量方式照射，处方剂量为 PTV_6800cGy 和 PTV_6120cGy，34 分次。
- 枕头上与后枕部贴合的部位放置 1cm 厚的组织填充物。
- 热塑面罩上放置 5mm 厚的按面罩表面形状塑形的硬质组织填充物，注意让组织填充物避开右眼（图 5.18）。

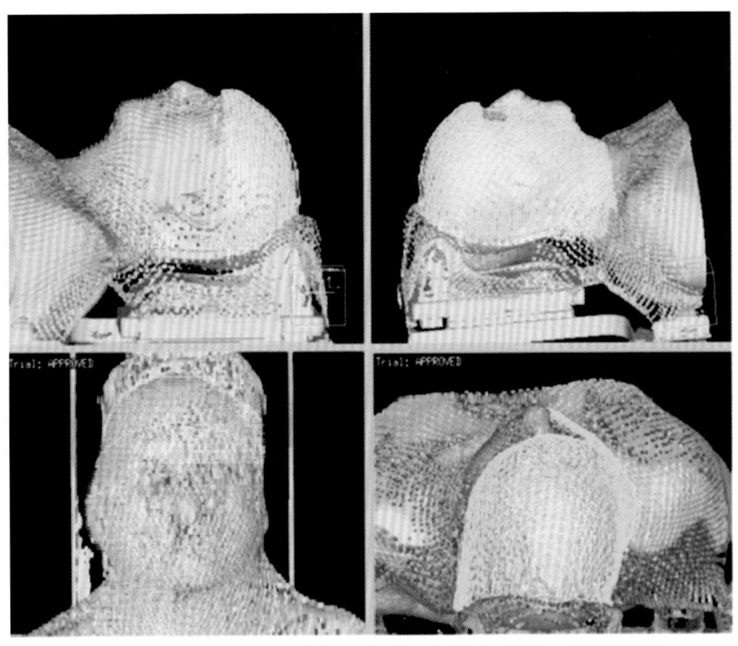

图 5.18　T2N0M0 头皮鳞状细胞癌组织填充物的三维透视图。

- 危及器官剂量要求
  - 脑干：最大剂量（D0.03cc）<25 Gy。
  - 右侧颞叶：平均剂量＜ 17Gy。
  - 左侧颞叶：平均剂量＜ 10Gy。
  - 右侧耳蜗：平均剂量＜ 15Gy。
  - 左侧耳蜗：平均剂量＜ 7Gy。
  - 脊髓：最大剂量（D0.03cc）<35 Gy。

- 右侧眼球：最大剂量（D0.03cc）<50 Gy。
- 左侧眼球：最大剂量（D0.03cc）<40 Gy。
- 右侧泪腺：平均剂量＜ 40Gy（根据疾病程度适当调整）。
- 右侧视神经：最大剂量＜ 20Gy。
- 左侧视神经：最大剂量＜ 10Gy。
- 左侧腮腺：平均剂量＜ 5Gy。
- 中线剂量避让结构：平均剂量＜ 20Gy。
- 最终剂量分布如图 5.19 所示。所有靶区和正常组织的 DVH 如 5.19B 所示，均满足临床要求。

再程放疗

T3 N0 M0 扁桃体鳞状细胞癌再程放疗

- 4 个非共面 VMAT 弧形照射野，包括 2 个全弧野及 2 个治疗床角 270°、旋转角度 330°～30°的非共面射野。
- 非共面射野有助于降低脊髓剂量。
- 优化时锁定射野的铅门位置（图 5.20）可避免脊髓受到全弧野的照射。
- 6MV 光子线。
- PTV_6200cGy，31 分次。
- 首程治疗计划与新的计划 CT 相融合以便评估脊髓受照射的总剂量。
- 脊髓的勾画分成两部分：正常脊髓以及高危脊髓，高危脊髓指的是该部分脊髓首程放疗和再程放疗时都在射野范围内（图 5.21）。

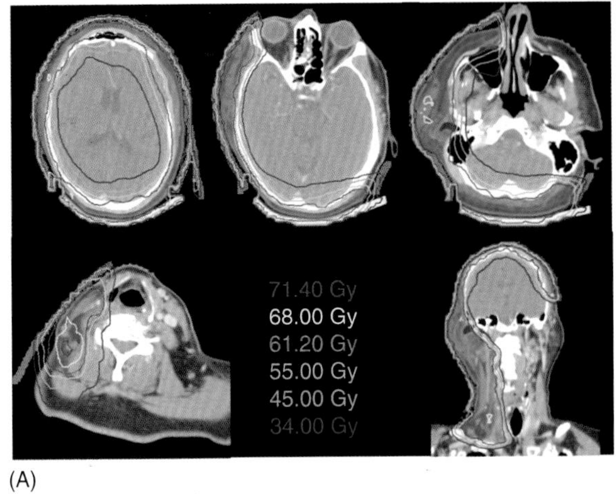

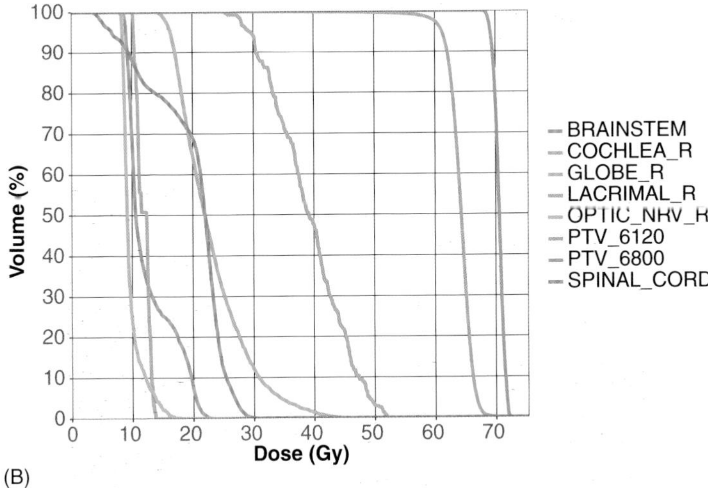

图 5.19　T2N0M0 头皮鳞状细胞癌的横断面和矢状面的剂量分布（A）和 DVHs（B）。绿色区域是 PTV_HD，蓝色区域是 PTV_LD，面罩外的浅绿填充色是所添加的组织填充物。图（A）中显示的是 71.4Gy，68.0Gy，61.2 Gy，55.0 Gy，45.0 Gy 和 34.0 Gy 的等剂量线。

DVHs：剂量体积直方图；PTV：计划靶区；PTV_LD：低剂量计划靶区

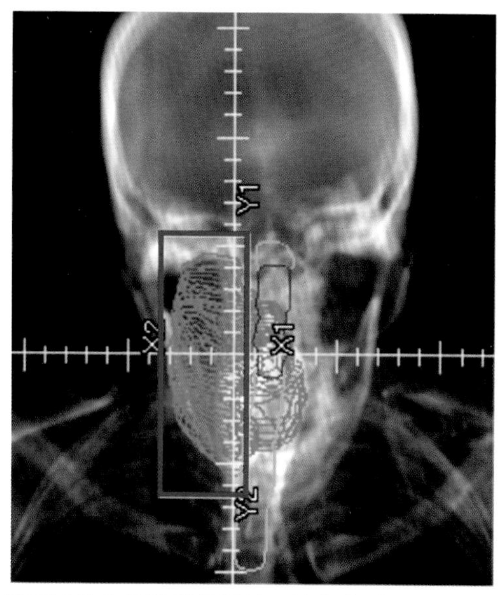

图 5.20 对接受过放疗的脊髓的保护，锁住非对称铅门（红色）来保护需要保护的那段脊髓。

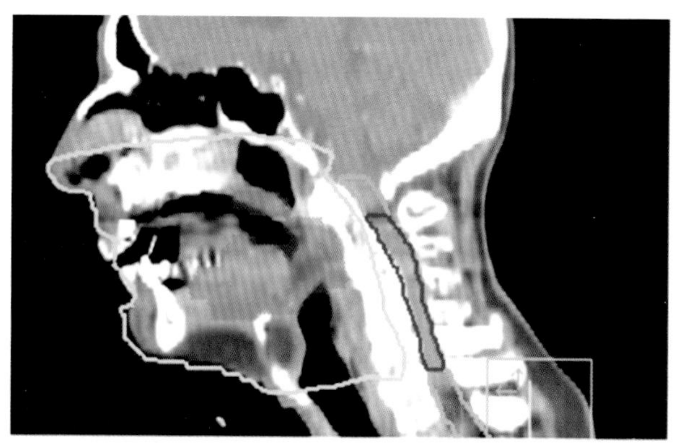

图 5.21 T3N0M0 扁桃体鳞状细胞癌再程放疗靶区和危及器官的勾画。实体绿色区域是 PTV，褐红色是高危脊髓，亮绿色是正常脊髓。浅绿色实线的是再程放疗计划中的 6Gy 的剂量线。

PTV：计划靶区

■ 对于再程放疗的病例，获得首程和再程放疗总体的剂量分布情况，并对所有危及器官的受量有一个较好的预估是非常重要的。

- 因先后两程放疗时体位的不一致性，图像融合时可采用刚性配准或者形变配准的方式。但不管是刚性配准还是形变配准，其最终剂量分布情况都是不准确的，因而该结果只能供临床做一个剂量学的估算。
- 危及器官剂量要求
  - 脑干：最大剂量（D0.03cc）<10 Gy。
  - 脊髓：最大剂量 <10 Gy。
  - 高危脊髓：最大剂量＜ 6Gy。
  - 右侧腮腺：V30 <50%。
  - 左侧腮腺：平均剂量＜ 5Gy。
  - 喉：平均剂量＜ 15Gy。
  - 上喉部：平均剂量＜ 35Gy。
  - 口咽：平均剂量＜ 35Gy。
- 最终剂量分布和 DVH 如图 5.22A，B 所示，在图 5.22B 中可看到高危脊髓的最大剂量＜ 6Gy。

T4b N2b M0 P16+ 右侧扁桃体恶性肿瘤再程放疗

- 2 个共面 VMAT 全弧照射野。
- 6MV FFF 模式以获得高剂量率。
- 4000cGy，5 分次（立体定向放射治疗，SBRT）。
- 计划设计遵循 RTOG3507 指南[1]。
- GTV
  - GTV 是指临床（通过查体）或放射学可见的肿瘤，以 GTV_4000 表述。PET 图像可帮助 GTV 的勾画，因 PET 图像存在不确定性，GTV 的勾画不能单纯依赖于 PET 图像。
  - 阳性淋巴结必须包含在 GTV 内，阳性淋巴结是指最长径＞ 1.5cm 或最短径＞ 1cm，3 个或 3 个以上的淋巴结串，影像学证实的异常淋巴结，病理明确的任意大小的肿瘤转移性淋巴结，或 PET/CT 图像上 SUV 标准摄取值＞ 4 的淋巴结。

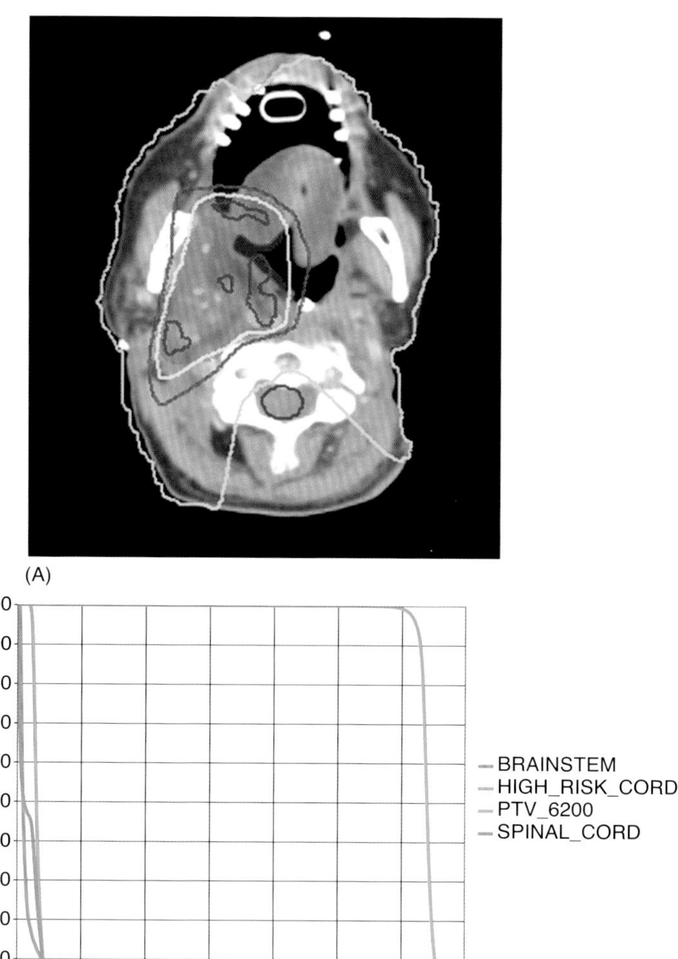

图 5.22 T3N0M0 扁桃体鳞状细胞癌再程放疗的最终剂量分布（A）和 DVHs（B）。

DVHs：剂量体积直方图；PTV：计划靶区

- 如果已对影像学可见的病灶进行过活检或次全切除术，则 GTV 必须包括整个活检或切除的瘤床。残余肿瘤加上活检或次全切除的所形成的 GTV 最大尺寸必须小于 5cm 才能满足 RTOG3507 入组标准。

■ CTV

- 无

■ PTV

- PTV_4000 是在 GTV 的基础上考虑靶区运动和摆位误差后均匀外放 3 mm。如果 PTV 与 OAR 或 OAR 的 PRV 有重叠（如脊髓或脑干），则 PTV 的剂量包绕体积要求可以从 95% 降到 85%，正常组织的限量遵从 RTOG3507 的要求。

■ 处方剂量

- PTV：40Gy，5 分次，至少 95% 体积包绕。疗程 10 ～ 15 天，治疗分次间隔 40 小时至 5 天。
- SBRT 方案中，处方剂量线需位于 80% ～ 90% 之间，75% ～ 95% 也在可以接受的范围（以最大点剂量为 100% 归一）。
- > 105% 处方剂量的剂量热点必须位于 PTV 内，不能出现在 PTV 外的任何正常组织区域。
- 剂量网格设定为 $2\times2\times2mm^3$。

■ 计划设计需注意事项

- 剂量限制环（Dose Ring）：外轮廓减去 PTVs 外放 5 ～ 7mm 后的区域，计划目标参数设定为最大剂量是最高处方剂量的 50%。
- 剂量限制环的计划目标参数优化权重比 PTV 的略高，这与头颈部肿瘤计划设计中权重设置刚好相反。
- PTV_4000 OBJ：该区域不包括 Carotid-PRV （颈动脉外放 2 mm），以避免高剂量落在颈动脉上（图 5.23 所示）。
- 表 5.11 列出了第一轮优化时目标参数的设置。

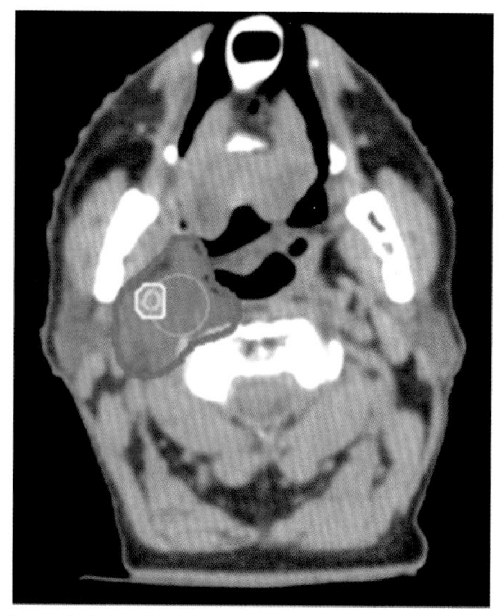

图 5.23 不包含颈动脉（绿色实线）及其 PRV（浅黄色）的 GTV（实体蓝色区域）。实体绿色区域是 PTV。

GTV：大体肿瘤区；PTV：计划靶区

表 5.11 T4b N2b M0 P16+ 右侧扁桃体恶性肿瘤第一轮优化时目标参数的设置

ROI	Type	Target Dose (cGy)	% Volume	Weight	gEUD
PTV_4000_OBJ	MIN DOSE	4000		2	
PTV_4000_OBJ	MAX DVH	4400	2%	2	
RING	MAX DOSE	2000		10	

DVH：剂量体积直方图；EUD：等效均匀剂量；PTV：计划靶区；ROI：感兴趣区

- 表 5.12 列出了第二轮优化时目标参数的设置。
  - 对优化后的计划进行评估，并对目标参数进行适当调整，然后添加新的计划优化参数。

表 5.12　T4bN2bM0 P16+ 右侧扁桃体恶性肿瘤第二轮优化时目标参数的设置

ROI	Type	Target Dose (cGy)	% Volume	Weight	gEUD
PTV_4000_OBJ	MIN DOSE	4000		2	
PTV_4000_OBJ	MAX DVH	4400	2%	2	
RING	MAX DOSE	2000		10	
BRAINSTEM_PRV3	MAX DOSE	800		0.1	
COCHLEA_R	MAX EUD	700		0.1	1
COCHLEA_L	MAX EUD	150		0.1	1
SPINAL_CORD_PRV5	MAX DOSE	800		1	

DVH：剂量体积直方图；EUD：等效均匀剂量；PTV：计划靶区；ROI：感兴趣区

- 表 5.13 列出了第三轮优化时目标参数的设置。

表 5.13　T4bN2bM0 P16+ 右侧扁桃体恶性肿瘤第三轮优化时目标参数的设置

ROI	Type	Target Dose (cGy)	% Volume	Weight	gEUD
PTV_4000_OBJ	MIN DOSE	4000		2	
PTV_4000_OBJ	MAX DVH	4400	2%	2	
RING	MAX DOSE	2000		10	
BRAINSTEM_PRV3	MAX DOSE	800		0.1	
COCHLEA_R	MAX EUD	700		0.1	1
COCHLEA_L	MAX EUD	150		0.1	1

续表

ROI	Type	Target Dose (cGy)	% Volume	Weight	gEUD
SPINAL_CORD_PRV5	MAX DOSE	800		1	
PAROTID_R	MAX EUD	1200		0.1	1
PAROTID_L	MAX EUD	250		0.1	1
CAROTID_R	MAX DOSE	4200		5	

DVH：剂量体积直方图；EUD：等效均匀剂量；PTV：计划靶区；ROI：感兴趣区

- ■ 对优化后的计划进行评估，并对目标函数进行适当调整，然后添加新的计划优化参数。
- ■ 注意：颈动脉的剂量权重要高于 PTV，使得高量区不落在颈动脉上。

● 表 5.14 列出了第四轮优化时目标参数的设置。

表 5.14 T4bN2bM0 P16+ 右侧扁桃体恶性肿瘤第四轮优化时目标参数的设置

ROI	Type	Target Dose (cGy)	% Volume	Weight	gEUD
PTV_4000_OBJ	MIN DOSE	4000		2	
PTV_4000_OBJ	MAX DVH	4400	2%	2	
RING	MAX DOSE	2000		10	
BRAINSTEM_PRV3	MAX DOSE	800		0.1	
COCHLEA_R	MAX EUD	700		0.1	1
COCHLEA_L	MAX EUD	150		0.1	1
SPINAL_CORD_PRV5	MAX DOSE	800		1	

续表

ROI	Type	Target Dose (cGy)	% Volume	Weight	gEUD
PAROTID_R	MAX EUD	1200		0.1	1
PAROTID_L	MAX EUD	250		0.1	1
CAROTID_R	MAX DOSE	4200		15	
SUBMANDIBULAR_R	MAX EUD	2000		0.1	1
SUBMANDIBULAR_L	MAX EUD	500		0.1	1
OARPHARYNX	MAX EUD	1000		0.1	1
LIPS	MAX EUD	250		0.1	1
ORAL_CAVITY	MAX EUD	800		0.1	1

DVH：剂量体积直方图；EUD：等效均匀剂量；PTV：计划靶区；ROI：感兴趣区

- 对优化后的计划进行评估，并对目标函数进行适当调整，然后添加新的计划优化参数。
- 颈动脉的剂量权重从 5 增加到 15。

● 表 5.15 列出了第五轮优化时目标参数的设置。

表 5.15　T4bN2bM0 P16+ 右侧扁桃体恶性肿瘤第五轮优化时目标参数的设置

ROI	Type	Target Dose (cGy)	% Volume	Weight	gEUD
PTV_4000_OBJ	MIN DOSE	4000		5	
PTV_4000_OBJ	MAX DVH	4400	2%	5	
RING	MAX DOSE	2000		10	
BRAINSTEM_PRV3	MAX DOSE	800		0.1	
COCHLEA_R	MAX EUD	700		0.1	1

续表

ROI	Type	Target Dose (cGy)	% Volume	Weight	gEUD
COCHLEA_L	MAX EUD	150		0.1	1
SPINAL_CORD_PRV5	MAX DOSE	800		1	
PAROTID_R	MAX EUD	1200		0.1	1
PAROTID_L	MAX EUD	250		0.1	1
CAROTID_R	MAX DOSE	4200		25	
SUBMANDIBULAR_R	MAX EUD	2000		0.1	1
SUBMANDIBULAR_L	MAX EUD	500		0.1	1
OARPHARYNX	MAX EUD	1000		0.1	1
LIPS	MAX EUD	250		0.1	1
ORAL_CAVITY	MAX EUD	800		0.1	1
PTV_4000_OBJ	UNIFORM DOSE	4000		1	

DVH：剂量体积直方图；EUD：等效均匀剂量；PTV：计划靶区；ROI：感兴趣区

- 对优化后的计划进行评估，并对目标函数进行适当调整，然后添加新的计划优化参数。
- 颈动脉的剂量权重从 15 增加到 25。
- 对 PTV 增加均匀剂量（Uniform Dose）约束参数，并提高 PTV 优化参数的权重。

● 表 5.16 列出了第六轮（最后一轮）优化时目标参数的设置。

- 除颈动脉外，其他所有 OARs 的剂量均达到预设目标。

表 5.16　T4b N2b M0 P16+ 右侧扁桃体恶性肿瘤第六轮优化时目标参数的设置

ROI	Type	Target Dose (cGY)	% Volume	Weight	gEUD
PTV_4000_OBJ	MIN DOSE	4000		5	
PTV_4000_OBJ	MAX DVH	4400	2%	5	
RING	MAX DOSE	2000		10	
BRAINSTEM_PRV3	MAX DOSE	800		0.1	
COCHLEA_R	MAX EUD	700		0.1	1
COCHLEA_L	MAX EUD	150		0.1	1
SPINAL_CORD_PRV5	MAX DOSE	800		1	
PAROTID_R	MAX EUD	1200		0.1	1
PAROTID_L	MAX EUD	250		0.1	1
CAROTID_R	MAX DOSE	4200		35	
SUBMANDIBULAR_R	MAX EUD	2000		0.1	1
SUBMANDIBULAR_L	MAX EUD	500		0.1	1
OARPHARYNX	MAX EUD	1000		0.1	1
LIPS	MAX EUD	250		0.1	1
ORAL_CAVITY	MAX EUD	800		0.1	1
PTV_4000_OBJ	UNIFORM DOSE	4000		1	

DVH：剂量体积直方图；EUD：等效均匀剂量；PTV：计划靶区；ROI：感兴趣区

- ■ 颈动脉的剂量权重从 25 增加到 35 后，目标剂量已降低到 4000cGy。
- ■ 最终剂量分布如图 5.24A 所示，PTV_4000，脑干、颈动脉以及脊髓的 DVH 如图 5.24B 所示，均满足剂量要求。

●表 5.17 为该病例的临床目标与最终剂量对比结果。

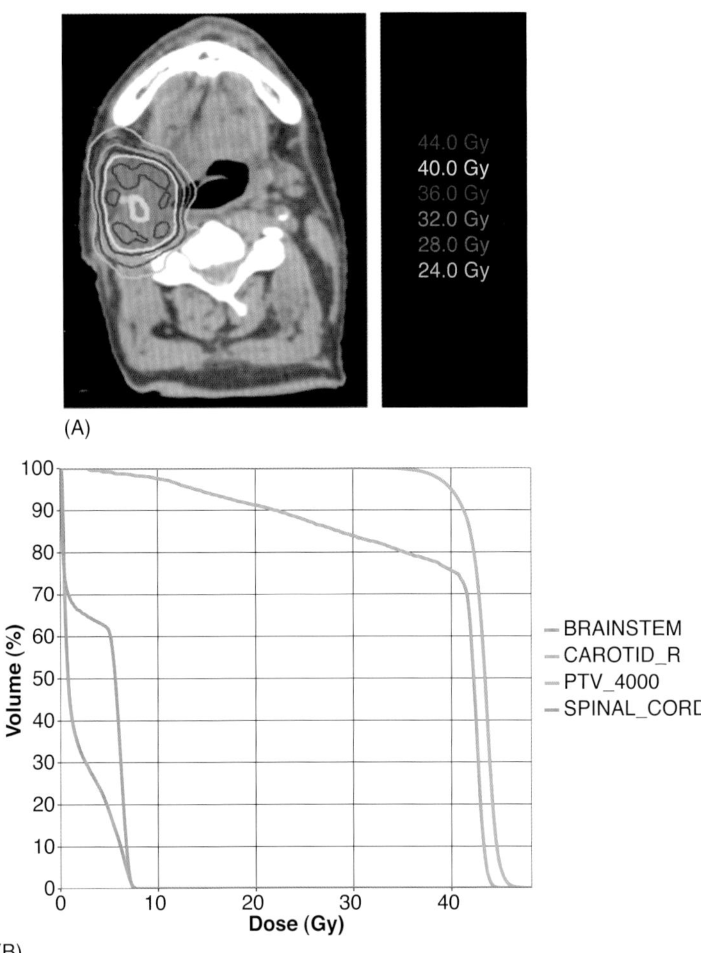

图 5.24 T4N2bM0 P16+ 右侧扁桃体恶性肿瘤再程放疗的最终剂量分布（A）及 DVHs（B）对比结果。注意：热点避开了颈动脉（浅绿色线）。适形指数，即处方剂量和 PTV（绿色区域）的比率为 1.03。

DVHs,：剂量体积直方图；PTV：计划靶区

特殊病例

T4bN0M0 筛窦畸胎瘤双中心治疗计划

- 如图 5.25 所示，该病例病灶较长，超过了 Edge 加速器（瓦里安）21 cm 的最大射野长度。

表 5.17　T4b N2b M0 P16+ 右侧扁桃体恶性肿瘤的最终剂量限值

Structure	Type	Primary Goal		Secondary Goal		Primary Achieved		Result
		Dose (cGy)	Volume	Dose (cGy)	Volume cm^3	Dose* (cGy)	Volume*	
PTV_4000	Min DVH	4000	95%			3015.5	95.20%	Met
PTV_4000	Max DVH	5000	0.03 cm^3			4809.4	0.0 cm^3	Met
SPINAL_CORD	Max DVH	800	0.03 cm^3	1000	0.03	778.5	0.0 cm^3	Met
SPINAL_CORD_PRV5	Max DVH	1000	3 cm^3	1200	0.03	1041.7	0.01 cm^3	Met
BRAINSTEM	Max DVH	1000	0.03 cm^3	1200	0.03	813.6	0.0 cm^3	Met
BRAINSTEM_PRV5	Max DVH	1200	0.03 cm^3	1400	0.03	961.4	0.00 cm^3	Met
CAROTID_R	Max DVH	4200	0.03 cm^3	4400	0.03	4508.3	4.47 cm^3	Met
MANDIBLE	Max DVH	4200	0.03 cm^3			4110.1	0.00 cm^3	Met
ORAL_CAVITY	Mean Dose	2500				1049.7		Met
SUBMANDIBULAR_R	Mean Dose	2500				2342.1		Met
SUBMANDIBULAR_L	Mean Dose	2500				487.7		Met
LARYNX	Mean Dose	2000				44		Met
OARPHARYNX	Mean Dose	2000				1438.2		Met
PAROTID_R	Mean Dose	1500				1486.5		Met
PAROTID_L	Mean Dose	1500				224.6		Met

* 体积指的是达到首要目标剂量的体积，剂量指的是达到首要目标体积的剂量

DVH：剂量体积直方图；PTV：计划靶区

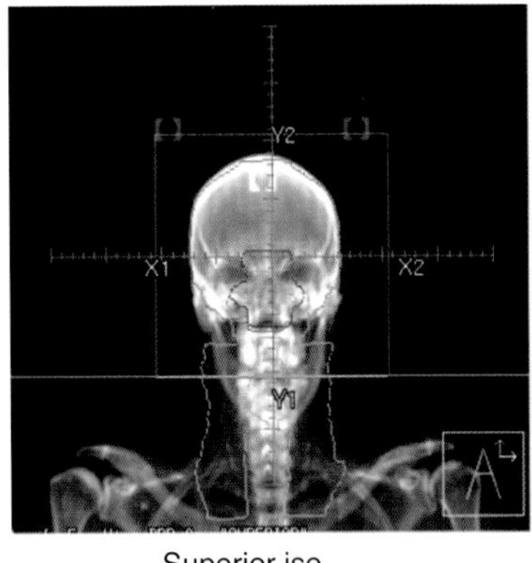

Superior iso

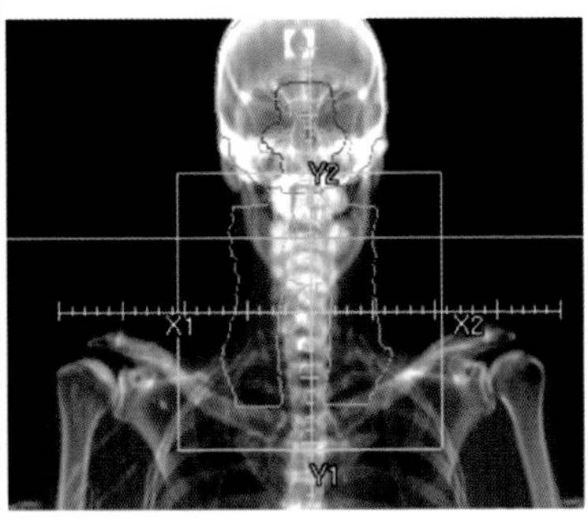

Inferior iso

图 5.25 **上、下等中心点的冠状位视图。绿线表示其重叠区。**

- 相比较其他机型的较大射野情况，Edge 的 2.5 mm 叶片宽度更能在筛窦区域形成较好的剂量适形。但受 Edge 射野最大长度限制，采用双中心 VMAT 技术制定计划方案。
- 设置 2 个射野等中心点，允许 2 个射野在头脚方向上当准直器角度 0° 时有 5 cm 的重叠，5 cm 的射野重叠能降低射野衔接部分剂量学受其他因素的影响，双中心两野衔接后，最大的射野长度达到了 32 cm。
- 治疗时的分次图像及摆位要求在本节后续部分讨论。
- 要求 2 个射野中心的 X（左右）和 Z（前后）坐标值相同。
- 两中心在 Y 方向上的位移偏差取整数值，以便放疗技师在每天治疗时的移位（比如选取 16 cm 而不是 15.7 cm）。
- 基于上等中心点布野：3 个非共面 VMAT 弧
  - Beam1：182° ～ 178° ，准直器角度 10° 。
  - Beam2：178° ～ 182° ，准直器角度 350° 。
  - Beam3：2° ～ 178° ，床 270° ，准直器角度 90° 。
  - Beam3 主要用于对眼球之间的高剂量要求的区域贡献剂量。
- 基于下等中心点布野：2 个共面 VMAT 弧
  - Beam1：182° ～ 178° ，准直器角度 350° 。
  - Beam2：178° ～ 182° ，准直器角度 10° 。

- 6MV 光子线。
- 同步加量照射方式，PTV_6300cGy，PTV_5600cGy 和 PTV_3150cGy，35 分次。
- PTV 计划设计目标结构
  - PTV_6300_OBJ：PTV 减去左侧视神经外放 1.5 mm 后的区域。优化目标是视神经剂量＜ 63Gy。
  - PTV_5600_OBJ：PTV_5600 减去 PTV_6300 外放 5 mm 后的区域。
  - PTV_3150_OBJ：PTV_3150 减去 PTV_6300 外放 7 mm 和 PTV_5600 外放 7 mm 后的区域。
- 2 个等中心点上的所有射野都使用同一个处方。
- 优化前将所有射野的剂量权重均分。
- 优化中使用 PTV_OBJ 而不是用 PTVs。
- 计划目标
  - 95%PTV_6300 体积的剂量 >6300cGy。
    - 25%PTV 体积所受的剂量 <6615cGy（105% 的处方剂量）。
    - 3%PTV 体积所受的剂量 >6741cGy（107% 的处方剂量）。
    - 97%CTV 体积所受的剂量 >6300cGy（因 CTV 与左侧视神经相邻，此处降低了剂量体积要求）。
  - PTV_5600 和 PTV_3150 的 D95% 所对应的处方剂量分别为 5600cGy 和 3150cGy。
  - 脑干：最大剂量＜ 55Gy。
  - 双侧耳蜗：平均剂量＜ 35Gy。
  - 脊髓：最大剂量 <38Gy。
  - 双侧颞叶：最大剂量＜ 50.5Gy，平均剂量＜ 20Gy。
  - 双侧泪腺：V20 ＜ 25%。
  - 双侧晶体：平均剂量＜ 8Gy（＜ 10Gy 也可接受）。
  - 右侧视神经：最大剂量＜ 61Gy。
  - 左侧视神经：最大剂量＜ 63Gy。
  - 视交叉：最大剂量＜ 45Gy。
  - 双侧腮腺：平均剂量＜ 26Gy。

- 喉：平均剂量< 25Gy。
- 上喉部：平均剂量< 25Gy。
- 食管：平均剂量< 20Gy。
- 口咽：平均剂量< 35Gy。
- 嘴唇：平均剂量< 10Gy。
- 口腔：平均剂量< 35Gy。

■ 这个病例病灶较大，计划设计非常复杂，6300cGy 的处方剂量超过了视神经和视交叉的剂量限值。

■ PTV 赋予最高权重以提高靶区剂量覆盖度。

■ 本计划需要增加更多的 PTV 剂量优化参数，使得正常组织保持正常限值的同时能进一步提高 PTV 的剂量覆盖度。

■ 最小剂量、均一剂量、最小 DVH 以及其他优化目标被用来消除靶区内的剂量冷点，如 D63，D56 和 D31.5。

■ 对脑干、脊髓、颞叶以及视神经等器官需同时做最大剂量和平均剂量的约束。

■ 视神经的最大剂量目标参数设置限值为 57Gy，参数的权重设置为 100。

■ 中线附近需要创建一个剂量避让结构，以改善低剂量区的剂量分布。

■ 为达到计划设定的目标，需要进行多次迭代优化。

■ 最终剂量优化结果如图 5.26A，B 所示，PTV_6300，PTV_5600，PTV_3150 以及视通路上的危及器官（视神经、视交叉）的 DVH 如图 5.26C-E 所示，均满足预设目标。

■ 治疗实施

- 每日治疗时，均需使用 CBCT 对上方等中心点进行位置校准。基于上等中心点的照射野治疗完毕后，只需平移治疗床至下等中心点直接开始治疗。
- 每日 CBCT 图像应以视神经和颅底作为配准参考，避免较大旋转角度修正而导致下等中心点配准不准的情况。

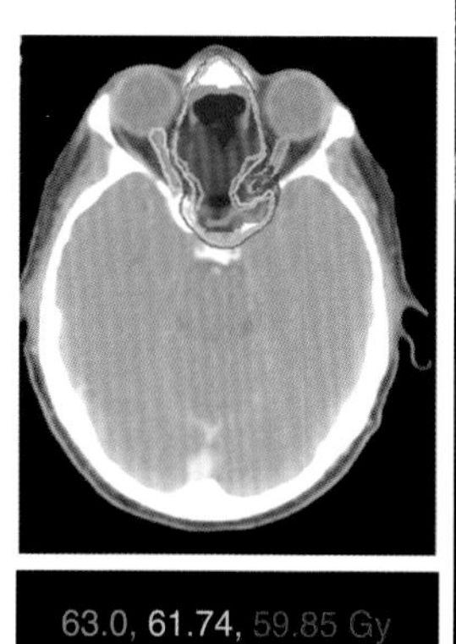
63.0, 61.74, 59.85 Gy

(A)

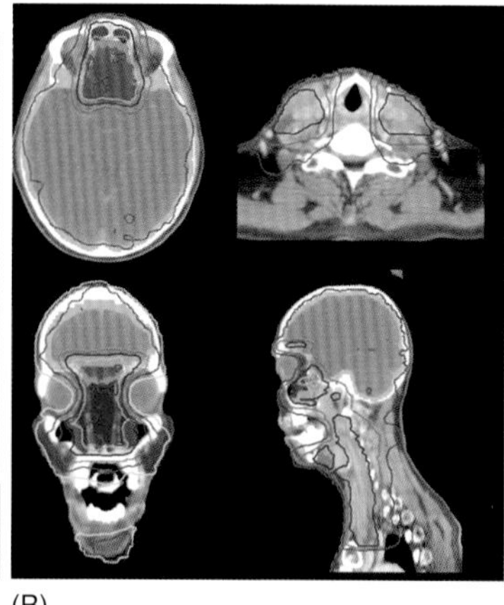
66.15 Gy
63.00 Gy
45.00 Gy
31.50 Gy
20.00 Gy

(B)

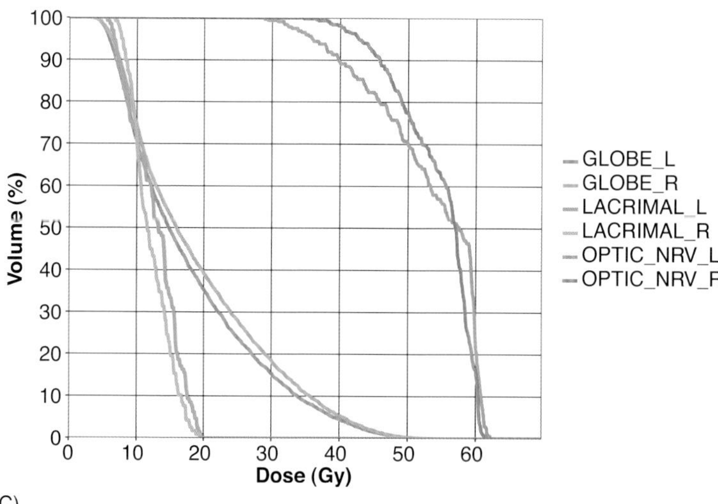
Volume (%)
Dose (Gy)
GLOBE_L
GLOBE_R
LACRIMAL_L
LACRIMAL_R
OPTIC_NRV_L
OPTIC_NRV_R

(C)

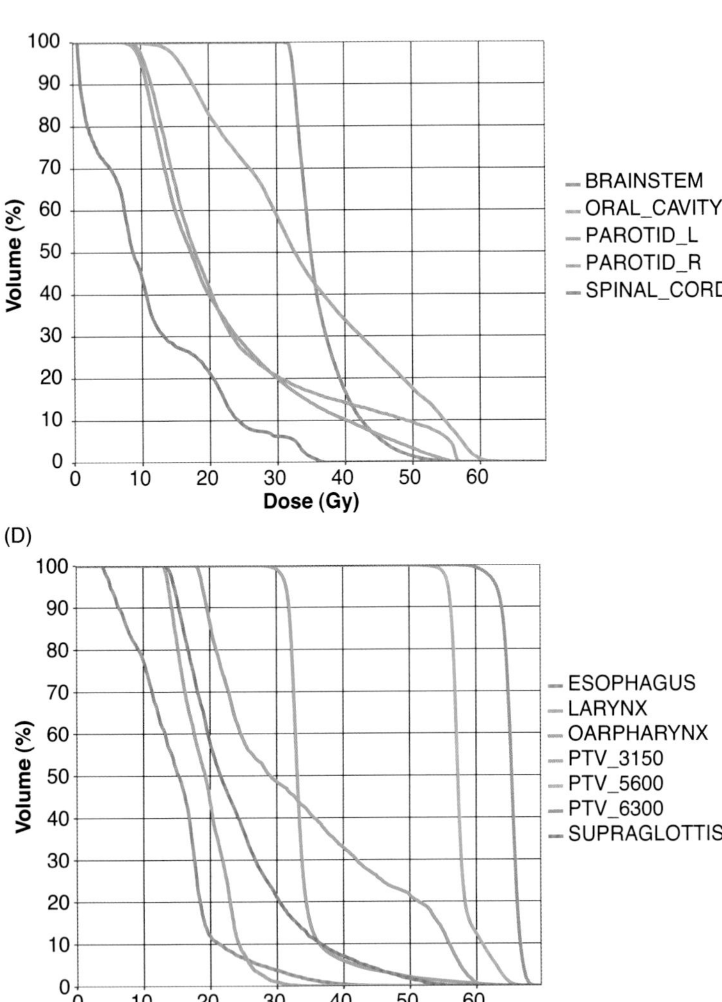

图 5.26 **双中心治疗 T4bN0M0 筛窦畸胎瘤的最终剂量分布（A，B）和 DVHs（C–E）。图（A）中显示了视神经和 PTV–HD（实体紫色区域）边上的 63.0Gy，61.74Gy，59.85 Gy 等剂量线。图（B）显示的是 66.15Gy，63.0Gy，56.0Gy，45.0Gy，31.5Gy 和 20.0Gy 等剂量线。实体紫色区域是 PTV–HD，实体粉色区域是 PTV–LD（整个脑组织）。**

DVHs：剂量体积直方图；PTV：计划靶区；PTV-HD：低剂量计划靶区；PTV-LD：低剂量计划靶区

- 下等中心点可用正交拍片法（或 EPID）进行位置验证，但不能进行位置调整，因为位置调整会引起射野重叠区域剂量衔接的改变，产生剂量热点或冷点。
- 第一次治疗时，在 CBCT 引导下做位置调整后，需要在面罩上再做一套激光定位标记点，以确保患者躺直。
- 如临床医师希望通过CBCT验证下等中心点的位置准确性，可在治疗结束后再扫一次 CBCT。
- 尽量规划较长的治疗时间，以确保该病例的顺利实施。

心脏起搏器植入病例

- ■ 下面列出了当心脏起搏器位于射野内或者紧邻照射野时所需用到的放射治疗技术。
- ■ VMAT 分段弧技术，避免射野直接照射到起搏器上。
- ■ 铅门跟随技术下的 VMAT 全弧照射技术。
  - 将起搏器作为一个器官并加以非常严格的剂量限制。如设置为起搏器最大剂量＜ 1Gy。
  - 随机架旋转角度变化，计划系统会自动优化形成射野分布方案，对起搏器位置进行遮挡。
  - 通常情况下，起搏器的照射剂量能限制在 2Gy 之内。
- ■ 使用固定野静态调强技术，调整调强野的射野大小使起搏器位于射野外（调强野以半野形式照射，起搏器位于射野外）。
- ■ 锁骨上射野使用传统的前后对穿照射技术，对起搏器进行射野遮挡，并与调强野（半野）进行剂量衔接。

参考文献

1. NRG Oncology. NRG Oncology protocols. https://www.nrgoncology.org/Clinical-Trials/Protocol-Table

第6章 乳腺癌

Taoran Cui，Eric Murray，Eva Suarez，
and Chirag Shah

模拟定位

- 患者体位固定时上肢放置在手托上，膝下垫有楔形海绵垫以保持舒适位置，足部由橡胶带捆绑以保证患者躺直。具体细节见第三章。
- 仰卧位定位
  - 患者采取仰卧位固定，双臂上举过头顶。
  - 下颌上抬，头偏向健侧。
  - 抬高患者上身，使胸骨水平角度接近零度，与治疗床平行，以减少切线野和锁骨上野或腋锁野间的剂量重叠区域。见图 6.1。
  - 患者获取舒适体位后，放疗医师将能在放射线下显影的标记线放置在照射野的上、下、内和外侧边界上，同时也需

要标记手术疤痕（切口和引流口）。

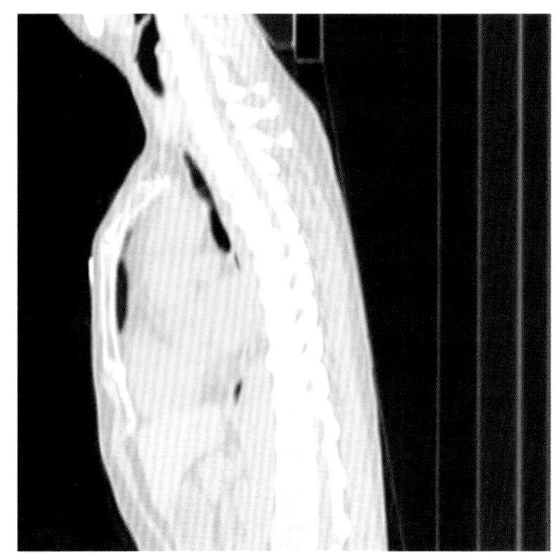

图 6.1 **胸骨角度。治疗床由红线标记。**

■ 俯卧位定位

- 俯卧位照射仅应用于无需区域淋巴结照射且瘤床远离胸壁的乳腺癌患者，治疗时，乳房下垂。其目的在于减少皮肤皱褶对剂量分布的影响，并使照射靶区远离胸壁，减少胸壁照射剂量。
- 俯卧位定位患者需在特制的托架上进行定位，双臂上举过头顶，患侧乳房前倾，健侧乳房后移，远离靶区。
- 俯卧位照射的患者通常采用对穿切线野技术。治疗计划制定原则与仰卧位照射相同，具体内容将在后面章节讨论。

■ 运动管理

- 左侧乳腺癌患者建议使用深吸气屏气治疗方式来减少心脏受照受照剂量。
- 适度深吸气屏气可以通过呼吸控制装置来实现，详见第 3 章。
- 因为患者解剖结构各异，并非所有患者都能通过深吸气屏气增加心脏和胸壁的距离而减少心脏剂量。

- 无论是否采取呼吸控制进行模拟定位，都需测量患者的心脏边缘到胸壁的距离。

对穿切线野

■ 等中心点设置

- 在头脚方向， 将等中心点设置在上、下界的中间位置。
- 等中心点设置在胸壁外乳腺腺体中间位置，见图 6.2。

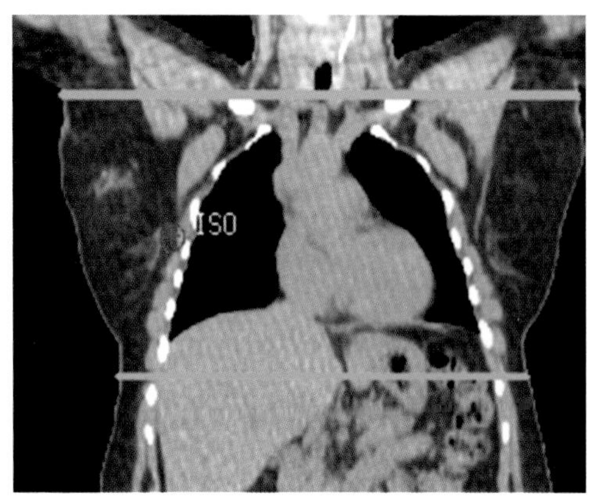

图 6.2　**冠状面下，对穿切线野的等中心点位置。绿色实线表示射野边界。**

- 在患者前体中线（胸骨中线）和患侧乳腺外侧用纹身标记（在治疗计划系统中用激光线标记）。
- 在与胸骨垂直的正后方再添加一个名为 ASU（前部设置）的点，该点与等中心点的深度相同，见图 6.3。

■ 照射野设置

- 选择射线角度时，两切线照射野后界尽量避开同侧肺， 同时避免健侧乳腺受照，如图 6.4 所示。

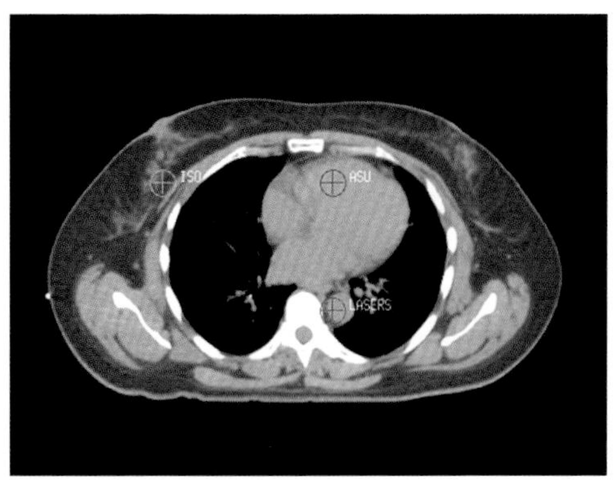

图 6.3 **模拟定位时放置的等中心点（绿色），ASU 点（蓝色）。**
ASU：前部设置

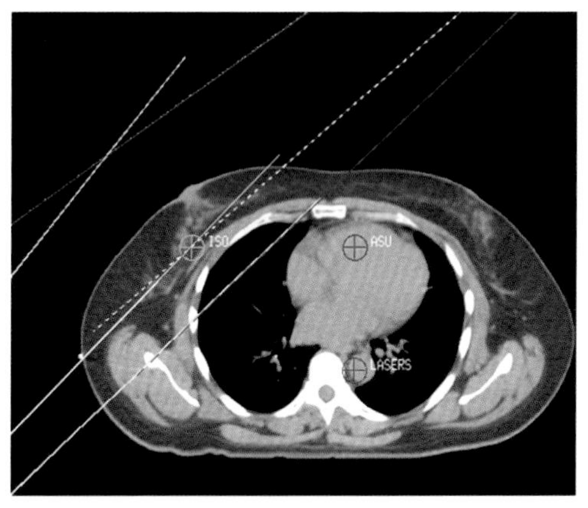

图 6.4 **一对对穿切线野。需要注意的是切线野后界应重叠。**

- 调整照射野准直器角度，让后界基本与胸壁平行，使得暴露于照射野中的肺组织在上下层面的厚度是相同的，见图 6.5 所示。
- 模拟定位时，在上、下界及内、外界上放置放射线下显影的标记线。

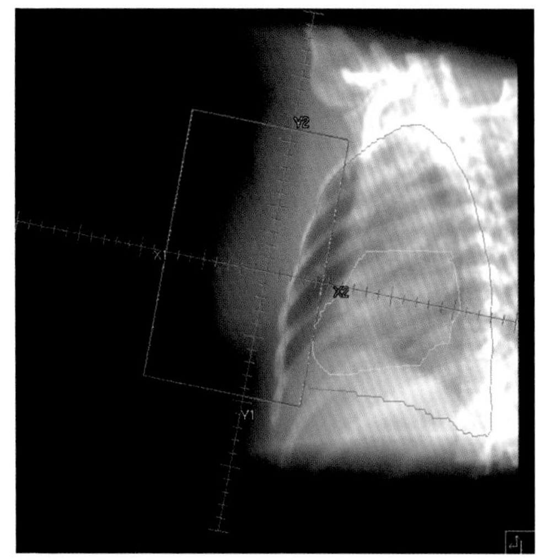

图 6.5　**旋转准直器角度，让切线野平行于胸壁，使得暴露于照射野中的肺组织在上下层面的厚度是相同的。蓝线勾画的是肺，橙色线勾画的是心脏。**

- 如果不使用标记线做定位标记，照射野需要足够大（包括乳腺组织及其外放边界），其中乳腺组织上缘外放 1cm，下缘外放 2cm。同时为了考虑呼吸运动，后缘（在肺内）外放 1 ～ 2 cm，前缘（在空气中）外放 2 ～ 3cm，见图 6.6。
- 切线野上界上移即可形成高位切线野，但需要避开肱骨头（不超过 2cm）。高位切线野可以更完整的包括腋窝第 1 组淋巴结，见图 6.7。
- 射线能量主要由两切线野的中心距离来决定。如果距离小于 22.5 cm，则应使用 6 MV X 线；如果距离为 22.5 ～ 30 cm，则应使用 6 MV X 线或 6/10 MV 的混合 X 线；另外，也可使用 15MV 或 18 MV 的 X 线来改善剂量均匀性。但是，使用高能量 X 线会降低皮肤剂量。如果肿块切除残腔贴近皮肤，且切线野中心距离较大，可用组织填充物覆盖残腔 / 瘢痕表面来增加皮肤剂量和残腔剂量。

■ 组织填充物

- 对乳房切除术后患者，可使用 5 mm 的组织等效填充物来增加皮肤剂量。

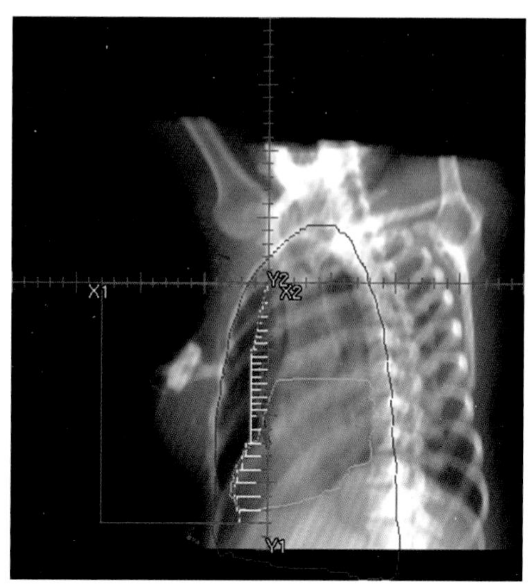

图 6.6　采用半野遮挡技术的对穿切线野。通过多叶光栅（MLCs ）的牵拉可以将照射野中的肺组织减少到 2 ～ 3 cm 厚度并可更好地保护心脏。蓝线勾画的是肺，橙色线勾画的是心脏。

MLCs：多叶光栅

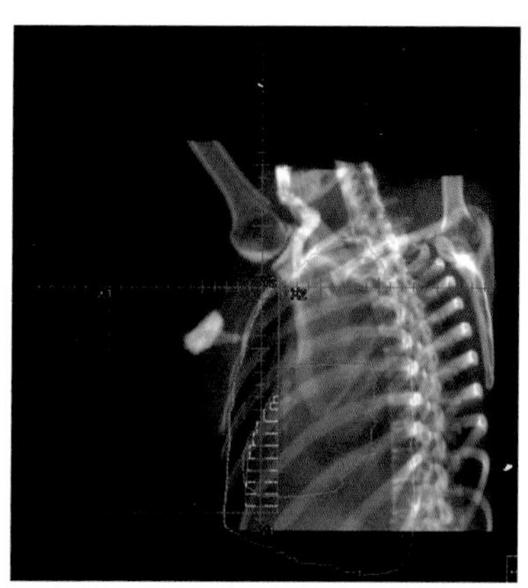

图 6.7　高位切线野。蓝色线勾画的是肺，红色勾画的是心脏。

- 组织填充物的覆盖尺寸要超过整个需要照射的胸壁，且在任意方向上都有 2 ～ 3cm 的外扩（图 6.8），因此组织填充物的边缘必须在射野外。
- 建议制定加与不加组织填充物的治疗计划。因隔日一次使用组织填充物治疗方式，在实际治疗过程中，会有遗忘使用组织填充物可能，建议首选使用每日使用组织填充物的治疗方式。
  - 将加与不加组织填充物的治疗计划进行配比融合，以达到最佳剂量分布。如简单地将组织填充物加入无组织填充物的治疗计划中，可能会出现不应该有的热点和冷点。

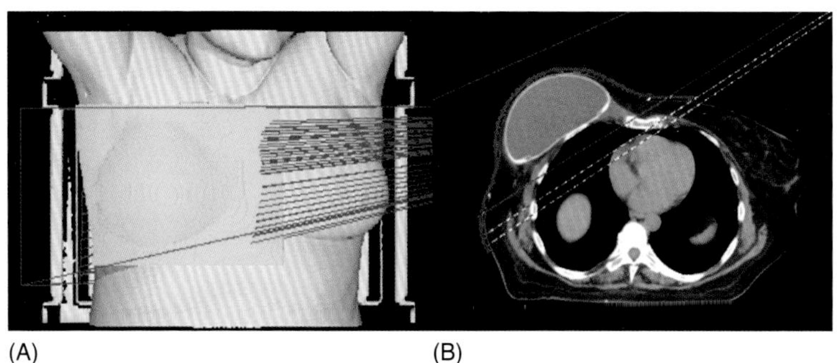

图 6.8　**3D 图像（A）和横断面图像（B）上显示的组织填充物（绿色）。组织填充物需要覆盖整个乳腺 / 胸壁照射边界。**

  - 关于组织填充物添加问题，我们中心的处理方式为放疗前 13 次加填充，后 12 次则不加组织填充物。这样的组织填充物放置模式可减少治疗计划和传送数据环节，从而减少了机器负荷和治疗差错。
- 针对炎性乳腺癌，建议全程加组织填充物。

■ 治疗计划

- 乳腺癌治疗计划制定前勾画的危及器官有：左肺、右肺、脊髓、心脏和对侧乳房，必要时还需要勾画臂丛和甲状腺。正常乳房靶区可根据 RTOG 图谱进行勾画[1]。

- 应遮挡照射野之外同侧肺组织和左侧乳腺癌治疗时的心脏，在靶区覆盖率达到要求的情况下，尽量减少心、肺组织额外的照射剂量。
- 计划制定需要设定一个剂量参考点进行计划归一，以获得乳腺靶区内均匀的剂量分布。
  - 剂量参考点建议放置在胸壁前的乳腺组织内，不应放在空气中，也不应靠近骨骼。
- 计算两开放对穿切线野的剂量分布，调整两个射野权重和剂量参考点的位置，以确保靶区均匀地接收到 100%（至少 95%）处方剂量。两个开放对穿切线野内不允许有超过 120% 剂量热点，否则考虑更改或添加更高能量的 X 线照射野。
- 多叶光栅（MLC）是较理想的准直方式。如果没有 MLC，建议使用虚拟或动态楔形板。内切野应尽量避免使用物理楔形板，这可避免对侧乳腺受到散射线照射。
- 为了解决热点问题，通常可使用野中野技术进行正向计算（进一步讨论见后续章节）。
  - 可以先通过对其中一个开放对穿切线野添加子野来消除热点。在射野方向观中显示比最大剂量小 3% 的 3D 等剂量线，通过在子野中添加挡块来遮挡热点区域，重新计算剂量并增加新子野的权重，直到当前的最大剂量减少，最后锁定该子野的权重。具体过程如图 6.9 和 6.10 所示。
  - 应在数字重建影像（DRR）中显示剂量计算点位置，计算点深度为所选射线建成区深度（Dmax）的两倍（例如，对于 6MV，2×1.5cm）。在计划设计过程中，任何子野的 MLC 都不应遮挡该点。

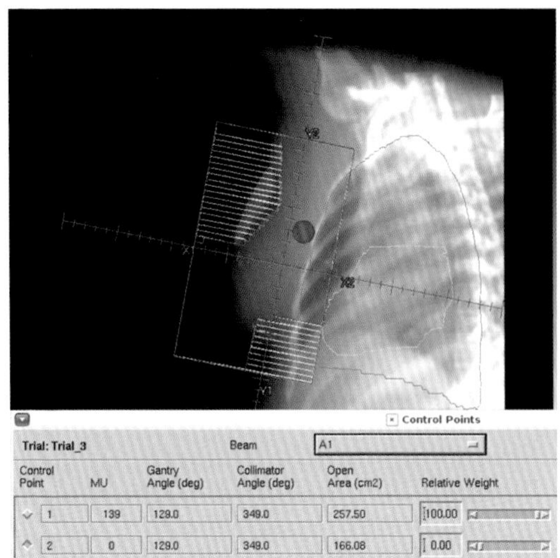

(A)

Control Points

Trial: Trial_3　Beam　A1

Control Point	MU	Gantry Angle (deg)	Collimator Angle (deg)	Open Area (cm2)	Relative Weight
1	126.49	129.0	349.0	257.50	91.00
2	12.51	129.0	349.0	166.08	9.00

(B)

图 6.9　图（A）和（B）显示的是通过添加一个新的剂量控制点来消除热点的对比情况。通过 MLCs 遮挡来降低新的剂量控制点的 118% 剂量热点，在 A 图上由红色显示。当新的剂量控制点权重下降 9% 后，B 图上的热点就消除了。

MLCs：多叶光栅；MU：机器跳数

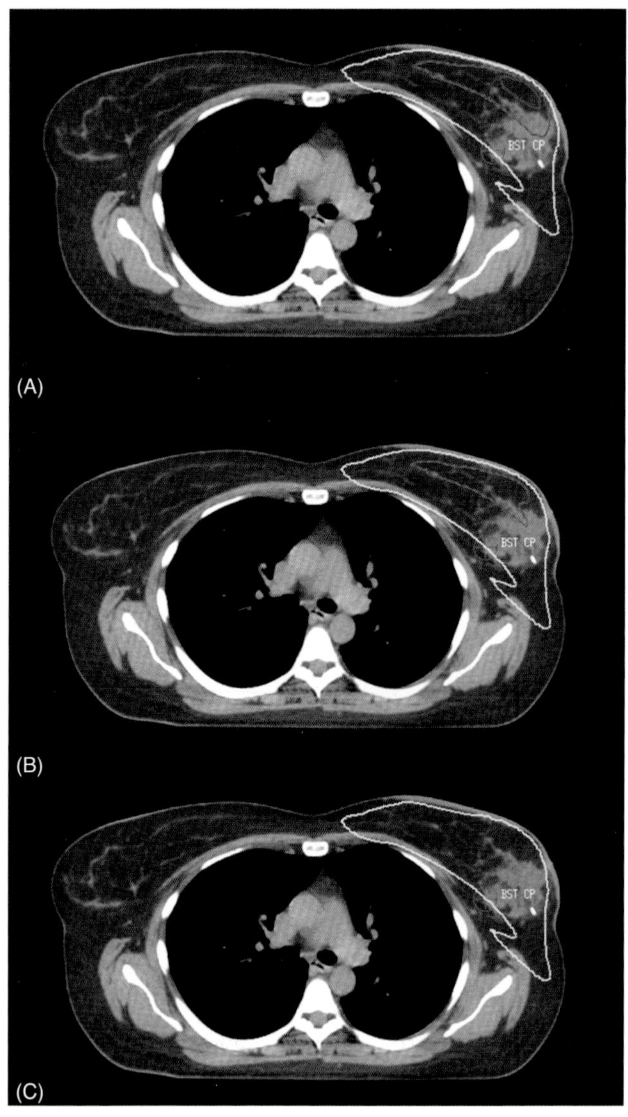

图 6.10 在乳腺切线野计划中通过添加控制点消除热点。子图 A、B 和 C 分别使用 1、2 和 3 个控制点，红色、紫色和黄色等剂量线分别表示处方剂量的 112%、109% 和 100%。

■ 为了防止出现另外一个热点，可在对穿切线野中增加一个子野，在上一次计算的基础上再减少 3% 的剂量。

- ■ 重复上述操作，在这一对穿切线野中交替添加子野，直到热点低于处方剂量的 107%（低分次照射），115%（标准分次照射），最好低于 105%。开放切线野（首先控制点）的权重通常在 80% 左右。

- 另一种减少计划热点的方法是增加一组相同设置但更高光子能量的开放切线对穿野。高能量射野的权重取决于两个因素：维持乳腺组织的剂量覆盖率和减少热点。
- 可接受的对穿切线野计划要求 95% ～ 98% 的处方剂量线包绕整个乳腺组织，同时剂量热点小于 105% ～ 107% 的处方剂量。
- 切线野照射的患者，同侧肺 V20， V10 和 V5 分别小于 15%，35% 和 50%，而对侧肺 V5 小于 10%，心脏平均剂量小于 4 Gy。表 6.1 是一例接受处方剂量 40.05Gy/15F 患者的剂量限值情况。

表 6.1 **单侧乳腺 40.05Gy/15 次治疗计划的剂量限值**

Struoturo	Typo	Primary Goal		Secondary Goal	
		Dose (cGy)	Volume	Dose (cGy)	Volume
TUMOR_BED	Min DVH	4750	98%		
TUMOR_BED	Max Dose	5750	0.03 cc	6000	0.03 cc
BREAST_CONTRA	Max DVH	310	0.03 cc		
BREAST_CONTRA	Max DVH	186	5%	310	5%
LUNG_IPSI	Max DVH	500	10%	500	15%
LUNG_CONTRA	Max DVH	2000	15%	2000	20%
LUNG_CONTRA	Max DVH	1000	35%	1000	40%
LUNG_CONTRA	Max DVH	500	50%	500	55%
HEART	Max DVH	2000	5%	2500	5%

续表

Structure	Type	Primary Goal		Secondary Goal	
		Dose (cGy)	Volume	Dose (cGy)	Volume
HEART	Max DVH	1000	30%	1000	35%
HEART	Mean Dose	400		500	

DVH：剂量体积直方图

- 对于左侧乳腺癌，心脏的平均剂量可从不屏气的 4Gy 减少到屏气治疗的 1Gy。

■ 电子线瘤床加量

- 电子线野可垂直照射手术后瘤腔或瘤床，参见图 6.11。

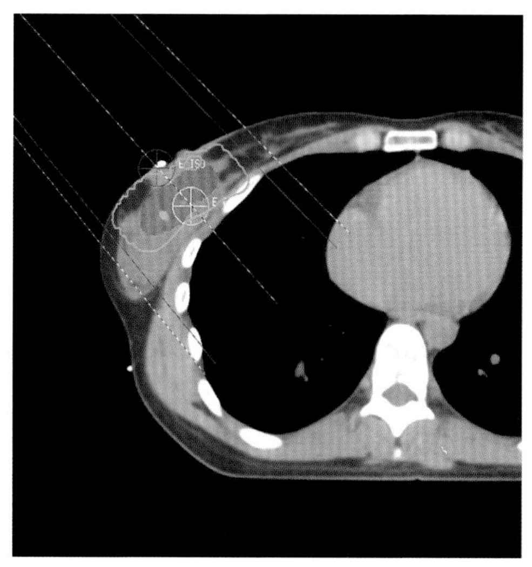

图 6.11　垂直于瘤床（红色轮廓）照射且用于加量的电子线野的设置。90% 等剂量线（绿色实线）包绕瘤床。需注意的是，患者皮肤上放置的等中心点为定位点（红点），便于基于 SSD 对患者进行摆位，中心轴上的计算参考点（黄点）是处方剂量点，也是电子线中心轴上最大剂量点处的位置。

Dmax：最大剂量点深度；SSD：源皮距

- 定位时，放置放射线显影的标记线来明确切口位置。
- 电子线照射通常使用源皮距照射，射野的等中心点设置在皮肤表面。为了方便患者摆位，通常在放置等中心点时，ASU 到等中心点的位移量为整数。
- 电子线射野是由与之相匹配的最小尺寸电子线挡块裁切而成，野的大小是瘤床向每个方向外扩 1.5 ～ 2 cm。
- 通常以电子线野中心轴上的参考深度点为计算参考点来给予处方剂量，此深度与相应电子线能量的最大剂量点深度相等。
- 调整电子线能量和计算点深度，使得 90% 剂量曲线包绕瘤床及其外放 2 ～ 3cm 的区域。
- 如瘤床位置较深，电子线剂量曲线不能包绕，建议添加一个小的 X 线子野。常规设一组仅照射瘤床的切线野。如物理师希望得到更适形的剂量曲线分布，也可另加一个垂直照射的光子或电子照射野。当然，照射野的射野权重尽量小，尽可能减少对肺和 / 或心脏的照射。

区域淋巴结照射

■ 单等中心半野照射技术

- 等中心点位于锁骨区野和胸壁切线野交界处，该点在包括锁骨头的横断位 CT 平面上，位于腋窝淋巴结区后缘和胸壁的外侧缘（见图 6.12）。

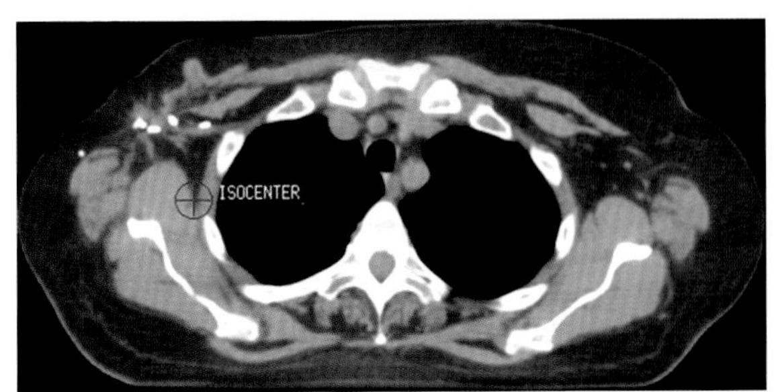

图 6.12　乳腺及淋巴结三至四野的等中心点设置。

- 半野技术减少了切线野对锁骨上野的散射。但切线半野使得乳腺/胸壁野只能使用铅门的一半，对于最大40cm照射野的常规加速器来说，照射野最大径只能是20cm。另外，准直器的旋转角度也受到限制。
- 上、下野的边界由照射野的等中心点位置决定。如图6.6所示，照射野应包括2～3 cm厚的肺组织和皮肤外2 cm。
- 单中心技术因在计划设计中较方便而成为首选，并且患者摆位简单易行，可减少潜在的摆位误差。

■ 双等中心技术

- 双等中心技术可用于以下情况：乳腺/胸壁野较大而不适用单中心技术，或肺照射量较大超出肺限量（见后续讨论章节）。
- 锁骨上野等中心点与采用单等中心技术的等中心点一致。胸壁切线野等中心点位于乳腺中心，与先前讨论的切线对穿野中心相仿。
- 治疗床偏转5°～10°，准直器偏转5°，有利于切线野的上界和锁骨上野（SCV）、腋后加量野（PAB）的下界更好的衔接。治疗床角度和准直器角度可通过三维重建得到（见图6.13），也可根据以下公式计算得到[2]。

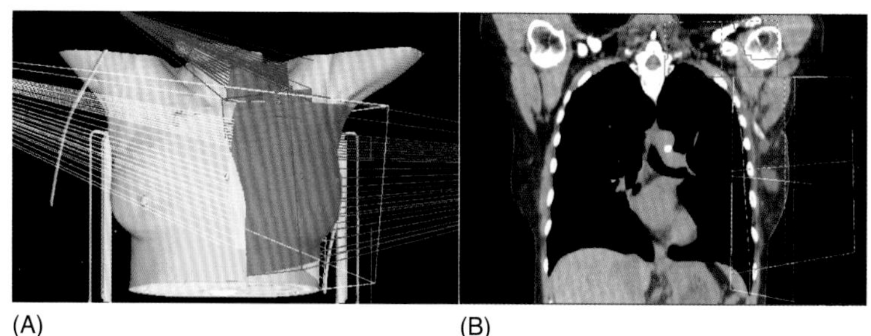

图 6.13 在3D重建（A）和冠状位（B）中显示的SCV和切线野的边界。SCV：锁骨上野

■ 设定切线野长度为L，源到等中心点的距离为D，首先定义一个角为ε，那么$\tan\varepsilon = L/2D$。

- 切线射野的准直器角度 θ_C 和床转角 θ_T，设定为 $\sin\theta_C=-\tan\varepsilon/\tan\theta_G$ 和 $\sin\theta_T=\sin\varepsilon/\sin\theta_G$，$\theta_G$ 是机架角。
- 在大多数患者中，L 远远小于 D，因此上述等式可以简化为 $\tan\varepsilon\approx\sin\varepsilon\approx\varepsilon$。

- 锁骨上野（SCV）
  - 通常采用 6/10 MV 光子束。
  - 典型的处方点设在锁骨上缘锁骨上窝深部，以确保锁骨上淋巴结受到足量照射。根据患者体形，处方点深度需要作相应的调整。
  - 标准的锁骨上野是一个下半野遮挡的单前野。
  - 乳腺锁骨上野尺寸与疾病类型和患者情况相关。锁骨上野淋巴结的勾画可参考 RTOG 乳腺图谱 [1]。
  - 锁骨上野机架角向健侧倾斜 10° ～ 15°，避免脊髓受照。
  - 射野内的甲状腺、肱骨头和肩锁关节需要用多叶光栅来遮挡。见图 6.14A。
  - 有些患者需要加一后前（PA）野（而非腋后加量野）来减少单一前后（AP）野可能会出现的热点，使得锁骨上区的剂量更加均匀。
  - 也可以像上述章节提到的，在切线野内增加子野消除锁骨上野的剂量热点。
- 腋后加量野（PAB）
  - 当仅采用锁骨上野导致腋窝剂量不足时，可以增加腋后加量野。
  - 如用单中心技术，腋后加强野遮挡内侧半野用来照射腋窝淋巴结。
  - 常规使用 6MV X 线，10MV X 线用于胸廓较大的患者。
  - 射野内的甲状腺、肱骨头和同侧肺需要保护，见图 6.14B。
  - 腋后加量野一般和锁骨上野使用相同处方和计算点。腋后加量野的射野权重一般为 10% ～ 20%（锁骨上前野占 80% ～ 90%）。
  - 为了使处方剂量能更好地覆盖腋窝区域，适当调整计算点的位置。必要时，额外增加子野来消除热点。

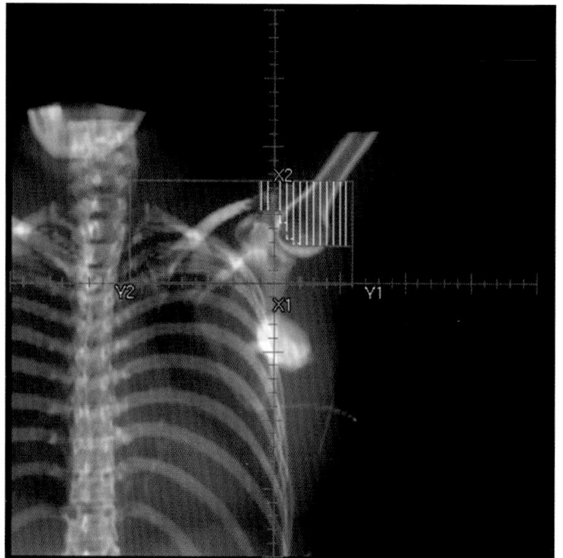

(A)

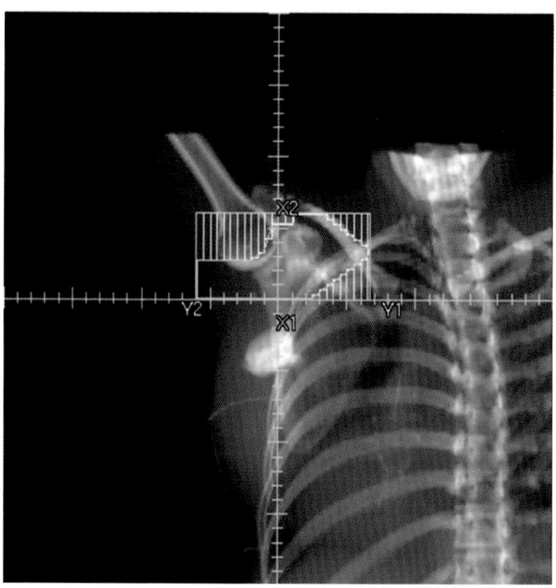

(B)

图 6.14　SCV 野和 PAB 野的射野形状。

PAB：腋后加量野；SCV：锁骨上野

- 对穿切线野
  - 切线野（不包括淋巴结区域）的计划制定与前相仿，因等中心点的不对称性，外切线宽度通常比内侧短 1 ～ 2 cm。
- 计划综合评估
  - 无论是单中心计划还是双中心计划，SCV/PAB 野和切线野衔接处经常会出现剂量冷点，可以在 SCV 野中添加一个子野来消除剂量冷点。
    - 将所有靶区剂量融合情况下，在 SVC 野中添加一个子野并将子野的下界铅门向切线野方向移动 3 ～ 5mm。子野的权重根据靶区剂量分布情况来作调整。见图 6.15 和图 6.16。剂量热点可以通过增加挡铅或子野来消除。

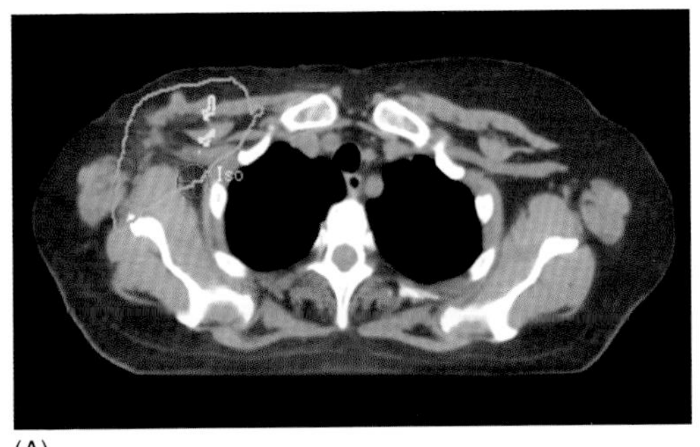

(A)

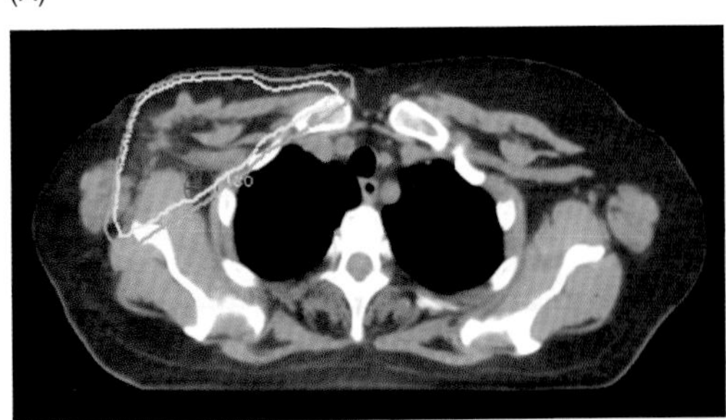

(B)

图 6.15　A 图为 SCV 野等中心点剂量分布曲线，在切线野中存在剂量冷点。B 图为添加一个剂量权重为 35% 的子野后的剂量分布情况，黄线为 50Gy 的剂量曲线，绿线为 45Gy 的剂量曲线。

SCV：锁骨上野

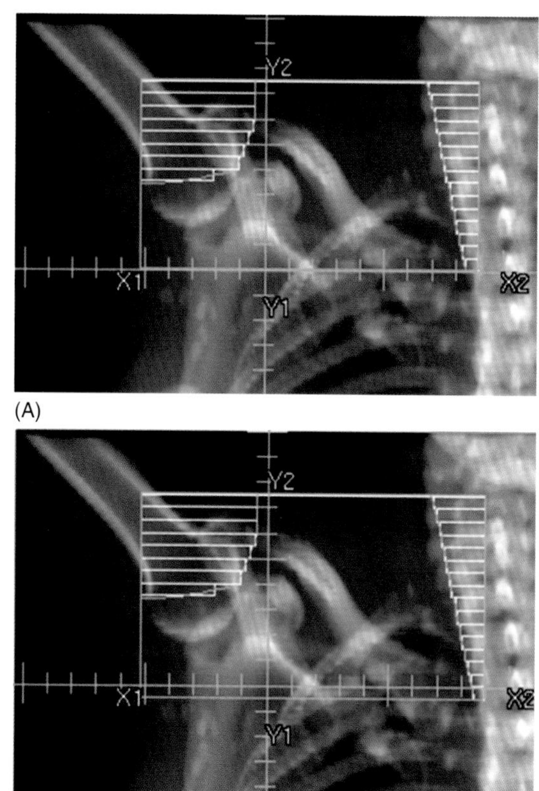

图 6.16 SCV 野的两个子野，图 A 为常规子野，图 B 为下界铅门张开的子野。

SCV：锁骨上野

- 若同侧肺 V20 大于 35%，建议将 SCV 野中心点往上移，这样可以减少 SCV 野中肺体积，从而减少同侧肺 V20。拟予单中心照射的患者，如乳腺照射野大小超出 20cm，应改为双中心技术照射。

■ 内乳淋巴结照射：部分切线加宽野

- 切线加宽野是扩大标准切线野的后边界，以包括内乳淋巴结区域，见图 6.17。

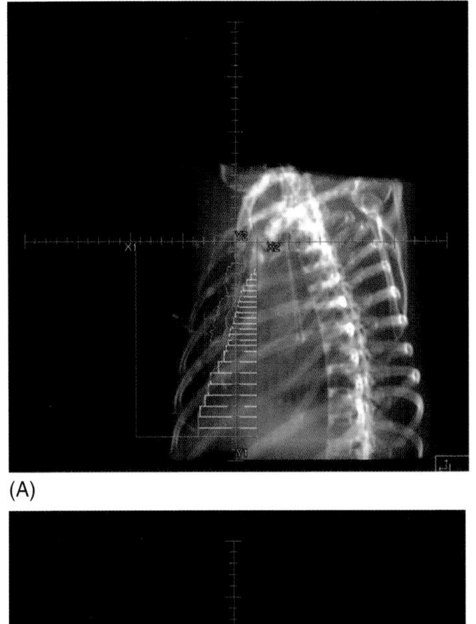

(A)

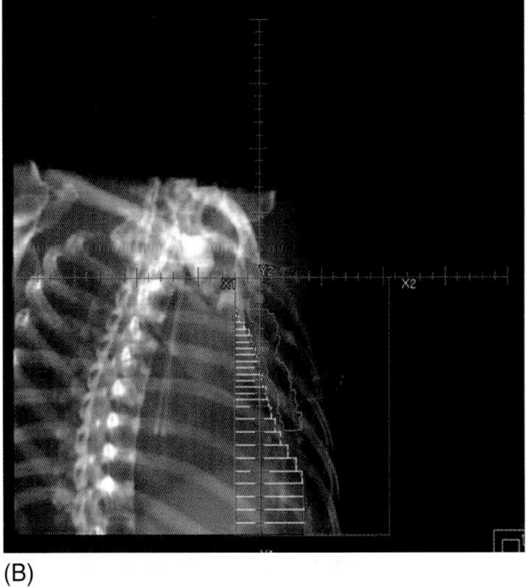

(B)

图 6.17　**图 A 为内侧部分切线加宽野，图 B 为外侧部分深度切线加宽野，包括内乳淋巴结区域。粉红色显示的是内乳淋巴结。**

- 灯光野的内侧可能超越体中线，为了尽可能保护对侧乳腺，在模拟定位或每次治疗时需要横向移动避开对侧乳腺。
- 加宽切线野布野需要尽可能保护心、肺组织，但心肺组织受照射剂量要高于标准切线野。

- 切线野外界可以通过内界大小对称外扩。注意，MLC 应根据内乳淋巴结解剖位置在照射野中的投影作相应的修改。

■ 内乳淋巴结照射：附加相邻的电子线射野

- 如果加宽切线野使得患侧肺剂量过高，那么可在切线野附近添加电子线射野。
- 当使用临近电子线射野技术时，对 SCV/PAB 和切线野的计划实施来说单中心的计划设计更有优势。
- SCV/PAB 的计划设计如上所述。
- 切线野的角度往往都比较陡峭，所以中部的胸壁和乳腺组织没有被覆盖。
- 肺部受照组织厚度不能超过 2cm。
- 切线野没有覆盖的中间胸壁可采用电子线进行剂量补偿。
- 电子线射野应尽量与皮肤表面垂直。
- 电子线射野与切线野在皮肤表面应相匹配，如图 6.18 所示。

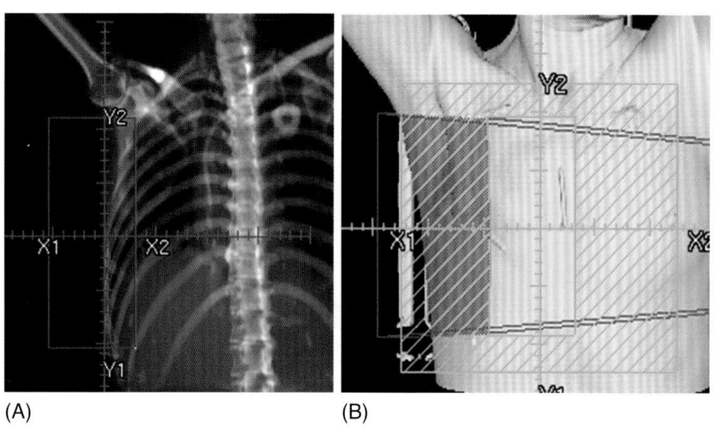

图 6.18 图 A 为与内侧切线野相接的内乳区域（IM）在 DRR（数字重建 X 线片）上的重建图像，图 B 为内乳区域的 3D 显示。

- 射野边界要求如下所示：
  - ■ 上边界是 SCV 的下界。

- 下界与切线内侧切线野的下界平齐。
- 外界紧邻切线野内侧，内界越过体中线，以确保内乳淋巴结接受足够剂量照射。

- 需要选择适当的电子线能量以保证内乳淋巴结区域的受照。有些病例中，射野的长度会随着深度变化，需要分成两个不同能量照射的电子线野。
- 由于电子线野和切线野角度不同，在二野交界的深部出现一个低剂量三角区。
- 为了消除交界的深部处冷点，在治疗过程中需要移动切线野与电子线野的交界线。
- 切线野机架角向健侧偏转 5°～7°以确保剂量包括深处冷点的区域。偏转的角度取决于患者的解剖学特性，应避免分界线落在病灶或瘤床上。
- 然后再调整电子线野。
  - 保持内侧界不变。
  - 外界紧邻与皮肤表面新调整角度的切线野内界。
  - 照射野长度保持不变，见图 6.19。

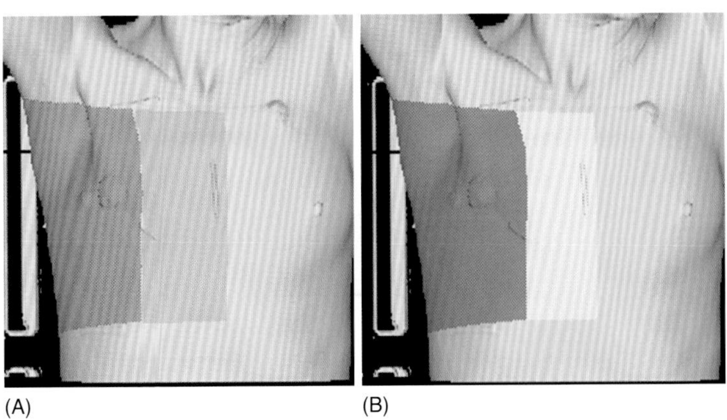

图 6.19　**电子线内乳野（绿色和黄色）与切线野（红色和紫色）匹配后交界线在照射野改变前（A）与后（B）的变化。**

- 横向位移通常不超过 2 cm。
- 通常，在治疗进行一半时或者在去除胸壁照射组织填充物时，移动一次交界线。
- 计划评估
  - 将所有剂量合成后，最初的冷点（如图 6.20A 和 6.20B 中的红色箭头所示）消失，如图 6.20C。要求 95% 的剂量曲线包绕该区域，然而 90% 的剂量曲线包绕也可接受，尤其是对于内乳淋巴结区域而言。

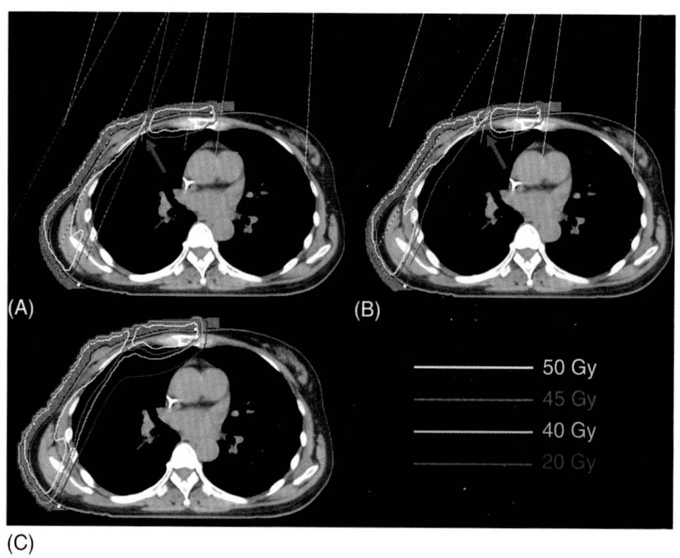

图 6.20　**该患者应用了分界线移动技术，图 A 为最初的切线野和 IM 电子线野的计划情况，图 B 是移动照射野后的情况，图 C 是合成的剂量分布。红色箭头表示分界线移动前后的冷点。在肺组织中剂量分布情况如下：黄线为处方剂量 50 Gy（100%），粉线为 45 Gy（95%），绿线为 40 Gy（90%），蓝线为 20 Gy。**

  - 由于电子线的散射，在切线射野内会形成额外的热点，建议在切线野中使用 MLC 或增加子野数来消除或减少这些热点。

■ 表 6.2 为处方剂量为 50Gy/25F 患者的剂量限值。

表 6.2　处方为 50Gy/25F 的包括淋巴结区域乳腺癌治疗计划的剂量限值

Structure	Type	Primary Goal		Secondary Goal	
		Dose (cGy)	Volume	Dose (cGy)	Volume
TUMOR_BED	Min DVH	5700	98%		
TUMOR_BED	Max Dose	6900	0.03 cc		
LN_SCV	Min DVH	4750	95%	4500	90%
LN_SCV	Max Dose	5500	0.03 cc	5750	0.03 cc
LN_AXILLA	Min DVH	4750	95%	4500	90%
LN_AXILLA	Max Dose	5500	0.03 cc	5750	0.03 cc
LN_IM	Min DVH	4500	95%	4500	90%
LN_IM	Max Dose	5500	0.03 cc	5750	0.03 cc
BREAST_CONTRA	Max Dose	310	0.03 cc	500	0.03 cc
BREAST_CONTRA	Max DVH	410	5%		
LUNG_IPSI	Max DVH	2000	30%	2000	35%
LUNG_ IPSI	Max DVH	1000	50%	1000	60%
LUNG_ IPSI	Max DVH	500	65%	500	70%
LUNG_ CONTRA	Max DVH	500	10%	500	15%
HEART	Max DVH	2500	5%	3000	5%
HEART	Max DVH	1500	10%	1500	15%
HEART	Mean Dose	400		500	

DVH：剂量体积直方图；IM：内乳区；SCV：锁骨上区

调强放射治疗（IMRT）和容积调强旋转放射治疗（VMAT）

- 为了提高靶区剂量适形度并减少正常组织的受照剂量，推荐使用 IMRT 或者 VMAT 技术。
- IMRT/VMAT 不作为常规放疗方式，仅用于在非 IMRT 计划不能满足治疗需要时使用。
- IMRT/VMAT 的使用受限于最大照射野尺寸。例如瓦里安 Truebeam 和 Edge 加速器在 IMRT/VMAT 治疗时最大照射野尺寸分别为 40 × 32 cm 和 26 × 32 cm。
- 为避免照射对侧肺和乳腺，VMAT 应分成 2 ～ 3 段弧。
- 考虑到靶区的长度和形状，IMRT 技术常使用 4 ～ 9 个射野。
- 对于靶区不规则的情况，IMRT 技术要比 VMAT 更有优势。因为 VMAT 技术在一个机架角度只能有一个子野，而 IMRT 在同一机架角度则可以有多个子野以便更好地调节通量。
- IMRT/VMAT 治疗时，为了使靶区剂量分布均匀，在勾画靶区时应不包含皮肤。对于乳腺切除术后的患者，通常的做法是将其靶区边界修改到皮肤下 3mm 处，而对于保乳术后的患者，将其靶区边界修改到皮肤下 5mm 处。
- 乳腺 IMRT/VMAT 计划优化与本书其他章节相仿。
- 图 6.21 为一个 IMRT 计划示例。
- 不使用运动管理很难满足皮肤照射剂量。通常的做法是在皮肤表面添加 1cm 厚的组织填充物，考虑到患者呼吸运动的影响，PTV 边界外放 3 ～ 5mm 到组织填充物中。
- 所有接受 IMRT/VMAT 治疗的患者均进行运动管理。在治疗过程中让患者维持相同体位，以提供更精确的治疗并为心脏和肺提供最佳的保护。

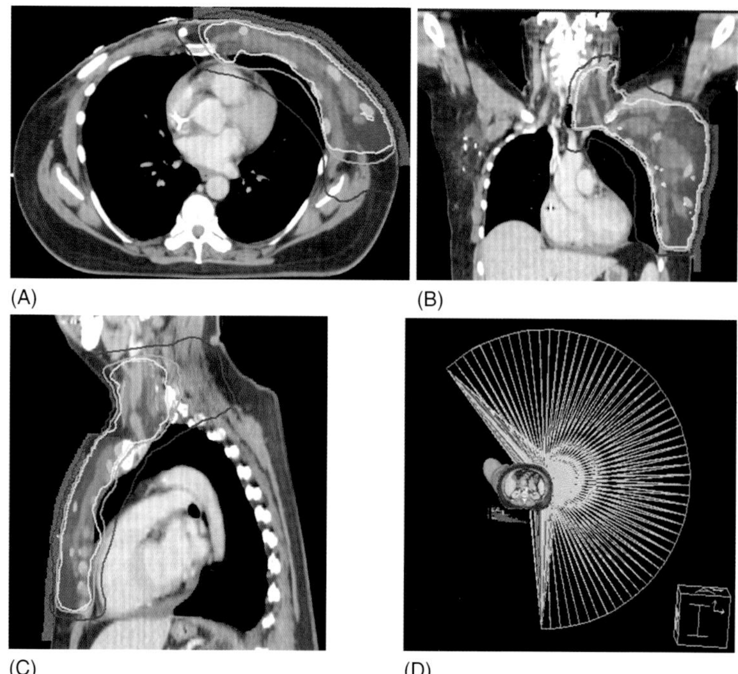

图 6.21 一例左侧胸壁再程放疗患者的照射野设置和等剂量线分布，A 为横断位，B 为冠状位，C 为矢状位，D 为 3D 重建图像。等中心点放置在 PTV 中心点。实体绿色区域是 PTV。计划中添加了 1cm 厚的组织填充物并使用了 DIBH 技术。

DIBH：深吸气屏气法；PTV： 计划靶区

参考文献

1. White J, Tai A, Arthur D, et al. Breast cancer atlas for radiation therapy planning: consensus definitions. *Radiat Ther Plann*. 2011:1–71.
2. Siddon RL. Solution to treatment planning problems using coordinate transformations. *Med Phys.* 1981;8:766–774. doi:10.1118/1.594853.

第7章 胸部肿瘤

Michelle Sands，Carol Belfi，Tingliang Zhuang，Michael Weller，and Gregory M.M. Videtic

体位固定

- 三维适形放疗（3DRT）、调强放疗（IMRT）及容积旋转调强放疗（VMAT）技术
  - 患者采取仰卧位进行体位固定。
  - 患者双手交叉置于头顶，手握固定棒来保持体位。
  - 若患者手臂无法上举至未受影响侧(此侧手臂不影响定位)，可将手臂置于体侧。
  - 若患者手臂无法上举至受影响侧（此侧手臂影响定位），可考虑双手叉腰，医师应根据肿瘤位置决定具体摆位方式。

- 记录患者双手和固定棒的位置，保证在治疗期间能够重复体位。
- 膝盖下面可放置三角泡沫垫，提高患者舒适度。
- 患者双脚可用橡皮带固定，防止下身运动。
- 对于 IMRT 和 VMAT，尤其是立体定向放疗（SBRT）技术，肿瘤运动的管理非常关键。

■ SBRT

- 患者体位如上所述，仰卧位，双手上举置于头顶。
- 患者躯干和四肢固定于塑封真空垫内（如第 3 章图 3.4 所示）。

■ 基于临床医师对患者适应证的评估，运动管理的方法包括：

- 通过腹部加压的物理方法来限制肿瘤运动范围。
    - ■ 例如，将腹压带或腹压板置于肋骨轮廓下缘，最大限度地减少患者呼吸运动的范围（如第 3 章图 3.10 所示）。
    - ■ 将压缩水平记录在模拟定位的记录中，保证患者在治疗期间能够重复体位。
- 应用主动呼吸控制技术（ABC）的呼吸门控技术。
    - ■ ABC 技术通过屏住呼气来控制患者呼吸间隔。
    - ■ ABC 技术要求患者能够进行呼吸训练，可以憋气 15 ～ 20 秒。
    - ■ 在 CT 模拟机上设定一个合适的阈值，一般选择最大肺容量的 80%。
    - ■ ABC 技术能够减少靶组织的运动，但是由于患者需要中断治疗来恢复呼吸，所以延长了治疗时间。
- 自由呼吸
    - ■ 伴有严重呼吸受限的患者，本身能够限制肿瘤的运动，因此治疗中无需辅助设备。
    - ■ 考虑肿瘤运动的因素后，可采用内靶区（ITV）。

影像采集

- 3D 适形及调强放射治疗（IMRT 和 VMAT）
  - 通过 4D-CT 影像来确定一个呼吸周期中的肿瘤运动范围。
  - 在 4D-CT 的最大密度投影（MIP）图像上勾画 ITV，并在 4D-CT 的 10 个时相逐一检查，确保 ITV 完全覆盖肿瘤的运动范围。
  - 根据 GTV 运动生成 ITV，ITV 按标准外扩形成计划靶区（PTV）。
  - 需要在自由呼吸状态下进行 CT 扫描。
  - 模拟定位时采取增强扫描。
- SBRT
  - 采用腹部加压技术
    - 对于自由呼吸的患者，通过 4D-CT 影像来确定一个呼吸周期中的肿瘤运动范围。
    - 在 4D-CT 的 10 个时相的图像集上勾画 ITV，确保 ITV 范围完全包括肿瘤的运动范围。
    - 对于肺 SBRT，GTV= 临床靶区（CTV）。
    - ITV 适当外放得到 PTV。
  - 应用 ABC 技术获得屏气时 CT
    - GTV=ITV
    - PTV=GTV+ 外放
    - 为了确定与系统相关问题，应用 ABC 技术采集 3 组 CT 图像，来确定呼吸控制的可重复性并探测位移量。

模拟定位

- 一般在模拟定位时将等中心点定位在可见实体瘤中心。
- 对于 3D 放疗，在治疗期间采用 MV 辐射野，保证与骨性解剖一致。
- 更精准的图像引导放疗技术已经逐渐应用于 SBRT/IMRT/VMAT 治疗。

- CBCT 用于确保在治疗当天，肿瘤能够完全在模拟 CT 所勾画的 PTV 内。
- CBCT 和模拟 CT 需要由医师与物理师在加速器机房共同配准并确认，每次治疗前都需要进行配准和移位。
- 每次 SBRT 照射前均行 CBCT 扫描，对于常规分割照射，可以在每次照射前行 CBCT 扫描，也可以在前 5 次每次 CBCT 扫描，之后每周扫描一次。
- 移位后，需要采集 kV 或者 MV 正交图像来确定移位是否正确；并且正交图像需要医师在首次治疗前审批通过。
- 如果应用 ABC 技术，需要在屏气时采集图像。

射线能量

■ 3D 计划
- 由于肺组织密度低，胸部放疗的最适能量为 6MV。
- 如果射线路径通过大量软组织，可以选用 10MV 光子线。

■ IMRT 和 VMAT
- 采用 6MV 光子线。
- VMAT 治疗或者某些 IMRT 治疗中，如果射线路径通过大量软组织，可以选用 10MV 光子线。

■ SBRT
- 采用 6MV 光子线。
- 如果可以，无均整器模式（FFF）作为 SBRT 治疗的首选，因为 SBRT 采用高剂量率可明显缩短治疗时间，尤其在呼吸门控技术应用过程中很重要。

■ 治疗计划靶区
- 对于大多数治疗计划，医师可以参考以下治疗计划目标进行靶区勾画或外扩。
- 处方剂量覆盖 99% 的 GTV。
- 处方剂量覆盖 98% 的 ITV。

- PTV 由 ITV 或 CTV 外扩 5mm 到 1cm，处方剂量覆盖 95% 的 PTV。

3D 治疗计划

- 3D 治疗计划一般需要采集自由呼吸状态的 CT 影像（平均投影 CT 用于 SBRT 计划），较高的影像质量可以更好地勾画正常组织的轮廓。
- 将合适的 CT 影像导入治疗计划系统后，接着采取如下步骤：
  - 视情况导入 PTV，ITV，CTV，GTV 轮廓。
  - 导入或者勾画危及器官（OARs），至少包括肺、心脏、脊髓。
  - 确保治疗计划系统能够识别 CT 模拟定位所确定的等中心点为治疗计划等中心点。
  - 导入的等中心点的坐标与解剖位置必须与模拟定位时的标记匹配。
  - 勾画并将反差大的密度替换成水的密度（$1g/cm^3$）。
  - 设定处方剂量。
  - 设定剂量网格并覆盖所有感兴趣区。
  - 剂量网格应包含整个肺组织（左和右）。
  - 3D 计划合适的剂量网格大小为≤ 0.4cm×0.4cm×0.4cm。
  - 下述病例中也描述了每种情况的射野角度的选择。
  - 确定好射野角度后，为每一个射野设置一个围绕 PTV 的挡块。
    - 比较常见的是，上下挡块的边缘比其他方向更大，以确保足够的剂量覆盖那些区域。
    - 对于不规则的挡块边缘，首先创建一个包括不规则边缘外放的 PTV 轮廓。
    - 挡块边缘范围为 0.7cm 到 1cm 之间，恰好与射野半影一致。
- 前后 / 后前野的设置
  - 位于纵隔的肿瘤，优先选择前后 / 后前野设置，以保证射野能够覆盖肿瘤体积，并尽量减少正常肺组织受照。

- 如果胸壁厚度在射野方向上发生变化，可以使用头脚（sup-inf）楔形块。
- 如果后前野照射肿瘤时射线穿过脊髓，可以为后方野设置一斜角避免脊髓位于高剂量区（如图 7.1）。若达到脊髓耐受剂量，还可采用完全避开脊髓的方案。
- 角度的选择需要掌握一个平衡，既要尽量避开脊髓，又要降低通过对侧肺组织的不必要的剂量。
- 好的经验是，斜野的边缘与脊髓之间最小的距离为 0.5 ～ 1cm。
- 布置斜角可能需要使用楔形板，来消除患者右侧与前后野的重叠剂量（如图 7.1）。

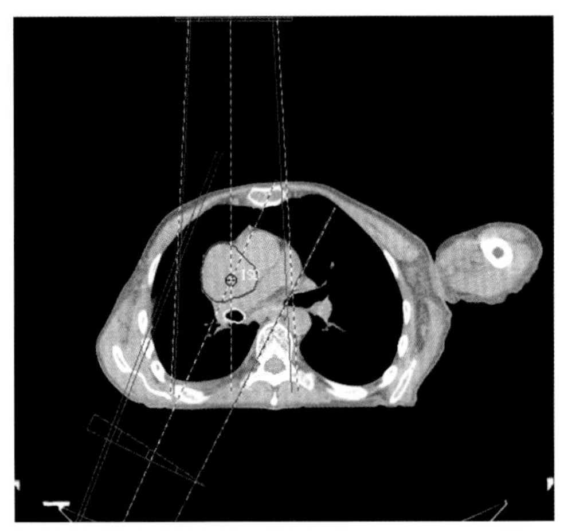

图 7.1　**前后野和后斜野的射线布置。斜野需要与脊髓保持一定距离，后斜野需要使用横向楔形块，前野需要使用头脚楔形块。**

- 图 7.2 显示的是两野照射计划的等剂量曲线和 DVH 曲线。

■ 三野设置

- 一般三野的设置包括一个前野、一个后野和一个后斜野。
- 例如：射线 1=0°，射线 2=180°，射线 3=210°（如图 7.3）。

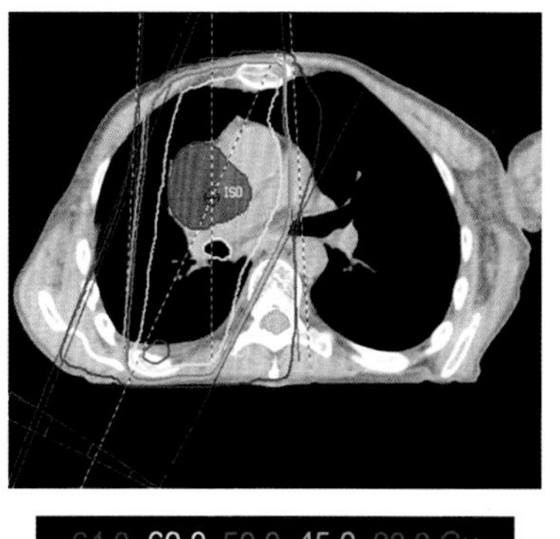

64.0, 60.0, 50.0, 45.0, 20.0 Gy

(A)

64.0, 60.0, 50.0, 45.0, 20.0 Gy

(B)

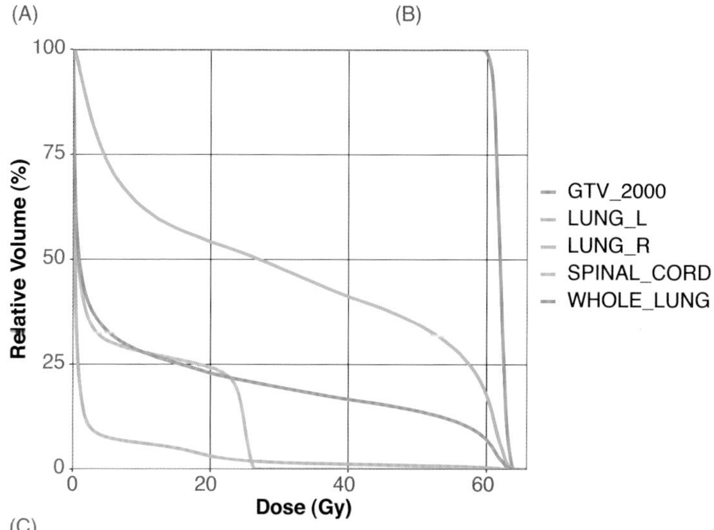

(C)

图 7.2 **处方剂量为 60Gy 的两野肺计划的等剂量曲线。尽管处方剂量为 60Gy 的计划很少用到两野照射，此例两野照射计划满足了所有计划目标。**

- 后斜野的角度应避开脊髓，并减少通过对侧肺组织的不必要的剂量。
- 如果想要前后野的射束发散，需要较大的倾斜角，于是通常采用避开脊髓的后野。
- 两个后野经常需要使用楔形板。
- 病例中后前野楔形板的角度为 45°，后斜野为 30°，两个楔形板的根部相邻（如图 7.3 所示）。

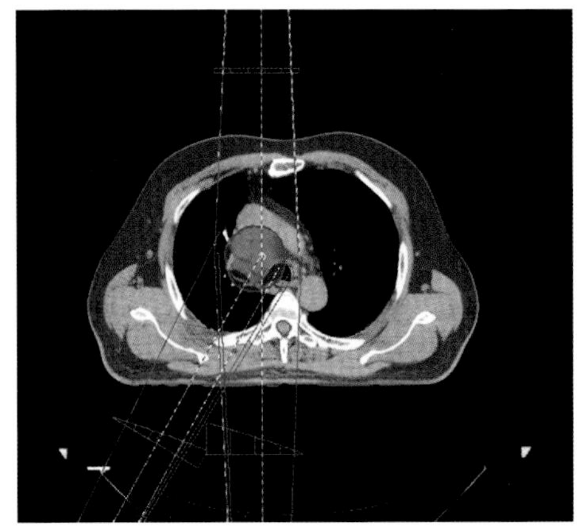

图 7.3 常规三野的设置。

● 如果胸壁厚度沿肿瘤长度发生变化，前野的设置需要一个头脚方向楔形板，如图 7.4 所示，前后野楔形板的角度为 15°。

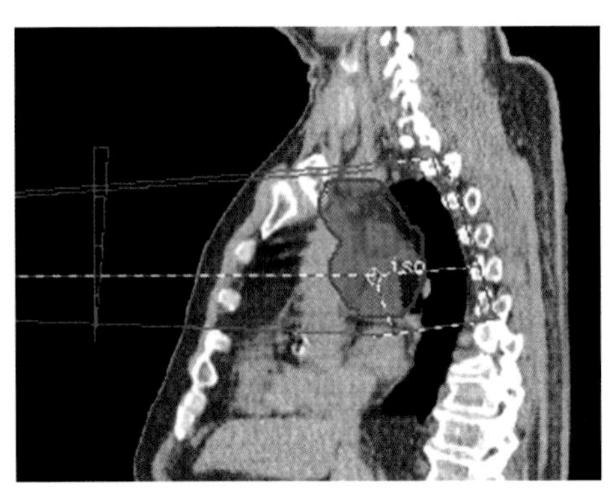

图 7.4 采用头脚方向楔形板来补偿胸壁的曲度。由于体表与靶区之间的组织在头方向较薄而脚方向较厚，如果不用楔形板会导致头方向出现剂量热点，而脚方向出现剂量冷点。

● 一般来说，大多数三野布局呈 Y 型，通过调整可以获得更好的靶区覆盖。

- 图 7.5 显示了处方剂量为 60Gy 的临床上可接受的三野计划。

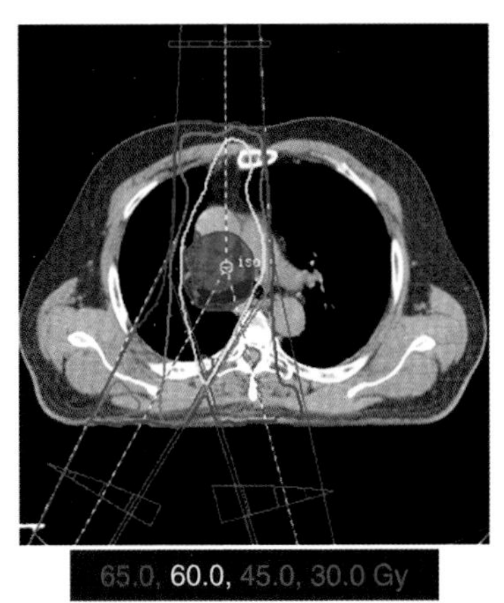

(A)

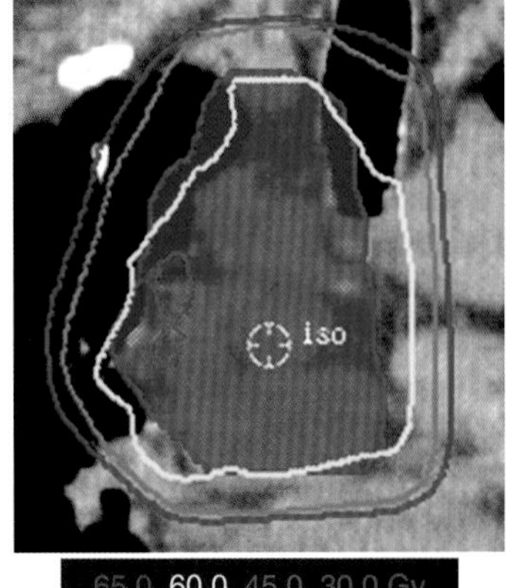

(B)

图 7.5　**临床上可接受的三野计划（60Gy/30F），射野角度包括 0°、210°、165°，剂量热点控制在 110% 的处方剂量，（A）横断面显示的是照射野的设置；（B）冠状位显示的是剂量分布。**

■ 四野和其他 3D 计划设计技术

- 为实现更好的剂量分布和减少剂量热点，可在三野肺计划中继续添加照射野。
- 图 7.6 给出了一个四野设置的病例，射线 1=10°，射线 2=60°，射线 3=130°，射线 4=190°。
- 在前后野照射时，采用转床技术可以减少心脏的剂量。
- 利用心脏轮廓清晰可见的前后野矢状位视图来确定是否需要转床。
- 如图 7.7 所示，在前后野方向心脏阻挡了靶区。
- 通过转床 270° 和机架角 25° 的设置可以避开心脏，如图 7.7 所示。
- 最后一项可以降低高剂量区域的技术是一个射野采用多子野，来去掉高剂量区。

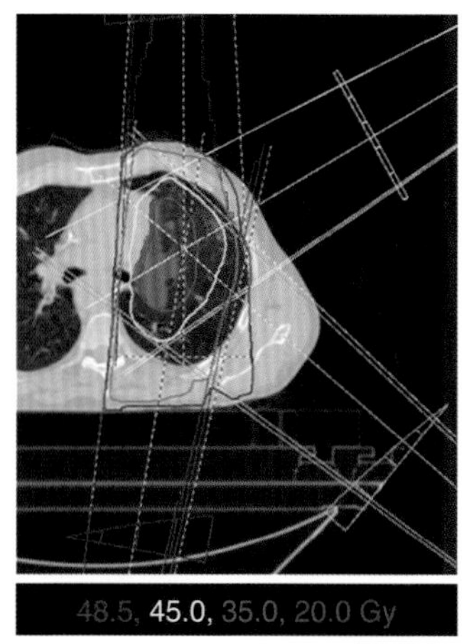

图 7.6 处方剂量为 45Gy 的四野设置及其等剂量线分布。

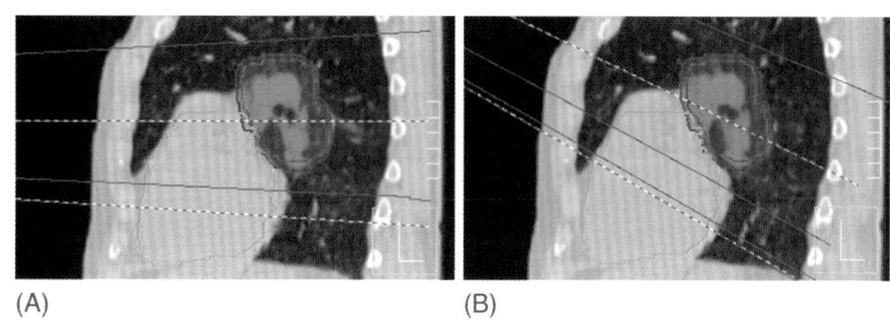

图 7.7 （A）显示的是机架角为 0° 且不转床的前后野。两条紫色实线表示射束阻挡范围，包括 1cm 的 PTV 外扩；（B）显示的是转床 270° 和机架角为 25° 的情况。图 B 显示在相同射束阻挡范围情况下，射野方向变化可明显降低心脏照射体积（橙色 ROI）。

ROI：感兴趣区

IMRT 和 VMAT 治疗计划

- 在以下情况中可以使用 IMRT 和 VMAT 计划：
  - 3D 计划无法达到表 7.1 所示的治疗计划目标或者 OAR 剂量限值。
  - 尽管 OAR 剂量限制能够达到，但是与 3D 计划相比较，IMRT 或者 VMAT 计划能够更好地降低 OARs 剂量。

表 7.1　60Gy 处方剂量肺计划所要达到的首要目标

Structure	Type	Primary Goal		Primary Achieved		Result
		Dose (cGy)	Volume	Dose* (cGy)	Volume*	
GTV	Min Dose	6000	99%	6126	99.99%	Met
CTV	Min DVH	6000	98%	5633.5	99.20%	Met
ITV	Min DVH	6000	98%	5876.9	99.91%	Met
PTV	Min DVH	6000	95%	5328.4	95.77%	Met
Esophagus	Mean Dose	3400		2117.8		Met
Esophagus	Max DVH	5500	33%	6339.1	20.56%	Met
Heart	Max DVH	6000	33%	6463	2.78%	Met
Heart	Max DVH	4500	66%	6463	10.01%	Met
Heart	Max DVH	4000	100%	6463	12.58%	Met
Whole Lung	Max DVH	2000	37%	6601.2	29.77%	Met
Whole Lung	Mean Dose	2000		1784.6		Met
Heart	Max DVH	5050	0.03 cm^3	3858.7	0.0 cm^3	Met

上面所得到的计划目标对应的是图 7.9 中的计划。

* 体积是指达到首要目标剂量所对应的体积，剂量是指达到首要目标体积所对应的剂量。

CTV：临床体积；DVH：剂量体积直方图；GTV：大体肿瘤区；ITV：内靶区；PTV：计划靶区

- 图 7.8 和 7.9 显示 VMAT 和 3D 计划中 DVH 和等剂量分布的差异。

■ IMRT 射野角度或者 VMAT 弧度应该集中在肿瘤同侧。

- 例如，左侧肿瘤一般射线角度在 178° ～ 330° ，依赖于空隙和肿瘤位置而不同。

■ 获得最佳 VMAT 或者 IMRT 肺计划的技术

- 一般来讲，为避免全肺受到与 DVH 数值无关的累积剂量照射，不使用 VMAT 全弧照射。胸部放疗优选 VMAT 的部分弧照射。

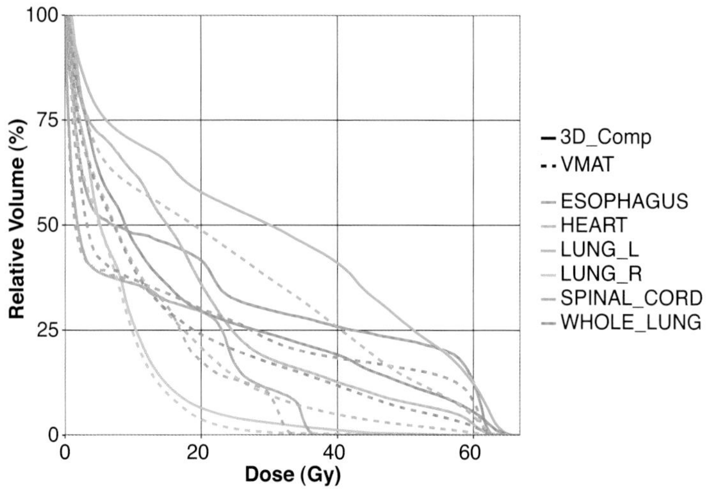

图 7.8 3D 计划（实线）和 VMAT 计划（虚线）的 DVH 图。

DVH：剂量体积直方图；VMAT：容积旋转调强放疗

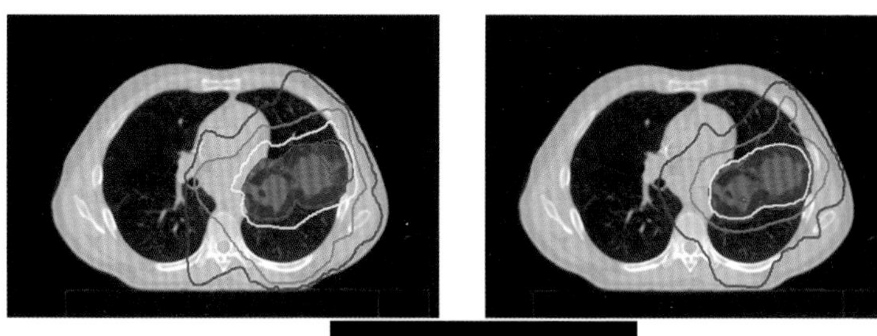

图 7.9 3D 计划（左）和 VMAT 计划（右）的等剂量曲线分布。值得注意的是，VMAT 计划的 25Gy 等剂量线（深蓝色）是避开脊髓的，处方剂量线（黄色）与靶区更适形，剂量热点（红色）更少。

VMAT：容积旋转调强放射治疗

- 在 PTV 周围设置环结构能够改善剂量跌落梯度。
- 按照每毫米 5% 剂量跌落标准，在 PTV 周围 1cm 处创建一环结构，将 1cm 环以外区域的最大限制设置为 50% 处方剂量。

- 一旦受到 20Gy 剂量照射的肺体积（V20）的限制能够满足，全肺的最大等效均匀剂量（EUD）或者平均剂量可以作为一个客观指标来保护更多的肺组织。
- 最大剂量限制会对脊髓产生影响，在保证其与肿瘤有合理的距离时，采用 VMAT 或者 IMRT。
- 如果心脏在 PTV 范围内，并且医师想要这个区域被处方剂量覆盖，需要创建“心脏 -PTV”体积（将 PTV 从心脏体积中扣除）和“心脏 +PTV”体积（将“心脏 -PTV 体积”从心脏体积中扣除）。
- 在确保 PTV 覆盖的前提下，“心脏 -PTV”可以设置一个严苛的最大 EUD。
- “心脏 +PTV”可以设置与处方剂量一致的均匀剂量目标，这样能够保证在不增加超过处方剂量区域的前提下，更好地实现该区域剂量覆盖。
- 如果治疗计划热点太多，需要勾画 105% ～ 110% 的轮廓，并且需要在该轮廓上设置最大剂量限定。

SBRT 治疗计划

- 对于自由呼吸状态接受治疗的患者，采用平均 CT 扫描影像进行治疗计划的制定，可以获得更加准确的剂量计算，在应用 CBCT 进行图像引导时采用平均 CT 扫描影像作为参考 CT。
- 对于自由呼吸状态接受治疗的患者，应用 4DCT 的所有时相勾画 ITV，在 ITV 基础上均匀外放 5mm 产生 PTV。
- 将所勾画的靶区图像转移至计划 CT 上，例如，将 4D-CT 扫描影像与平均 CT 扫描影像融合，将 ITV 转移至平均 CT 扫描影像进行后续计划的制定。
- 设定剂量网格并覆盖所有感兴趣区。

- 为了减少优化时间，设定的剂量网格范围可以只覆盖 PTV 各个方向外放 4 ～ 5cm。
- 然而，最终剂量计算前，剂量网格一定要外放到整个肺体积。
- 初始优化时，合适的剂量网格大小为 ≤ 0.4cm×0.4cm×0.4cm，然而最终优化和剂量计算时，剂量网格最大为 0.3cm×0.3cm×0.3cm。

■ 治疗计划制定技术

- 应用 3D 共面或者非共面照射、静态机架角 IMRT，或者 VMAT，能够实现在保护 OARs 前提下，靶区的剂量适形度更高。
- 对于运动较大的肿瘤，推荐静态机架角度 IMRT（6 ～ 7 野）并限制子野数量，3D 适形（7 ～ 10 野），或者动态适形拉弧（4 ～ 6 弧度）。

■ 对于 VMAT 计划，在计划设计开始时先建立以等中心点为中心的两个弧。

- 对于右侧病灶，射线从 182° 开始至 0° 到 30° 结束，具体有赖于病灶位置。
- 对于左侧病灶，射线从 178° 开始至 0° 到 330° 结束，具体有赖于病灶位置。
- 第二个弧从第一个弧结束的地方开始，逆向照射。
- 按照 RTOG 规范，所有弧度之间最小范围为 340° 。
- 为避免叶片间漏射，准直器角度不得为 0° 。
- 通常，VMAT 两个射野具有不同的准直器角度，不同多叶准直器（MLC）的方向（例如，20° 和 340° ）可以提供更多的自由度。

■ 确定计划靶区的覆盖率及 OAR 的剂量限值。

■ 在 PTV 外设置 2cm 的环，进一步提高剂量适形度。

- 超出 2cm 环外侧的组织可作为计划设计的辅助结构，用以确保剂量的适形度，见图 7.10。
- 例如，将 2cm 环的最大剂量设定成与处方剂量一致（围绕 PTV，图 7.10 所示的橙色环）来达到剂量的适形度，将

2cm 环外侧的最大剂量设定为处方剂量 50%（围绕 PTV，图 7.10 所示的黄色环）来提高剂量的跌落梯度。

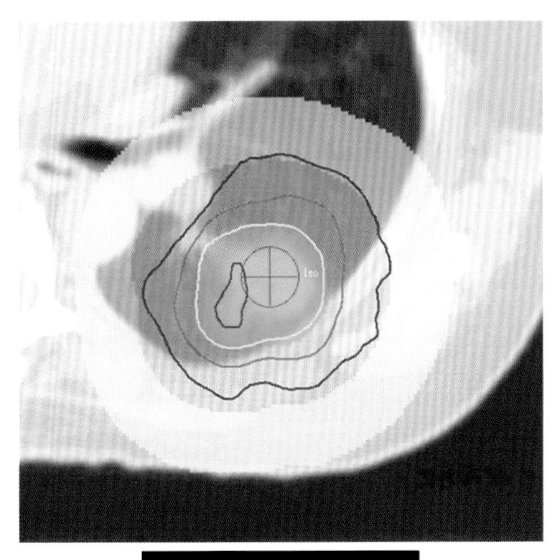

图 7.10　绿色区域为 PTV（最小剂量目标为 60Gy），橘色区域是 PTV 外 2cm 环（最大剂量目标为 60Gy，来提高处方剂量的适形度），黄色区域是继续外扩 2cm 环（PTV 外圆周 4cm），最大剂量目标为 30Gy。

PTV：计划靶区

- 根据相应的规范和指南，SBRT 允许热点存在，但要在 PTV 内。
- 图 7.10 表示，对于一个 50Gy 处方剂量的计划，可用 60Gy 等剂量曲线来表示高剂量区域。
- 肺 SBRT 的不同剂量分割模式中 OARs 的剂量限值见国家规范。
- 表 7.2 中列出了 SBRT 计划的目标，表 7.3 显示一个基于 RTOG0813 规范的综合评价案例。

表 7.2　处方剂量为 50Gy 的肺 SBRT 治疗计划目标

Structure	Type	Dose (cGy)	Volume	Weight
PTV	Min Dose	5000	–	35
PTV	Max Dose	6200	–	15
2 cm Ring	Max Dose	5000	–	10
Outside 2 cm Ring	Max Dose	2500	–	35
Whole Lung	Max DVH	2000	9%	3
Cord	Max Dose	760	–	1
Esophagus	Max Dose	950	–	1
PBT	Max Dose	1250	–	1.5
PBT	Max EUD	600	–	0.1
Trachea	Max Dose	570	–	0.5
Heart	Max Dose	1200	–	3

DVH：剂量体积直方图；EUD：等效均衡剂量；PBT：近端支气管树；PTV：计划靶区；SBRT：立体定向放射治疗

表 7.3　50Gy/5Fx 肺 SBRT 治疗计划目标

Structure	Type	Primary Goal		Primary Achieved		Result
		Dose (cGy)	Volume	Dose* (cGy)	Volume*	
PTV	Min DVH	5000	95%	4838.2	99.81%	Met
PTV	Min DVH	4500	99%	4838.2	100%	Met
IPSI BP	Min Dose	3200		42.2		Met
Heart	Mean DVH	3200	15 cm^3	1261.9	0.0 cm^3	Met
Heart	Max Dose	5250		1261.9		Met
Trachea	Max DVH	1800	4 cm^3	502.5	0.0 cm^3	Met
Trachea	Max Dose	5250		502.5		Met
PBT	Max DVH	2750	4 cm^3	1351.5	0.0 cm^3	Met
PBT	Max Dose	5250		1351.5		Met

续表

Structure	Type	Primary Goal		Primary Achieved		Result
		Dose (cGy)	Volume	Dose* (cGy)	Volume*	
Esophagus	Max DVH	2750	5 cm^3	997.9	0.0 cm^3	Met
Esophagus	Max Dose	5250		997.9		Met
Whole Lung	Max DVH	2000	10%	6252.6	6.36 cm^3	Met
Cord	Max DVH	2250	0.25 cm^3	830.5	0.0 cm^3	Met
Cord	Max DVH	1350	0.5 cm^3	830.5	0.0 cm^3	Met
Heart	Max Dose	3000		830.5		Met

注意，对于不同分次不同处方的 SBRT 计划，OAR 剂量限值是不一致的。上面所得到的剂量对应的是图 7.10 中的计划。

* 体积是指达到首要目标剂量所对应的体积，剂量是指达到首要目标体积所对应的剂量。

DVH：剂量体积直方图；OAR：危及器官；PBT：近端支气管树；PTV：计划靶区；SBRT：立体定向放射治疗

- 推荐参考 RTOG 规范所规定的 OAR 剂量限值。

第8章 胃肠道肿瘤放射治疗

Anthony Magnelli，Lisa Zickefoose，Jennifer Archambeau，Ehsan H.Balagamwala，and Gregory M.M.Videtic

食管癌外照射

患者摆位和体位固定

- 仰卧位，头先进。
- 体位固定：双臂置于头部上方，手持抓握棒以保持体位的可重复性。
- 膝下垫楔形海绵块以确保舒适性。
- 脚上绑有固定带以预防治疗过程中发生移动。
- 若治疗颈段食管，可使用五点式头颈部面罩固定。
- 在某些情况下，口服造影剂有助于大体肿瘤区（GTV）的勾画。
- 标注定位等中心点和体表标记线。

治疗计划

- 靶区勾画
  - 大体肿瘤区（GTV）：参考 CT、食管胃十二指肠镜（EGD）、内镜超声（EUS）以及 PET/CT 相关检查信息确定食管可见病灶及受累淋巴结。
  - 临床靶区（CTV）：在 GTV 头脚方向外扩 4 cm，横断面方向上均匀外扩 1 cm，需包括高危淋巴引流区。
  - 处方剂量应覆盖 98% 以上的 CTV 体积。
  - 计划靶区（PTV）：在 CTV 的基础上头脚方向和横断面方向上均外扩 1 cm。
  - 处方剂量应覆盖 95% 以上的 PTV 体积。
- 处方
  - 剂量：50.4Gy（1.8Gy/ 次）或 50Gy（2 Gy/ 次）。
  - 术前放疗剂量：41.4 ～ 50.4 Gy，1.8 ～ 2 Gy/ 次。

- 术后放疗剂量：45 ～ 50.4 Gy，1.8 ～ 2 Gy/ 次。

■ 调强放射治疗（IMRT）计划

- 可采用容积旋转调强治疗计划（VMAT）或 IMRT 计划。
- 若选用 VMAT 计划，避免全弧，防止肺部累积剂量过高。
- 若选用 IMRT 计划，建议选用 7 ～ 9 个等分共面照射野。

■ 三维适形计划

- 经典三野布野是由一对前、后（AP/PA）对穿野和一个避开脊髓的斜后野组成。
- 斜后野的设定必须通过射野方向观（BEV）验证以保证避开脊髓，如图 8.1 所示。

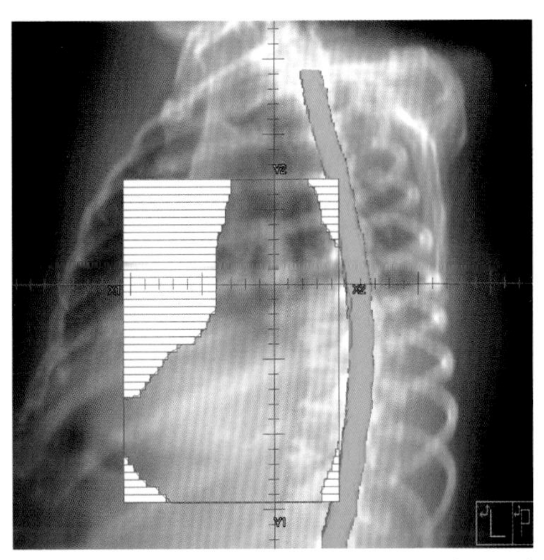

图 8.1　**食管癌放疗计划设计：斜后野射野方向观（BEV）规避脊髓的 MLC（多叶准直器）挡块形态。**

MLC：多叶准直器

- 为确保 95% 的等剂量线覆盖率，PTV 四周的铅挡需要外放 0.7 ～ 1.0 cm 的边界。
- 通过增加斜后野的权重，可平衡脊髓和肺的剂量受量（图 8.2）。

- 如果患者体厚变化大，可考虑添加头脚方向的楔形板进行剂量补偿，如图 8.3 所示。

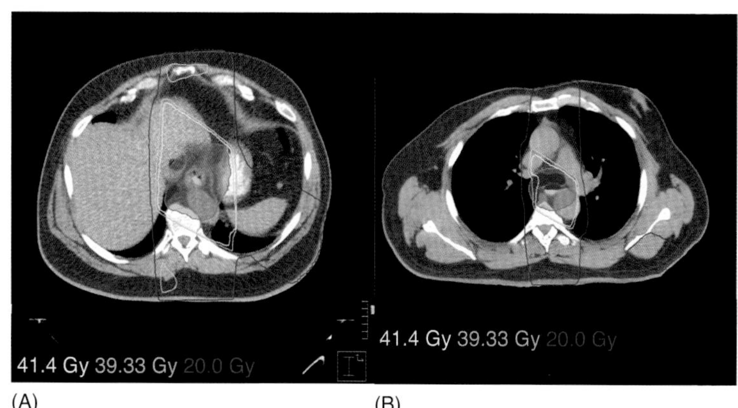

图 8.2 不同权重三野食管癌计划在（A）和（B）两轴向平面上的剂量分布。

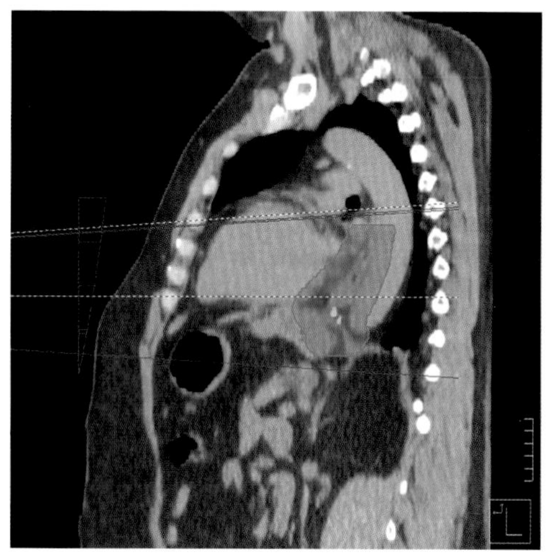

图 8.3 头脚方向前置楔形板纠正患者因体厚引起的剂量不均匀。

■ 处方为 41.4Gy 和 50.4Gy 的危及器官（OARs）的剂量限制，参见表 8.1 和 8.2。

表 8.1　处方剂量为 4140 cGy 的食管癌计划的计划目标

Structure	Type	Primary Goal	
		Dose (cGy)	Volume
GTV_4140	Min DVH (%)	4140	99%
PTV_4140	Min DVH (%)	4140	95%
Heart	Max DVH (cc)	5200	0.03 cc
Heart	Mean Dose	3500	
Heart	Max DVH (%)	4000	100%
Whole lung	Max DVH (cc)	5544	0.03 cc
Whole lung	Mean Dose	2000	
Whole lung	Max DVH (%)	3000	20%
Whole lung	Max DVH (%)	2000	25%
Whole lung	Max DVH (%)	1000	40%
Whole lung	Max DVH (%)	5000	50%
Spinal cord	Max DVH (cc)	5000	0.03 cc
Liver	Max DVH (%)	3000	30%
Liver	Mean Dose	2100	

DVH：剂量体积直方图；GTV：大体肿瘤区；PTV：计划靶区

表 8.2　处方剂量为 5040 cGy 的食管癌计划的计划目标

Structure	Type	Primary Goal		Secondary Goal	
		Dose (cGy)	Volume	Dose (cGy)	Volume
GTV_P	Min DVH (%)	5040	99%		
CTV_5040	Min DVH (%)	5040	98%		
PTV_5040	Min DVH (%)	5040	95%		
PTV_5040	Max DVH (%)	6000	10%		
Heart	Mean Dose	3500			
Heart	Max DVH (%)	4000	50%	4000	55%

续表

Structure	Type	Primary Goal		Secondary Goal	
		Dose (cGy)	Volume	Dose (cGy)	Volume
Whole lung	Max DVH (cc)	5544	0.03 cc	5695	0.03 cc
Whole lung	Mean Dose	2000		2100	
Whole lung	Max DVH (%)	3000	20%	3000	25%
Whole lung	Max DVH (%)	2000	35%		
Whole lung	Mean Dose	1800			
Spinal Cord	Max DVH (cc)	4500	0.03 cc	5000	0.03 cc
Whole Kidney	Max DVH (%)	2000	30%	2000	40%
Liver	Max DVH (%)	3000	30%	3000	40%
Liver	Mean Dose	2100		2500	

CTV：临床靶区；DVH：剂量体积直方图；EBRT：外照射放疗；GTV：大体肿瘤区；PTV：计划靶区

胰腺癌常规分次外照射

患者摆位和体位固定

■ 仰卧，头先进，手臂置于头部上方。

■ 根据临床医生的要求和患者的依从性，使用定制的符合人体的适形真空袋或同等刚性系统固定患者，并适时使用运动管理设备（如腹压带）（参见第 3 章图 3.10）。

■ 手臂置于头部上方，最大程度增加放疗方案照射野角度的选择范围，避免使用穿过手臂的照射野。

■ 根据临床医师的要求和疾病的情况，可选择使用静脉造影剂进行增强扫描和口服（小肠）造影剂。

■ 等中心点优先放置于肿瘤内，并在模拟定位时进行体表标记。

运动管理技术

■ 在模拟定位过程中，4D CT 和自由呼吸 CT 影像均需采集。

- 确保 4D CT 的呼吸监控器具置于照射野外。
- 如果肿瘤随呼吸运动位移幅度超过 1 cm，应考虑采用呼吸控制技术，如主动、被动屏气系统或门控系统以缩小内靶区体积（ITV）。

靶区勾画

- 大体肿瘤区 GTV：大体肿瘤区和病理 / 影像学异常淋巴结。
- 临床靶区（CTV）：GTV 外扩 0.5 ～ 1.0cm，包括亚临床病灶和高危淋巴引流区。
- 计划靶区（PTV）：CTV 外扩 0.5 ～ 1.0cm，包括病灶运动和治疗时的摆位误差。
- OARs：包括肝脏、胃、十二指肠、小肠、大肠、脊髓、肾脏。

治疗计划

- 一般选用三维适形计划或 IMRT（VMAT）计划，首选 IMRT 技术。
- 处方
  - 剂量范围：总剂量 45 ～ 54Gy，1.8 ～ 2.0Gy/ 次。
  - 若考虑尽可能降低术后阳性切缘的风险，且肿瘤的位置合适，可以予以高于 54Gy 的处方剂量。
- 计划设计过程
  - 如果模拟 CT 定位扫描时使用造影剂（静脉注射或口服），可考虑将影像中造影剂对应的密度替换为水的密度 1.0 gm/cm^3。
  - 为便于优化，根据需要可设辅助计划靶区。
  - 如果一个计划内同时存在多个处方剂量，即同步加量（SIB），优化时需要区分不同处方剂量的肿瘤靶区，避免优化目标间的冲突。
  - 辅助计划靶区可借助以下经验公式得到：[高剂量处方（Gy）]/[低剂量处方（Gy）]=X；HD−PTV 外扩（X−1）/0.5（cm）的边界；计划靶区 PTV=（LD-PTV）−（HD-PTV）$_{扩展}$。
  - 例如，计划中包含两个处方剂量：高剂量 56Gy 和较低剂量 50.4Gy，两个剂量对应靶区（HD-PTV 和 LD-PTV）间距离 0.22cm。计划时可予以 0.3cm 的缓冲间隙，以确保低剂量和高剂量 PTV 之间有足够剂量跌落空间（图 8.4）。

- 如果 HD-PTV（图 8.4）与十二指肠或小肠等关键危及器官相邻，可创建一个计划靶区，命名为 HD-PTV-obj，在 HD-PTV-obj 和十二指肠或小肠之间设置一个 3mm 的空间。

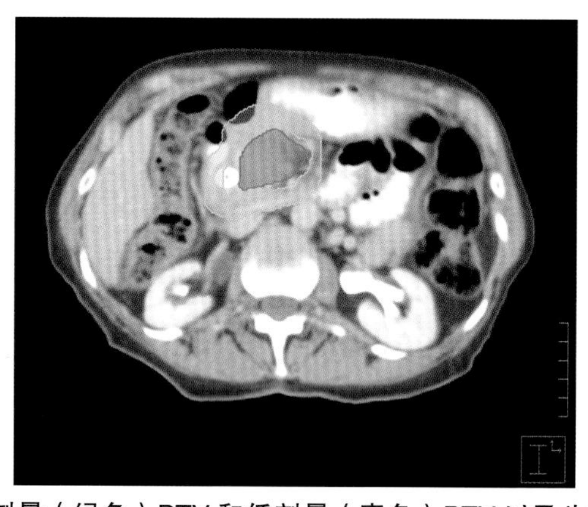

图 8.4　**高剂量（绿色）PTV 和低剂量（青色）PTV 以及为方便优化设置在高、低剂量 PTV 间的剂量跌落缓冲区。**

PTVs：计划靶区

- HD-PTV-obj 有助于控制周边危及器官以满足剂量限值的要求。
- 为了改善靶区剂量的适形度，可以设置剂量限制环（图 8.5）。
- 常规射线能量为 6 ～ 10 MV。
- 避免设置经由周边危及器官进入的照射野。
- 采用 VMAT 技术时，射野中心设置在靶区中心，最好选择全弧照射（182° ～ 178°）。
- 使用非零度准直器角度（如果选择双弧，则准直器角度可分别设为 10° 和 350°）。

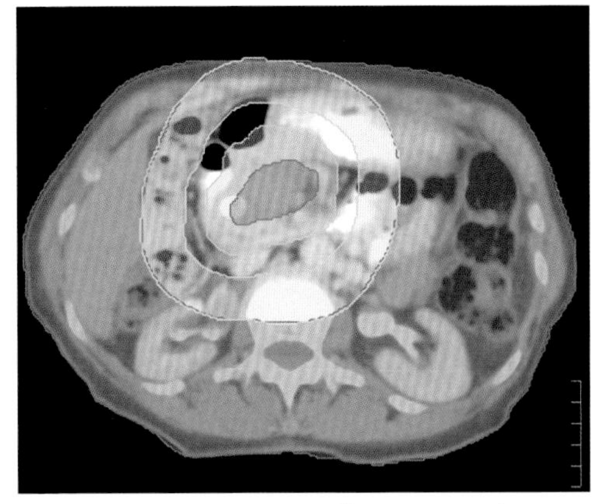

图 8.5　**两个剂量限制环设定的实例：黄环为 PTV 外 1cm 区域；蓝色环为 PTV 外 3cm 且扩展到患者体表的区域。**

PTVs：计划靶区

- 根据计算时间和剂量精度选择合适的剂量网格大小和分辨率。
- 借助计划靶区和剂量限制环的目标函数进行优化，以达到所需的剂量覆盖（表 8.3）。

表 8.3　**第一轮优化时的计划靶区优化剂量限值**

Structure	Type	Target cGy	% Volume	Weight
5040 for planning	Min Dose	5040		1
5040 for planning	Max Dose	5282		1
PTV_5600	Min Dose	5600		1
PTV_5600	Max DVH	5880	3	1
Normal tissue	Max Dose	2800		1
Low Dose Normal tissue	Max Dose	1680		1

DVH：剂量体积直方图；PTV：计划靶区

- 在开始下一个优化阶段前，添加表 8.4 中的 OAR 目标函数的剂量限值，根据需要改变权重，以实现对所有 OAR 的最低可能剂量。

表 8.4　第二轮优化时的计划靶区及危及组织剂量限值

Structure	Type	Target cGy	% Volume	Weight
5040 for planning	Min Dose	5040		2
5040 for planning	Max Dose	5282		2
PTV_5600	Min Dose	5600		10
PTV_5600	Max DVH	5880	3	10
Normal tissue	Max Dose	2800		1
Low Dose Normal tissue	Max Dose	1680		1
Kidney_R	Max EUD	800		0.1
Kidney_L	Max EUD	500		0.1
Duodenum	Max Dose	5100		0.1
Duodenum	Max EUD	2700		0.1

- 不断调整目标函数和权重，直至达到或优于计划目标（表8.5）。
- 最大等效均匀剂量（Max EUD）目标函数有助于降低并行器官的平均剂量。
- 最大剂量目标函数有助于控制组织或器官的最大点剂量，可与 Max EUD 目标函数一起使用并得到很好的优化效果。
- 图 8.6 给出了一例计划的剂量体积直方图（DVH），表 8.5 列出了具体数值结果，相关等剂量线分布如图 8.7 所示。

表 8.5 Fractionated Pancreatic EBRT: Treatment Planning Goals and Doses Achieved by Plan Shown in Figure 8.4

Structure	Type	Primary Goal		Secondary Goal		Primary Achieved		Result
		Dose (cGy)	Volume	Dose (cGy)	Volume	Dose* (cGy)	Volume*	
PTV_5600	Min DVH (%)	5600	95%			5340.4	95.5%	Met
GTV	Min DVH (%)	5040	99%			5074.4	100%	Met
PTV	Min DVH (%)	5040	95%			4667.2	95.8%	Met
Liver	Mean Dose	2800				405.3		Met
Liver	Max DVH (%)	3000	30%			4545.5	0.316%	Met
Stomach	Max DVH (cc)	5300	0.03 cc			2321.5	0 cc	Met
Stomach	Max DVH (%)	4500	25%			2321.5	0%	Met
Small Bowel	Max DVH (cc)	5300	0.03 cc			4839.1	0 cc	Met
Small Bowel	Max DVH (%)	4500	25%			4839.1	0.022%	Met
Large Bowel	Max DVH (cc)	5300	0.03 cc			3886.9	0 cc	Met
Large Bowel	Max DVH (%)	4500	50%			3886.9	0%	Met
Duodenum	Max DVH (cc)	5300	0.03 cc			5740.7	0.006 cc	Met
Duodenum	Max DVH (%)	4500	33%			5740.7	29.8%	Met
Spinal Cord	Max DVH (cc)	4500	0.03 cc			2324.0	0 cc	Met
Kidney_R	Max DVH (%)	1500	15%	2000	20%	4939.9	14.0%	Met
Kidney_L	Max DVH (%)	1500	15%	2000	20%	1352.5	0 %	Met

* 达到主要剂量限值的体积和达到主要体积限量的剂量。

DVH：剂量体积直方图；EBRT：外照射放疗；GTV：大体肿瘤区；PTV：计划靶区

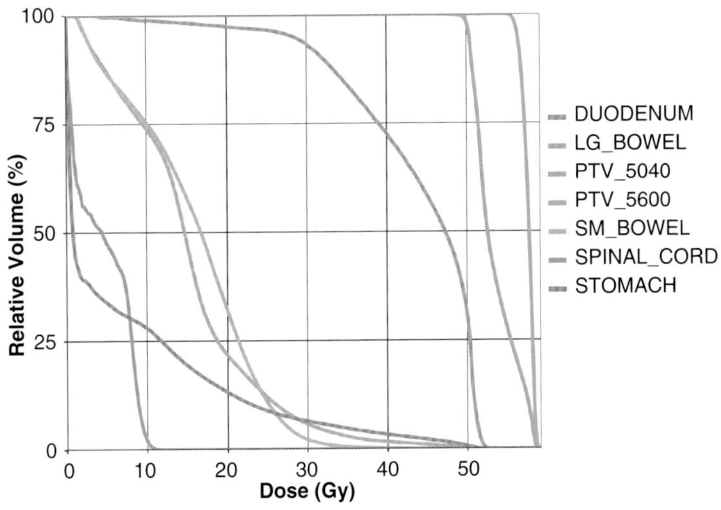

图 8.6 胰腺癌常规剂量分割照射计划 DVH 图。

DVH：剂量体积直方图；PTV：计划靶区

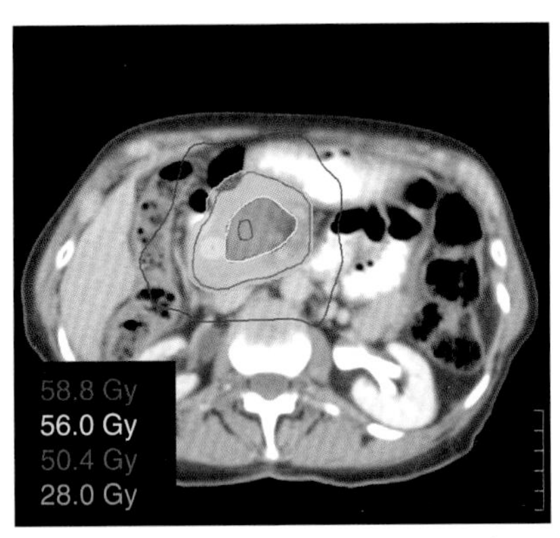

图 8.7 胰腺癌常规分割放疗剂量分布图。

胰腺 SBRT

患者摆位和体位固定

■ 仰卧，头先进，手臂置于头部上方。

■ 使用定制体部真空塑形袋或等效的刚性系统进行体位固定。

- 模拟定位 CT 扫描时，根据临床医师的要求和疾病情况使用静脉造影剂和口服（小肠）造影剂。

运动管理技术

■ 参见肝癌 SBRT 的相关章节。

治疗计划

■ VMAT 或 IMRT 计划

- VMAT 计划：等中心点设置于靶区中心位置的全弧计划适用于大多数胰腺癌病例。此外，亦常使用两个共面部分弧，弧度选择为 182°～30°。
- IMRT：建议使用 7～9 个共面等分照射野，射野角度选择范围 182°～30° 内。

■ 靶区勾画

- LD-PTV=GTV+5 mm。
- HD-PTV=LD-PTV-［周边 OARs（如小肠、十二指肠、胃等）+3mm］，如图 8.8 所示。

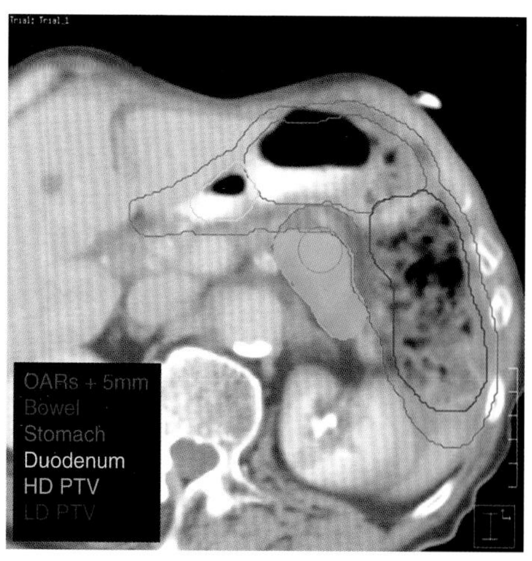

图 8.8　胰腺癌 SBRT 计划中 HD-PTV、LD-PTV 和周边 OAR 的勾画。

HD：高剂量；LD：低剂量；OARs：危及器官；PTV：计划靶区；SBRT：立体定向放疗

■ 处方

- 予以处方剂量时需考虑到 OAR 剂量限值的可实现性。
- 若情况允许，HD-PTV 的处方剂量为 40Gy/5F。对于 LD-PTV 的处方剂量需要以满足周边 OAR 剂量限值为前提条件下进行调整，计划设计时单次剂量可依次递减 2.5Gy，直至满足 OAR 剂量限值。

■ 计划设计要求达到高度适形的剂量分布和快速陡峭的剂量跌落，如图 8.9 所示计划。

■ 表 8.6 列出了 OAR 及其剂量限制。

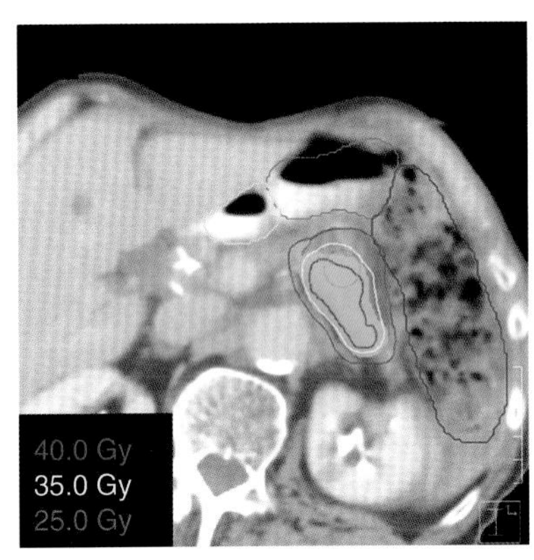

图 8.9　**一例胰腺癌 SBRT 计划的剂量分布，图中显示相对于高剂量 HD-PTV，35 Gy 剂量线的适形度非常好；而相对于低剂量 LD-PTV，25 Gy 剂量线的适形度非常好。**

PTVs：计划靶区；SBRT：立体定向放疗

表 8.6　**胰腺癌 SBRT 计划 OARs 的剂量限值**

Structure	Type	Primary Goal	
		Dose (cGy)	Volume
Cord	Max DVH	3000	0.5 cc
Duodenum	Max DVH	3000	0.5 cc
Duodenum	Max DVH	1800	5 cc
Duodenum	Max DVH	1250	10 cc

续表

Structure	Type	Primary Goal	
		Dose (cGy)	Volume
Small Bowel	Max DVH	3000	0.5 cc
Small Bowel	Max DVH	1950	5 cc
Small Bowel	Max DVH*	2500*	5 cc*
Large Bowel	Max DVH	3200	0.5 cc
Esophagus	Max DVH	3200	0.5 cc
Combined Kidney	Mean Dose	1000	
Stomach	Max DVH	3000	0.5 cc
Stomach	Max DVH	2500	5 cc

* 次要剂量限值

DVH：剂量体积直方图；OARs：危及器官；SBRT：立体定向放疗

直肠癌外照射

患者摆位和体位固定

- 俯卧，头先进。
- 采用腹板固定时可使小肠远离靶区，有助于控制小肠受照剂量（图 3.1）。
- 脚踝下垫楔形海绵。
- 俯卧时可不必绑固脚部，亦可根据医嘱进行调整。
- 膀胱保持充盈状态；放置肛门标记点。
- 根据临床要求和病情状况（如区域淋巴结受累范围），亦可采用仰卧模拟定位方式，头先进，手臂交叉置于胸部（不用腹板），在这种情况下，考虑采用 IMRT 技术。

治疗计划

- 靶区勾画
  - 大体肿瘤区（GTV）：根据 CT、MRI、EUS、PET/CT 和体检结果确定直肠肿瘤及受累淋巴结。

- 临床靶区（CTV），即大体肿瘤区（GTV）和高危淋巴引流区：包括直肠周淋巴结（直肠系膜）、骶前淋巴结、髂内淋巴结和髂总淋巴结（上至腹主动脉分叉，通常在L5-S1水平）。
- 如果肿瘤属临床T4期，且向前侵及邻近器官，CTV应包括髂外淋巴引流区。
- 如果肿瘤侵犯肛门括约肌/肛管或阴道，CTV应包括腹股沟淋巴结。
- 计划靶区PTV：CTV外扩5 mm。
- 如需局部加量，加量区域PTV_Boost为GTV外扩1～2 cm。

■ 处方
- 直肠癌外照射通常在术前进行。
- 45 Gy/25F，1.8 Gy/F，每天1次。
- 加量：1.8 Gy/F，共3次，每天1次。
- 总剂量：PTV_boost总剂量为50.4 Gy。

■ 包括腹股沟淋巴结的IMRT计划设计，请参阅肛门癌治疗计划部分。

■ 三维适形计划
- 经典三野共面设计：后前野+左、右两个侧野，参见图8.10。
- 后前野的经典射野边界（可根据PTV轮廓进行适当调整）：
  - 下界：肿块下缘下至少3 cm；或如果肿块下缘与模拟CT扫描时所置肛缘标记距离≤5cm，下界应设于盆底下至少1cm。
  - 上界：腰5和骶1椎体（L5/S1）交界处。
  - 侧界：骨性骨盆最宽处外放1.5～2 cm。
- 侧野边界
  - 上、下界：同后前野。
  - 前界：包括髂总动脉下段和髂内动脉以及髋臼的前1/3。
  - 后界：骶骨后1 cm。
- 通常来说，侧野使用楔形板。
- OAR剂量限值由表8.7给出。

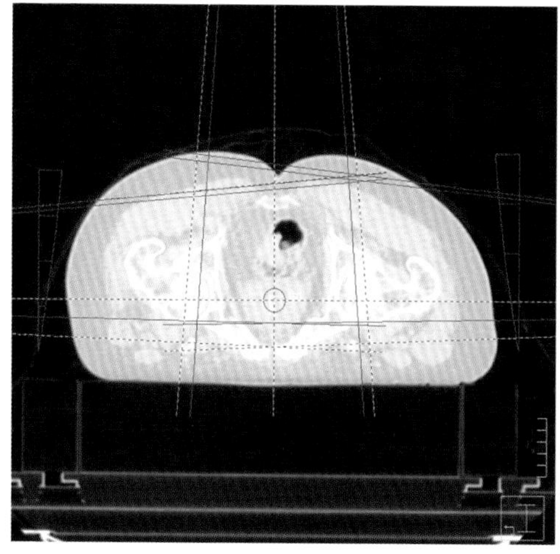

图 8.10　直肠癌放疗计划经典三野设计：后前野和两个侧野，侧野需辅以楔形板。

表 8.7　直肠癌放射治疗计划剂量限值

Structure	Type	Primary Goal	
		Dose (cGy)	Volume
GTV_5040	Min DVH (%)	5040	99%
CTV_5040	Min DVH (%)	5040	98%
PTV_5040	Min DVH (%)	5040	95%
PTV_5040	Min DVH (%)	4687.2	98%
PTV_5040	Max DVH (%)	5292	10%
PTV_5040	Max DVH (%)	5544	5%
PTV_5040	Max DVH (cc)	5796	0.03 cc
CTV_4500	Min DVH (%)	4500	98%
PTV_4500	Min DVH (%)	4500	95%
Bladder	Max DVH (cc)	5040	0.03 cc
Bladder	Mean Dose	3500	
Small bowel	Max DVH (cc)	4500	100 cc

续表

Structure	Type	Primary Goal	
		Dose (cGy)	Volume
Small bowel	Max DVH (cc)	5000	10 cc
Large bowel	Max DVH (cc)	4500	135 cc
Large bowel	Max DVH (cc)	5000	45 cc
Femur R	Max DVH (%)	4000	40%
Femur R	Max DVH (%)	4500	25%
Femur R	Max DVH (cc)	5000	0.03 cc
Femur L	Max DVH (%)	4000	40%
Femur L	Max DVH (%)	4500	25%
Femur L	Max DVH (cc)	5000	0.03 cc

CTV：临床靶区；DVH：剂量体积直方图；EBRT：外照射放射治疗；GTV：大体肿瘤区；PTV：计划靶区。

- 图 8.11 为代表性的等剂量分布图。

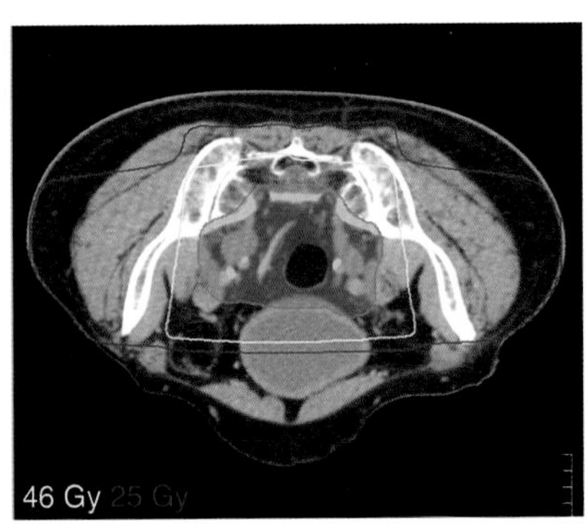

图 8.11　**典型的三野直肠癌计划等剂量分布图。**

肛门癌放疗

患者摆位和体位固定

- 仰卧位，头先进。
- 患者腿部以青蛙腿姿势固定，以减少腹股沟部的皮肤反应。
- 使用定制真空袋或等效的刚性系统进行固定。
- 标记腿部位置以保证摆位的可重复性。
- 双臂交叉置于胸部。
- 膀胱充盈，肛门部放置标记点。
- 如果需要，可放置定制组织填充物。

治疗计划

- 靶区勾画
  - 大体肿瘤区（GTV）：根据 CT、MRI、PET/CT 和体检结果，确定肛门肿瘤和受累的淋巴结。
  - 临床靶区（CTV）：GTV 加高危盆腔淋巴结引流区域。
  - 根据淋巴结受累及的范围，可设有多个 CTV。
  - 选择性淋巴结 CTV：包括髂总、髂内、髂外淋巴结、骶前淋巴结、直肠周淋巴结和腹股沟淋巴结。
  - 计划靶区（PTV）：CTV 外扩至少 1 cm。
    - 若肿瘤未侵及皮肤，PTV 与皮肤表面保持 3 ～ 5 mm 的距离。
    - 若侵犯皮肤，则应在 PTV 上方的皮肤表面加用剂量补偿材料（bolus）。
- 处方
  - T2N0 期：原发肿瘤 PTV：50.4 Gy，28 分次，1.8 Gy/F；淋巴结 PTV：42 Gy，28 分次，1.5 Gy/F。
  - T3N0 或 T4N0 期：原发肿瘤 PTV：54 Gy，30 分次，1.8 Gy/F；淋巴结 PTV：45 Gy，30 分次，1.5Gy/F。
  - 若淋巴结阳性：原发肿瘤 PTV：54 Gy，30 分次，1.8 Gy/F。若受累淋巴结≤ 3 cm，PTV：50.4 Gy，30 分次，1.68 Gy/F。若淋巴结 >3 cm，PTV：54 Gy，30 分次，1.8 Gy/F。

■ IMRT 计划

- VMAT：根据 PTV 的宽度，可能需要三个弧以充分覆盖靶区。
- IMRT：7 ～ 9 个等分共面野。若 PTV 宽度过大，使用瓦里安加速器治疗时可能需要分野。
- 表 8.8 列出了 OAR 的剂量限值。
- 图 8.12 所示为代表性等剂量分布图。

表 8.8 **肛门癌外照射治疗计划剂量限值**

Structure	Type	Primary Goal		Secondary Goal	
		Dose (cGy)	Volume	Dose (cGy)	Volume
GTV_5400	Min DVH (%)	5400	99%		
CTV_5400	Min DVH (%)	5400	98%		
PTV_5400	Min DVH (%)	5400	95%		
CTV_4500	Min DVH (%)	4500	98%		
PTV_4500	Min DVH (%)	4500	95%		
Bladder	Max DVH (%)	3500	50%	3500	92%
Bladder	Max DVH (%)	4000	35%	4000	68%
Bladder	Max DVH (%)	5000	5%	5000	11%
Femur R	Max DVH (%)	3000	50%		
Femur R	Max DVH (%)	4000	35%		
Femur R	Max DVH (%)	4400	5%		
Femur L	Max DVH (%)	3000	50%		
Femur L	Max DVH (%)	4000	35%		
Femur L	Max DVH (%)	4400	5%		
Iliac Crests	Max DVH (%)	3000	50%		
Iliac Crests	Max DVH (%)	4000	35%		
Iliac Crests	Max DVH (%)	5000	5%		
Bowel	Max DVH (%)	4000	30%		

CTV：临床靶区；DVH：剂量体积直方图；EBRT：外照射放射治疗；GTV：大体肿瘤区；PTV：计划靶区

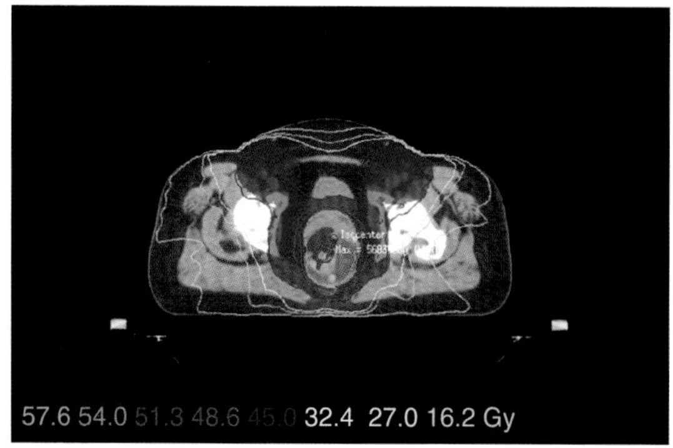

图 8.12　**肛门癌 VMAT 计划剂量分布图。其中橘色区域为原发肿瘤 PTV，紫色区域为淋巴结 PTV。**

PTV：计划靶区；VMAT：容积旋转调强放射治疗

肝脏 SBRT

患者摆位和体位固定

- 仰卧位，头先进，手臂置于头部上方。
- 使用定制真空袋或等效的刚性系统进行固定。
- 模拟定位 CT 扫描时，可根据临床医师要求和疾病情况使用静脉造影剂和口服（小肠）造影剂。

运动管理技术

- 由于肝脏位置受呼吸影响较大，因此需采取措施以限制或补偿由于肝脏位移导致的肿瘤位置变化。
- 以下是相关的运动管理技术。
- 呼吸控制技术
  - 深吸气末屏气技术（DIBH）要求患者在每次呼吸时吸入预设的空气量，并维持屏气一定时间。预设的吸气体积为患者最大肺活量的 70% ～ 80%。
  - 理论上，如果患者依从性好，能够配合屏气（无论手动控制还是设备辅助），DIBH 可获得良好的肿瘤位置可重复性。因此，这项技术对患者的要求较高。

- 在屏气状态下采集三次 CT 扫描图像，通过图像配准，验证肿瘤位置的可重复性以及系统的稳定性。
- 对验证 CT 扫描图像进行骨性配准后，以肝脏边缘作为肿瘤位置的替代物，比较其在三次扫描影像中的位置变化。如果肝缘的位置变化超过 1.0 cm，患者需要接受进一步呼吸训练以重新采集图像和评估，或患者可能不适合使用 DIBH。

■ 4D-CT

- 4D-CT 所获得图像切分为 10 个呼吸时相，以此代表呼吸运动中的位移范围。
- 模拟定位扫描时，4D-CT 和正常呼吸时 CT 影像均需采集。
- 在 4D-CT 的所有时相图像上勾画 GTV，之后融合成 ITV。
- 在自由呼吸 CT 影像上勾画正常组织和危及器官，然后基于骨性配准导入计划 CT 影像（通常为平均密度投影 CT）。导入过程中，由于器官运动的原因，部分正常组织的轮廓可能需要进行调整。

■ 呼吸门控

- 模拟定位和治疗时，使用相同的呼吸门控装置。
- 通常需要根据患者的具体情况预设门控阈值作为治疗窗，如吸气相的 80%。

治疗计划

■ 计划可采用 VMAT 或 IMRT 技术

- VMAT 计划：根据肿瘤的偏侧情况（偏左侧或右侧），通常使用部分弧照射，以避免机架碰床，同时也有助于降低正常肝脏组织的受照剂量。通常使用 1 ～ 2 个共面部分弧即可满足计划要求，弧度范围从 182° ～ 30° 。
- IMRT 计划：建议使用 7 ～ 9 个共面等分照射野。

■ 靶区勾画

- GTV（或 ITV）外放 5 mm 形成 PTV。

■ 处方

- 54 Gy，单次 18 Gy×3 次。
- 45 Gy，单次 15 Gy×3 次。
- 50 Gy，单次 10 Gy×5 次（美国肿瘤放射治疗协作组 RTOG 1112）[1]。
- 处方剂量可根据 OAR 的剂量限值进行调整（RTOG 1112）。

■ SBRT 肝脏计划需要满足靶区周边剂量高度适形性以及靶区外剂量陡峭快速跌落（图 8.13）。

■ 表 8.9 和 8.10 显示了 OAR 及其剂量限值。

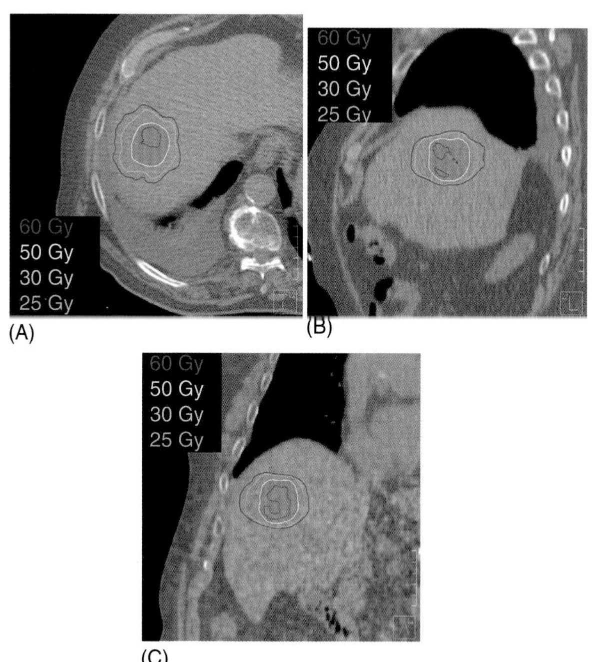

图 8.13　肝脏 SBRT 计划的横断面（A）、矢状面（B）和冠状面（C）示意图。

SBRT：立体定向放射治疗

表 8.9 肝脏 SBRT（50 Gy/5F）计划剂量目标（摘自 RTOG 1112）

Structure	Type	Primary Goal	
		Dose (cGy)	Volume
Liver (excluding GTV)	Mean Dose	1300	
	Max DVH	1500	700 cc
Spinal Cord	Max DVH	2500	0.5 cc
Heart	Max DVH	3000	30 cc
Esophagus	Max DVH	3200	0.5 cc
Stomach	Max DVH	3000	0.5 cc
Duodenum	Max DVH	3000	0.5 cc
Small Bowel	Max DVH	3000	0.5 cc
Large Bowel	Max DVH	3200	0.5 cc
Combined Kidney	Mean Dose	1000	

DVH：剂量体积直方图；GTV：大体肿瘤区；SBRT：立体定向放射治疗。RTOG：美国肿瘤放射治疗协作组

表 8.10 肝脏 SBRT（54 Gy/3F）计划剂量限值（摘自 Timmerman 文献）

Structure	Type	Primary Goal	
		Dose (cGy)	Volume
Liver (excluding GTV)	Mean Dose	900	
Spinal Cord	Max DVH	1800	0.35 cc
Spinal Cord	Max DVH	1230	1.2 cc
Spinal Cord	Max DVH	2190	0.03 cc
Heart	Max DVH	2400	15 cc
Heart	Max DVH	3000	0.03 cc
Esophagus	Max DVH	1770	5 cc
Esophagus	Max DVH	2520	0.03 cc
Stomach	Max DVH	3900	10 cc

续表

Structure	Type	Primary Goal	
		Dose (cGy)	Volume
Stomach	Max DVH	2220	0.03 cc
Duodenum	Max DVH	1650	5 cc
Duodenum	Max DVH	1140	10 cc
Duodenum	Max DVH	2220	0.03 cc
Small Bowel	Max DVH	1770	5 cc
Large Bowel	Max DVH	2400	20 cc
Large Bowel	Max DVH	2820	0.03 cc
Combined Kidney	Max DVH	1440	200 cc

DVH：剂量体积直方图；GTV：大体肿瘤区；SBRT：立体定向放射治疗

参考文献

1. Radiation Therapy Oncology Group. Randomized phase III study of sorafenib versus stereotactic body radiation therapy followed by sorafenib in hepatocellular carcinoma. https://www.nrgoncology.org/Clinical-Trials/Protocol-Table

泌尿生殖系统肿瘤

Salim Balik，Radoslaw Szwedowski，Elaine Kunka，Cory Hymes，Omar Mian，George Engeler，and Chirag Shah

前列腺癌常规分割放疗

患者摆位和体位固定

- 患者体位固定，双脚并拢，下置膝垫固定腿部姿势，保持体位的舒适性和可重复性。
- 在膀胱充盈及直肠排空状态下行模拟定位 CT 扫描。
- 建议患者在模拟定位扫描时以及后续每日治疗前饮用一定量液体以保持膀胱容积一致。
- 通过调整饮食有助于保持直肠容积的规律性和可重复性。
- 治疗时，每日采集千伏（kV）锥形束 CT（kV-CBCT）影像直接配准前列腺（软组织）。对于前列腺瘤床联合盆腔淋巴结放疗的患者，需由医生决定配准的侧重点。此外，在配准时还需参考盆腔的解剖结构和手术预留的夹子等。
- 在 kV-CBCT 影像基础上，放疗计划靶区后方可外放 5mm 以限制直肠剂量，其他方向均需外放 5 ～ 8mm。

靶区和危及器官（OARs）

- 前列腺瘤床和盆腔淋巴结靶区和危及器官的详细定义请参阅“Handbook of Treatment Planning in Radiation Oncology”相关章节[1]。

计划目标

- 外照射放疗（EBRT）可作为前列腺癌的根治性治疗手段（+/- 盆腔淋巴结），或作为前列腺癌根治术后的辅助治疗或挽救性放疗。
- EBRT 也可联合近距离放疗，后者作为局部加量。

- 根治性前列腺癌放疗的常规剂量处方：总剂量 75.6 ～ 79.2Gy，分割剂量 1.8 ～ 2Gy/F。
- 根治性放疗亦可采用中等大分割方案：总剂量 60（3.0Gy/F）～ 70Gy（2.5Gy/F）。
- 盆腔淋巴结的放疗剂量通常为总剂量 45 ～ 50.4Gy，单次 1.8 ～ 2.0Gy；淋巴结照射的大分割方案仍存在争议。
- 如果前列腺和盆腔淋巴结同时需要接受放疗，通常采取两个序贯放疗计划：第一个计划包括前列腺和盆腔淋巴结，总剂量 45 ～ 50.4Gy，单次 1.8 ～ 2.0Gy；第二个计划缩野至前列腺，局部加量至 75.6 ～ 80Gy。
- 序贯放疗的先后次序可互换。先予以局部前列腺的加量计划或有助于减轻腹泻等急性毒副反应。
- 此外，亦可采用同步加量（SIB）方式设计前列腺和盆腔淋巴结的放疗计划。例如，28 次分割照射，前列腺总剂量 70Gy，盆腔淋巴结总剂量 50.4Gy。
- 下面展示两个放疗计划。第一个为 SIB 计划，前列腺大分割放疗同步盆腔淋巴结放疗。第二个为前列腺癌根治放疗的常规分割照射计划。
- 大分割前列腺 / 盆腔淋巴结放疗计划的设计采用传统手动迭代优化方法。仅对前列腺予以照射时，放疗计划可采用治疗计划系统中的自动计划功能（Pinnacle；飞利浦，安多弗，马萨诸塞州，美国）。
- 表 9.1 和表 9.2 分别列出了前列腺联合盆腔淋巴结大分割放疗和前列腺常规分割放疗的治疗计划目标。
  - 表中所列目标通常比 RTOG/NRG 临床试验或 QUANTEC（临床正常组织反应定量分析）所要求的更为严格[2，3]。
- 根据患者的解剖结构，医生或需对某些剂量限值加以调整。
- 针对前列腺瘤床及其他放疗方案的计划设计与上述示例相似，区别在于计划目标的不同。
- 表 9.3 列出了针对前列腺床放疗（70Gy，2Gy/F）的常用计划目标。

表 9.1　大分割前列腺 / 盆腔淋巴结放疗（70/50.4Gy，28 分次）的治疗计划目标

Structure/ROI	Type	Primary Goal		Primary Achieved		Result
		Dose (cGy)	Volume	Dose* (cGy)	Volume*	
CTV_7000	Min DVH	7000	98%	7018	99.9%	Met
PTV_7000	Min DVH	7000	95%	6330	95.2%	Met
CTV_5040	Min DVH	5040	98%	4930	99.6%	Met
PTV_5040	Min DVH	5040	95%	4267	98.5%	Met
BLADDER	Max DVH	6000	15%	7480	11.8%	Met
FEMUR_R	Max DVH	5000	5%	4339	0.0%	Met
FEMUR_L	Max DVH	5000	5%	5072	0.06%	Met
SMALL BOWEL	Max DVH	5100	0.03 cm^3	5169	0.00 cm^3	Met
PENILE BULB	Mean Dose	5100		3808		Met
RECTUM	Max DVH	6000	15%	7303	6.26%	Met

* 体积为达到首要目标剂量的体积；根据目标类型，剂量为最大或最小剂量。

CTV：临床靶区；DVH：剂量体积直方图；PTV：计划靶区；ROI：感兴趣区

表 9.2　前列腺癌常规分割治疗计划目标

Structure/ROI	Type	Dose (cGy)	Volume
CTV	Min DVH	Rx	98%
PTV	Min DVH	Rx	95%
Bladder	Max DVH	7000	10%
Rectum	Max DVH	4000	35%
Rectum	Max DVH	5000	45%
Rectum	Max DVH	7000	10%
Femur	Max DVH	5000	5%

续表

Structure/ROI	Type	Dose (cGy)	Volume
Small Bowel	Max Dose	5200	0.03 cm^3
Large Bowel	Max Dose	5200	0.03 cm^3
Penile Bulb	Mean Dose	5250	

CTV：临床靶区；DVH：剂量体积直方图；PTV：计划靶区；ROI：感兴趣区；Rx：处方

表 9.3　前列腺癌根治术后放疗（70Gy，2Gy/F）的计划目标

Structure/ROI	Type	Dose (cGy)	Volume
Prostate Bed	Min DVH	7000	99%
PTV_7000	Min DVH	7000	95%
Bladder	Max DVH	6500	40%
Bladder	Max DVH	4500	55%
Rectum	Max DVH	4000	35%
Rectum	Max DVH	6500	15%
Rectum	Max DVH	7000	10%
Femur	Max DVH	4500	5%
Small Bowel	Max DVH	5000	1%
Small Bowel	Max DVH	4500	20 cm^3
Sigmoid	Max DVH	6500	5 cm^3
Sigmoid	Max DVH	4500	20 cm^3
Penile Bulb	Mean Dose	5000	

DVH：剂量体积直方图；PTV：计划靶区；ROI：感兴趣区

治疗计划

一般原则

- 标准治疗技术包括 IMRT（调强放疗）和 VMAT（容积旋转调强放疗）。

- 通常选择能量为 6 ～ 15MV 的 X 射线。对于体型较大的患者，可选用较高能量的射线。
- 考虑到继发的中子辐射，通常 IMRT 计划不使用高于 10MV 能量的 X 射线。相较于既往的 IMRT 计划，基于直接子野方式的 IMRT 和 VMAT 计划的总跳数显著降低，因此也降低了中子的辐射风险。对于体型较大患者，采用大于 10MV 能量 X 射线或有助于提高计划的均匀性。
- 相对于静态 IMRT，VMAT 计划适形度更高，治疗时间更短。
- VMAT 计划需要通过旋转准直器以减少叶片间的漏射（这对于 IMRT 计划射野的重要性虽小，但仍不失为有益的计划设计策略）。
- 对于采用直接子野方式静态 IMRT 的单纯前列腺放疗计划，通常设置 40 ～ 50 个总子野（每个射野约 5 个子野），最小子野面积 $4cm^2$，每个子野的最小出束为 4MU。
- 常规 IMRT 射野
  - 5 野：220°，290°，0°，70°，140°
  - 7 野：210°，255°，310°，0°，50°，105°，150°
  - 9 野：200°，240°，280°，320°，0°，40°，80°，120°，160°
  - 7 野或 9 野计划在适形度方面均优于 5 野计划。
- 常规 VMAT 射野
  - 双全弧：182° ～ 178°，176° ～ 184°，准直器旋转 5° ～ 15°。
  - 必要时可增加一个准直器约 90° 的全弧，特别是在盆腔淋巴结同步放疗时，第三个弧有助于淋巴结区的覆盖。
- 对于有髋关节假体的患者，应避免通过假体的侧方射野。在这种情况下，可考虑采用分段弧设计。

计划优化

- 依据具体的治疗计划系统，VMAT 和 IMRT 计划都可用迭代（分步）优化实现。
- 本节所有示范计划皆采用双全弧 VMAT 技术。

■ 尽管在部分治疗计划系统中利用剂量跌落设置即可满足计划设计的要求，但在某些系统或特殊病例中仍需借助规避结构、调制结构和环等辅助结构。

■ 前列腺 / 前列腺瘤床放疗计划设计时的备选规避结构（“av”表示规避）

- Ring 3cm：环绕（PTV+3cm）的 4cm 环结构
- Ring 1cm：环绕（PTV+1cm）的 2cm 环结构
- BladAv1：膀胱 –（PTV+1cm）
- RectAv1：直肠 –（PTV+1cm）
- SigAv1：乙状结肠 –（PTV+1cm）
- BowAv1：肠道 –（PTV+1cm）
- BladAv2：膀胱 –（PTV+2.5cm）
- RectAv2：直肠 –（PTV+2.5cm）
- SigAv2：乙状结肠 –（PTV+2.5cm）
- BowAv2：肠道 –（PTV+2.5cm）

病例 1：大分割前列腺 / 盆腔淋巴结放疗计划（70/50.4 Gy，2.5/1.8 Gy/F）

■ 如表 9.4 和 9.5 中所述，逆向优化分 4 个阶段进行。

表 9.4　前列腺和盆腔淋巴结放疗病例（70/50.4Gy，28 分次）计划设计前 3 阶段的目标参数

Structure/ROI	Type	Target (cGy)	% Volume	Weight (Stages 1 and 2)	Weight* (Stage 3)
Step 1 (optimize for 60 iterations)					
PTV_7000	Min DVH	7000	100	10	10
PTV_7000	Max Dose	7280		1	10
PTV_7000	Uniform Dose	7140		1	50

续表

Structure/ ROI	Type	Target (cGy)	% Volume	Weight (Stages 1 and 2)	Weight* (Stage 3)
Plan 5040	Min DVH	5040	100	10	10
Plan 5040	Max DVH	5292	5	1	1
Ring 1 cm	Max Dose	3500		1	1
Ring 3 cm	Max Dose	2460		1	1
Step 2 (add following and optimize for 60 iterations)					
BladAv1	Max Dose	3500		1	1
RectAv1	Max Dose	3500		1	1
BowAv1	Max Dose	3500		1	1
SigAv1	Max Dose	3000		1	10
BladAv2	Max Dose	3000		1	10
RectAv2	Max Dose	3000		1	10
BowAv2	Max Dose	3000		1	10
SigAv2	Max Dose	3000		1	10

Plan 5040=PTV_5040-PTV_7000。

* 调整阶段 3 中目标参数权重，并迭代优化 30 次；DVH：剂量体积直方图；PTV：计划靶区；ROI：感兴趣区

表 9.5　**阶段 4 优化参数**

Structure/ROI	Type	Target (cGy)	% Volume	Weight (Stage 4)
Stage 4 (optimize for 30 iterations)				
D7000	Min Dose	7020		40
D5040	Max Dose	5060		40
Bladder	Max DVH	2300	70	5
Rectum	Max DVH	2400	70	5
Small Bowel	Max DVH	1500	70	5

DVH：剂量体积方图；ROI：感兴趣区

- 阶段 1：设置初始计划目标参数。
- 阶段 2：添加规避结构。
- 阶段 3：调整权重。
- 阶段 4：为新建结构添加目标参数，以提高 PTV 的剂量覆盖和降低 OAR 的受量。

■ 在阶段 4 中，从 70Gy 和 50.4Gy 等剂量曲线（IDL-PTV）中减去相应 PTV 生成两个低剂量结构，并为其设置最小剂量参数以改善靶区的剂量覆盖（表 9.5）。

- D7000= 70Gy IDL–PTV_7000
- D5040=50.4Gy IDL–PTV_5040
- 经阶段 4 优化，可获得更好的靶区剂量覆盖，减少危及器官受量。该优化过程需迭代 30 次。

■ 为了进一步降低危及器官的受量，可添加其他规避结构和计划目标参数进行调试，直至 PTV 靶区的剂量覆盖率受到影响为止。

■ 为了获得所期望的靶区覆盖，处方剂量可归一至某选定等剂量曲线（如 98%）。计划优化之后较大的剂量归一改动可能会导致部分弧无法执行（违反了设备内对机架角速度的设定）。

■ 用等剂量曲线（图 9.1A）、剂量体积直方图（DVH，图 9.1B）及治疗计划目标（表 9.1）来评估计划。

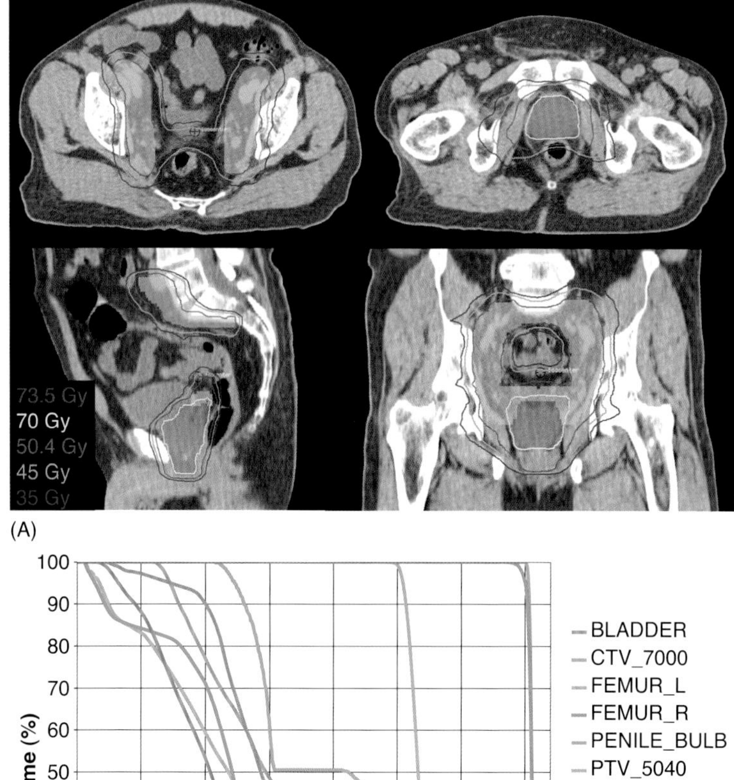

图 9.1 （A）大分割前列腺/盆腔淋巴结放疗 VMAT 计划等剂量曲线；（B）DVH 图。

CTV：临床靶区；DVH：剂量体积直方图；PTV：计划靶区；VMAT：容积旋转调强放疗

病例 2：单纯前列腺放疗（76Gy，2Gy/F）

- 该计划应用 Pinnacle（Pinnacle；飞利浦，安多弗，马萨诸塞州，美国）自动计划功能制定。
- 创建如下规避结构：
  - RectPush：设于直肠后方的圆柱形结构，直径 3cm（图 9.2A），用于控制直肠受量。
  - BladAv：膀胱 –（PTV_7600+3cm）
  - RectAV：直肠 –（PTV_7600+3cm）
- 表 9.6 和 9.7 中列出了自动计划优化目标及高级设置。
- 如有必要，在自动计划完成之后，可再人工优化，以达到所有计划目标。
- PTV 内最大点剂量不超过 110%。特别是，应避免在前列腺和直肠壁之间出现热点。
- 计划达到表 9.2 中列出的所有目标。图 9.2A 和 9.2B 所示为最终剂量分布和 DVH 图。

表 9.6　**自动计划中靶区和危及器官优化目标**

Structure/ROI	Type	Dose (cGy)	% Volume	Priority	Compromise
PTV_7600	Target	7600	NA	NA	NA
Rectum	Max DVH	6500	35%	Medium	None
Rectum	Max DVH	4000	55%	Medium	None
BladAv	Max Dose	6500	50%	Medium	None
BladAv	Max Dose	400	70%	Medium	None
RectAv	Max Dose	7000		Low	None
RectPush	Max Dose	2200		Low	None

DVH：剂量体积直方图；PTV：计划靶区；ROI：感兴趣区

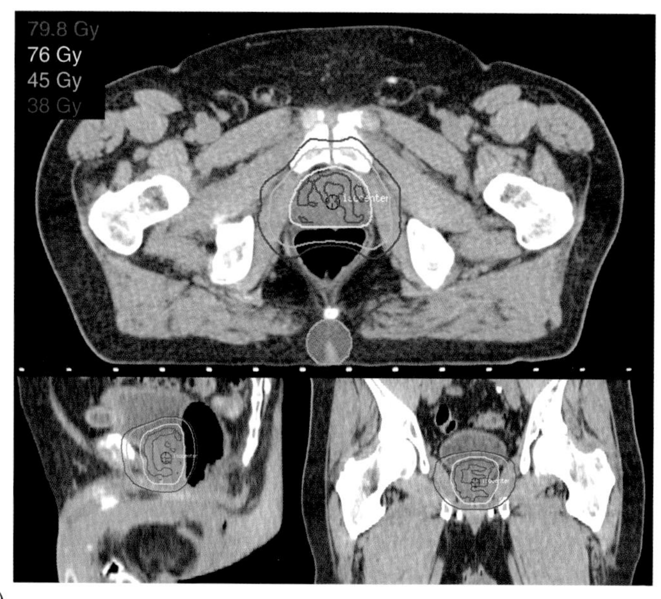

(A)

Volume (%)
100
90
80
70
60
50
40
30
20
10
0
0 10 20 30 40 50 60 70 80
Dose (Gy)

BLADDER
CTV_7600
PTV_7600
RECTUM

(B)

图 9.2 （A）前列腺 76Gy 常规分割放疗自动计划等剂量曲线；（B）DVH 图。

CTV：临床靶区；DVH：剂量体积直方图；PTV：计划靶区

表 9.7　**自动计划制定设置**

Settings	Value
Tuning Balance	10%
Dose Fall-Off Margin	2.6 cm
Hot-Spot Maximum Goal	105%
Use Cold Spot ROI	Yes
Engine Type	Biological
Maximum iteration	50

ROI：感兴趣区

前列腺癌 SBRT

患者摆位和体位固定

- 由于 SBRT 剂量高度适形和陡峭的剂量跌落梯度，治疗过程中的监控非常必要。
- 可采用内置式标记物，但需在模拟定位的前 4 天植入。使用瓦里安机器（TrueBeam，瓦里安，帕洛阿奥拓，美国加州）进行治疗时，可使用触发成像系统对标记物进行实时追踪，位置容许误差设置为 2mm。若标记物位移超出容许误差范围，暂停治疗；待标记物位移幅度小于误差范围后再恢复治疗，或重新采集 kV-CBCT 影像，调整患者位置。
- 直肠气囊有助于固定前列腺，改善直肠前壁与前列腺间的辨识度。
- 如果条件允许，在直肠和前列腺间置入水凝胶填充物能够减少直肠受量。除非使用了不透射线类型的水凝胶，水凝胶在计划 CT 和 kV-CBCT 影像中均难以观察，但在 MRI 模拟影像上显示良好。若使用了水凝胶，则无需应用直肠气囊。
- MRI 影像有助于前列腺尖部和阴茎球的勾画。若无 MRI 影像，在模拟 CT 定位扫描时辅以尿路逆行造影亦有助于确认上述解剖结构。

■ 在膀胱充盈状态下定位，在降低膀胱剂量的同时，可将肠道推出照射野。

靶区和危及器官

■ 参照 Cleveland Clinic 的 SBRT 规范，分别勾画高剂量计划靶区（HD-PTV）和低剂量计划靶区（LD-PTV）。

- HD-PTV：（a）前列腺 CTV 均匀外扩 3mm，后侧除外；（b）尿道、直肠和膀胱各均匀外扩 3mm；（c）从（a）中减去（b）定义为 HD-PTV。不包括精囊 CTV。
- LD-PTV 是将前列腺 CTV 和精囊 CTV（存在时）均匀外扩 3mm（后侧除外）。

■ 常用的剂量处方为 36.25Gy/5F，36.25Gy 覆盖 95% 的 LD-PTV 及 99% 的 CTV。50% 的 HD-PTV（或者平均剂量）接受 50Gy。低风险患者，HD-PTV 的处方剂量可由 50Gy 减至 40Gy。

■ 直肠壁的确定采用球囊轮廓外扩 3mm 减去球囊轮廓的方法。为了便于剂量限定，将直肠壁分为三部分：左右侧壁、前壁和后壁，对每个部分设定相应的剂量限值（图 9.3）。

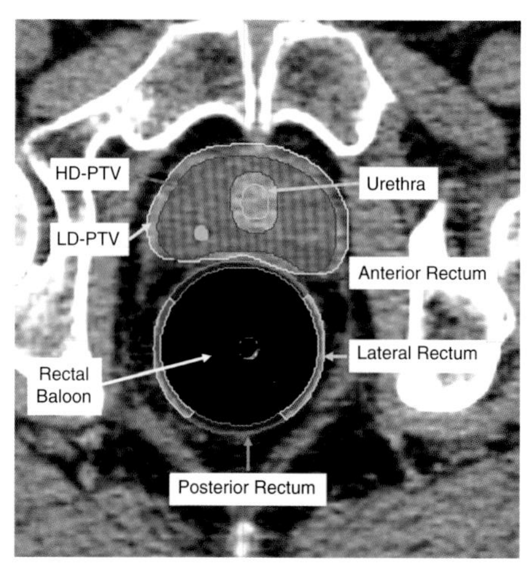

图 9.3　根据 Cleveland Clinic 的 SBRT 规范勾画 PTV 和直肠。

HD：高剂量；LD：低剂量；PTVs：计划靶区；SBRT：立体定向放射治疗

计划目标

■ 表 9.8 列出了 5 次分割前列腺癌 SBRT 计划中危及器官的剂量限值[4]。

表 9.8　前列腺癌 5 次分割 SBRT 计划的正常组织剂量限值

Risk Structure	Volume	Volume Max (Gy)	Max Point Dose (Gy)†	Endpoint (≥ Grade 3)
*Rectum**	<3.5 cc	50	55	Proctitis/fistula
	<20 cc	37.5		
Bladder Wall	<15 cc	20	38	Cystitis/fistula
Ureter			45	
Penile Bulb	<3 cc	30		Impotence
Femoral Heads	<10 cc	30		Necrosis
*Colon**	<20 cc	32.5	52.5	Colitis/fistula

* 避免环形照射；† 点剂量定义为 0.035cc 或更小体积的剂量；SBRT：立体定向放射治疗

■ HD-PTV 50Gy 时的正常组织剂量限值见表 9.9。实际工作中，这些剂量限值目标不难实现。表 9.10 列出了更为严格的剂量目标参数以及 HD-PTV 40Gy 时的计划目标参数。

表 9.9　Cleveland Clinic 前列腺癌 SBRT 剂量限值

Risk Structure	HD–PTV 50 Gy	
	Volume	Dose (Gy)
Anterior Rectum	<0.03 cc	50 Gy
	<1 cc	45 Gy
Lateral Rectum	<3 cc	40 Gy
Posterior Rectum	<0.03 cc	22.5 Gy
Bladder	<0.03 cc	48.3 Gy
	<20%	30 Gy

续表

Risk Structure	HD–PTV 50 Gy	
	Volume	Dose (Gy)
Urethra	<0.03 cc	50 Gy
	<1 cc	45 Gy

HD：高剂量；PTV：计划靶区；SBRT：立体定向放射治疗

表 9.10 **前列腺癌 HD–PTV 40/50Gy SBRT 计划参数**

Risk Structure	HD–PTV 40 Gy		HD–PTV 50 Gy	
	Volume	Dose (Gy)	Volume	Dose (Gy)
Anterior Rectum	<0.03 cc	38.1 Gy	<0.03 cc	45 Gy
			<1 cc	38.1 Gy
Lateral Rectum	<3 cc	21.8 Gy	<3 cc	21.8 Gy
Posterior Rectum	<0.03 cc	19 Gy	<0.03 cc	19 Gy
Bladder	<0.03 cc	40 Gy	<0.03 cc	45 Gy
	<20%	18.3 Gy	<20%	18.3 Gy
Urethra	<0.03 cc	40 Gy	<0.03 cc	45 Gy
	<1 cc	38.9	<1 cc	40 Gy

HD：高剂量；PTV：计划靶区；SBRT：立体定向放射治疗

治疗计划

一般原则

- 本医院所应用的前列腺癌 SBRT 规范已经公开发表[5]。
- 推荐使用 10MV FFF（无均整过滤）VMAT 技术，充分利用高剂量率（2400MU/min）优势，同时也有助于降低周围组织所受剂量。若无 10MV FFF，亦可选用 6MV FFF。
- VMAT 计划需旋转准直器，以尽可能降低叶片间的射线泄漏。
- 为了提高计划速度，建议使用逆向优化，采用较大剂量分辨网格（如 4mm），其所覆盖的 PTV 周围区域较小（PTV+2cm）；在获得所需的计划后，再以 3mm 或更小的分辨网格重新计算剂量。

- 通常采用双全弧射野：182° ～ 178° 和 176° ～ 184°，非零度准直角，如 20° 和 340°。
- 单弧 SBRT 计划质量较低且无助于缩短治疗时间，因为双弧与单弧 VMAT 计划的总 MU 相近。
- 增加第三个弧通常不会显著提高计划质量，甚至可能导致计划无法执行，因为三弧优化时不仅降低了剂量率，而且还可能引起与最大机架速度限值的冲突。

逆向计划

- 下述 HD-PTV 40Gy 病例中，逆向计划分两个阶段完成。
- 环结构不仅在 Pinnacle（Philips， Andover， MA， USA）等治疗计划系统中应用，而且在其他治疗计划系统（如 Eclipse 和 RayStation）也可提升治疗计划质量（对于理想解剖结构，剂量跌落设置便已足够）。
- 调制结构
  - Ring 2mm：1cm 环包绕（LD-PTV+2mm）
  - Ring 1cm：1cm 环包绕（LD-PTV+1cm）
  - Ring 2cm：2cm 环包绕（LD-PTV+2cm）
  - LD only：（LD-PTV）－（HD-PTV）

阶段 1

- 如表 9.11 所示设置目标参数，进行迭代优化 40 次。
- 经过阶段 1 优化后，针对 40 Gy HD-PTV 我们通常会满足表 9.9 中列出的所有计划目标。我们希望在不影响阶段 2 中 PTV 覆盖率情况下，进一步降低危及器官剂量。

阶段 2

- 将表 9.11 中第 2 阶段目标参数添加到已有目标参数中。添加的这些危及器官的剂量目标参数较低，同时赋予很低的权重。在已获得一个相对较好的计划时，我们不希望过多地改变所得到的目标值。

表 9.11 **前列腺癌 SBRT 1–2 阶段逆向计划目标参数**

Structure/ROI	Type	Target (cGy)	% Volume	Weight
Stage 1				
HD-PTV	Min DVH	4000	55	5
LD-PTV	Min Dose	3625		5
LD only	Max DVH	3750	1	8
Ring 2 mm	Max Dose	3300		1
Ring 1 cm	Max Dose	2000		1
Urethra	Max Dose	3800		2
Anterior Rectum	Max Dose	3625		3
Lateral Rectum	Max EUD	1000		1
Posterior Rectum	Max Dose	1300		1
Stage 2				
Ring 2 cm	Max Dose	1500		0.5
Ring 1 cm	Max EUD	1000		0.1
Rectum	Max EUD	800		0.1
Bladder	Max EUD	800		0.1

DVH：剂量体积直方图；EUD：等效均匀剂量；HD：高剂量；LD：低剂量；PTV：计划靶区；ROI：感兴趣区

计划评估

- 应用等剂量曲线（图 9.4A）、DVH（图 9.4B）和放疗计划目标（表 9.12）来评估最终计划，计划剂量以 3 mm 分辨网格卷积算法进行计算。

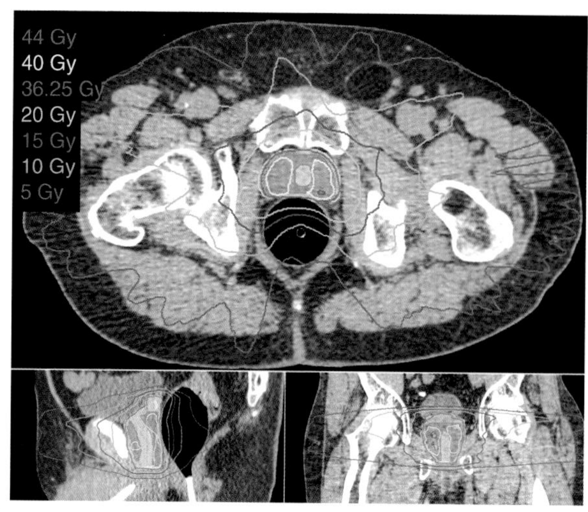

(A)

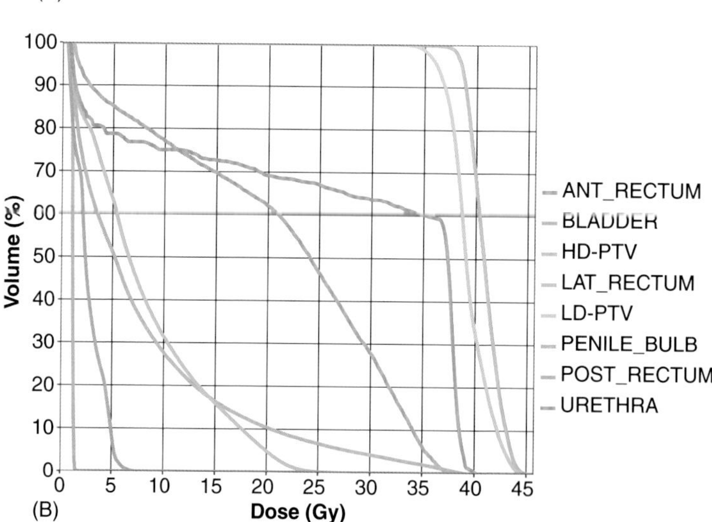

(B)

图 9.4　（A）前列腺癌（40Gy，5 分次）SBRT 计划等剂量曲线；（B）DVH 图。

DVH：剂量体积直方图；HD：高剂量；LD：低剂量；PTV：计划靶区；SBRT：立体定向放射治疗

表 9.12　图 9.4 所列前列腺癌 SBRT 计划目标

Structure/ROI	Type	Primary Goal		Secondary Goal		Primary Achieved		Result
		Dose (cGy)	Volume	Dose (cGy)	Volume	Dose* (cGy)	Volume*	
HD-PTV	Min DVH	4000	50%	4000	40%	3561	60.1%	Met
LD-PTV	Min DVH	3625	95%			3314	95.3%	Met
Prostate	Min DVH	3625	99%			3561	99.9%	Met
Anterior Rectum	Max DVH	3810	0.03 cm^3	4000	0.03 cm^3	3823	0.03 cm^3	Met
Lateral Rectum	Max DVH	2180	3 cm^3	4000	0.03 cm^3	2868	0.39 cm^3	Met
Posterior Rectum	Max DVH	1900	0.03 cm^3	2250	0.03 cm^3	1170	0.00 cm^3	Met
Bladder	Max DVH	4000	0.03 cm^3	4200	0.03 cm^3	3839	0.00 cm^3	Met
Bladder	Max DVH	1830	20%	3000	20%	3839	19.4%	Met
Urethra	Max DVH	4000	0.03 cm^3	4500	0.03 cm^3	3953	0.00 cm^3	Met
Urethra	Max DVH	3890	1 cm^3	4500	0.03 cm^3	3953	0.01 cm^3	Met

* 体积为达到首要目标的体积；根据目标类型，剂量为最大或最小剂量。

DVH：剂量体积直方图；HD：高剂量；LD：低剂量；PTV：计划靶区；ROI：感兴趣区；SBRT：立体定向放射治疗

对比

- 针对 HD-PTV 40 Gy，图 9.5 和表 9.13 列出了单、双及三弧 10 MV 无均整过滤器（FFF）的计划比较。从计划质量、危及器官受量和治疗时间方面评估，双弧计划较优。
- 图 9.6 和表 9.14 对比了 HD-PTV 40 Gy 采用 6MV FFF 和 10MV FFF 的计划。尽管两者都能满足计划目标，但后者的总治疗时间（低 MU 和高剂量率）较短，周边正常组织受量也较低，即全身 V_{5Gy} 和 V_{10Gy} 较低。

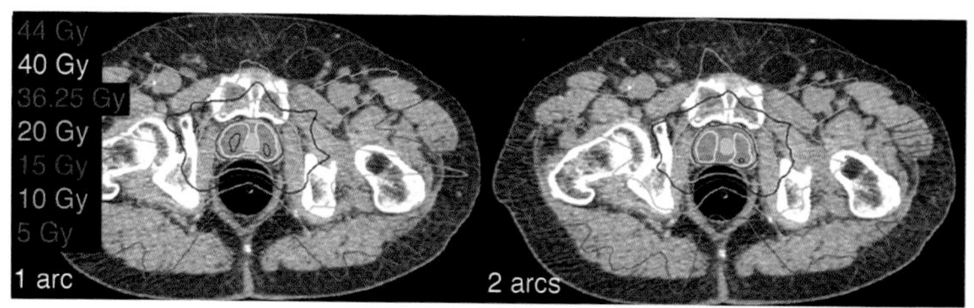

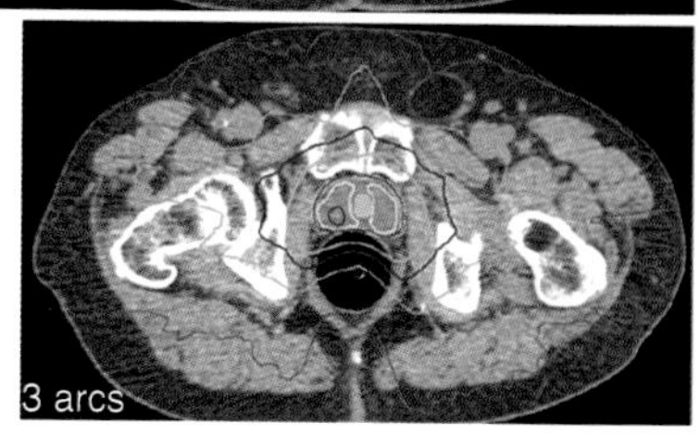

图 9.5 前列腺癌 SBRT 单弧、双弧和三弧计划对比。

表 9.13 前列腺癌 SBRT 单弧、双弧和三弧计划对比

Structure/OAR	HD–PTV 40 Gy			
	Type	One Arc	Two Arcs	Three Arcs
LD-PTV	$V_{36.25Gy}$	95%	95%	95%
	CI	1.00	0.99	0.99
HD-PTV	V40 Gy	78%	69%	66%
Bladder	Max Dose	41.1 Gy	39.8 Gy	39.6 Gy
	Mean Dose	8.4 Gy	8.2 Gy	8.3 Gy
Rectum	Max Dose	38.9 Gy	38.2 Gy	38.6 Gy
	Mean Dose	9.6 Gy	9.3 Gy	9.3 Gy
Whole Body	V_{20Gy}	257 cc	248 cc	249 cc
	V_{10Gy}	1151 cc	1081 cc	1058 cc
	V_{5Gy}	3614 cc	3591 cc	3633 cc
Total MU	MU	2337	2486	2555

CI：适形指数（$V_{36.25Gy}/V_{LD\text{-}PTV}$）；HD：高剂量；LD：低剂量；MU：跳数；OAR：危及器官；PTV：计划靶区；SBRT：立体定向放射治疗；V_{XGy}：XGy 等剂量线覆盖的体积

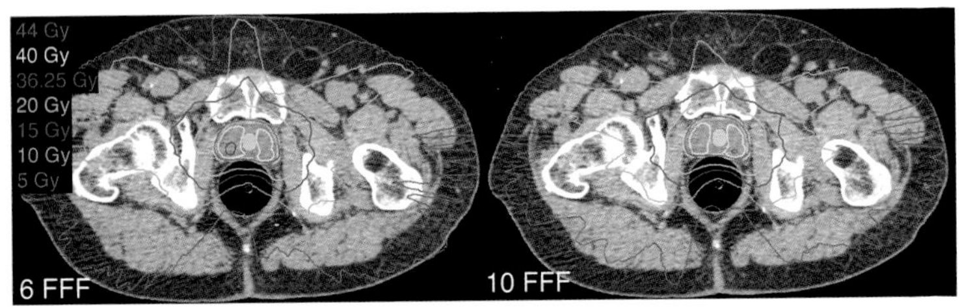

图 9.6 **前列腺癌 SBRT，6MV FFF 和 10MV FFF 计划比较。**

FFF：无均整过滤器；SBRT：立体定向放射治疗

表 9.14 **前列腺癌 SBRT6 MV FFF 和 10 MV FFF 双弧计划比较**

Structure/OAR	HD–PTV 40 Gy		
	Type	6 MV FFF	10 MV FFF
LD-PTV	$V_{36.25Gy}$	95%	95%
	CI	1.00	0.99
HD-PTV	V40 Gy	71%	69%
Bladder	Max Dose	40 Gy	39.8 Gy
	Mean Dose	8.2 Gy	8.2 Gy
Rectum	Max Dose	38.7 Gy	38.2 Gy
	Mean Dose	9.3 Gy	9.3 Gy
Whole Body	V_{20Gy}	248 cc	248 cc
	V_{10Gy}	1285 cc	1081 cc
	V_{5Gy}	4013 cc	3591 cc
Total MU	MU	2780	2486

FFF：无均整过滤器；HD：高剂量；LD：低剂量；MU：跳数；OAR：危及器官；PTV：计划靶区；SBRT：立体定向放射治疗

低剂量率（LDR）近距离放疗

患者摆位和体位固定

- 体位固定：患者在全麻状态下采取背侧截石体位。
- 经直肠超声（TRUS）影像用于计划制定和引导插植针。从前列腺底前 1cm 开始，以 5mm 间隔采集轴向层面，于前列腺尖后 1cm 结束。

- 术前 TRUS 影像上预创建计划，以保证排列的粒子数量恰当。
- 靶区和危及器官
  - 由医生勾画前列腺、膀胱和直肠轮廓。
  - 无 PTV 定义，规定处方剂量覆盖至前列腺边缘 3 ～ 5mm。近直肠端采用小于 2mm 外放。使用较小或较大外放，取决于肿瘤的特征［例如，美国国家综合癌症网络（NCCN）风险分类］。
  - 尽管尿道在 TRUS 无法很好显现，但通常无必要再辅以 Foley 导管或造影剂。
  - 调整超声探头，使中间腺体内尿道位置与中线（针模板的 D 列）对齐。

计划目标

- 给予前列腺处方剂量 144Gy（^{125}I）或 125Gy（^{103}Pd）。
- 前列腺 V150%（至少接受 150% 处方剂量的体积）≤ 50%。
- 前列腺 V200% ≤ 20%。
- D90%（前列腺 90% 体积接受到的剂量）被 115%处方剂量线包绕。
- 前列腺中央区域（尿道附近）剂量应＜ 150% 处方剂量。
- 直肠所受处方剂量的体积（如，^{125}I 的 144Gy）应＜ 1cm^3。

治疗计划

一般原则

- 常用的放射性同位素有 ^{125}I（碘 -125，$T_{1/2}$ = 60 天，28keV 光子）或 ^{109}Pd（钯 -109，$T_{1/2}$ = 17 天，21keV 光子）。
- 审查商业软件（Variseed，Varian）的预治疗计划规范。
- 植入后 1 个月（此处未描述）扫描评估植入粒子的质量状况。
- 流程的其他相关详细信息，请参阅“Handbook of Treatment Planning in Radiation Oncology”相关章节 [1] 。

计划设计

- 以下将逐步描述改进的均匀周边植入程序和计划。尽管患者间存在个体差异，但治疗流程相似。

- 引导针插植的模板叠加于超声图像上。如图 9.7 所示二维模板列有 5mm 刻度，垂直轴为 0.5 ～ 5.5cm，水平轴为 A 至 G，以 5mm 为增量在大写字母和小写字母间交替。

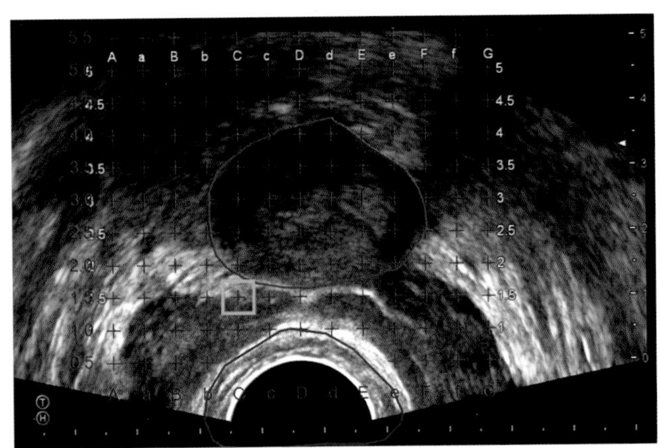

图 9.7 **术中采集的 TRUS 影像。医生勾画前列腺（红色）和直肠（蓝色）。覆盖的网格（红色）为用于引导针插植的模板。**

TRUS：经直肠超声检查

- 如图 9.8 所示，从头侧两个层面（1cm）到尾侧两个层面（1cm）轴向采集前列腺 TRUS 影像。
- 放射粒子种植有两种形式：放射状种植和线性种植。放射状种植主要应用于尿道所处的前列腺中心。线性种植应用于前列腺周边。针内粒子最小间距为 1cm，为了避免粒子堆积，我们将针放在小写字母和整数的交叉点（图 9.9A 所示的 a1 和 f3）或大写字母和半数字的交叉处（图 9.9B 所示的 A1.5，F3.5）。
- 首先，从前列腺底开始（图 9.9A），将针均匀载入前列腺内。计划系统中选择“通过目标范围”功能自动加载一系列粒子和间隔，形成针中所有粒子 1cm 间隔。

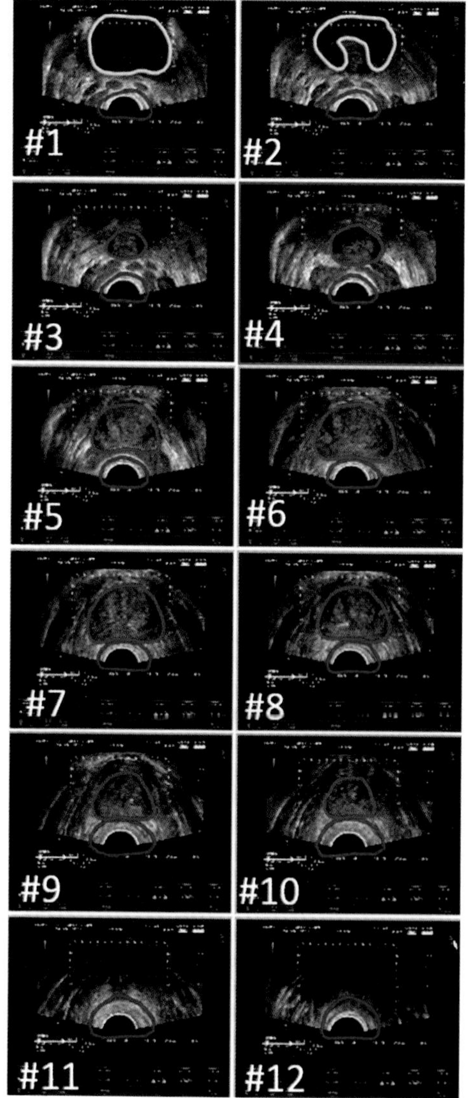

图 9.8　TRUS 采集的 12 个轴向图像（5mm 厚度）。图像 # 3 到图像 # 10 显示前列腺腺体轮廓（红色）。膀胱（黄色）和直肠（蓝色）。

■ 随后，在前列腺周围加载针头（图 9.9B 所示）并重复“通过目标范围”功能，自动加载粒子和间隔针。针的数量及位置取决于前列腺体积大小。

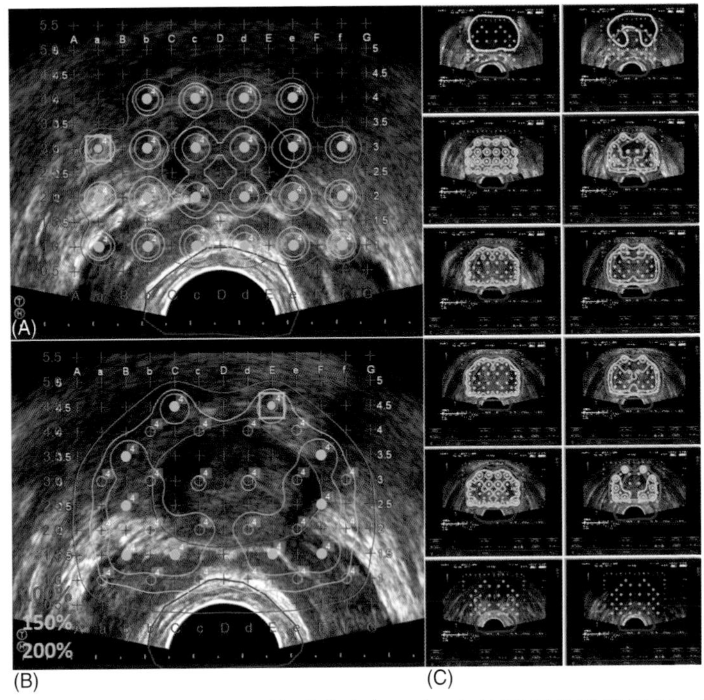

图 9.9 （A）针均匀置入前列腺内部；（B）针置于前列腺周围。粉色线为处方（144 Gy）等剂量线。淡蓝色为 150%等剂量线，绿色为 200%等剂量线。针的右上角为该针粒子数量。

- 第三步，针头放置后，某些粒子将被剔除使前列腺剂量分布适形，同时保护尿道和直肠（图 9.10 所示）。
- 从剂量测量端点（表 9.15）、等剂量曲线（图 9.10）和针的加载（图 9.11）进行计划评估。

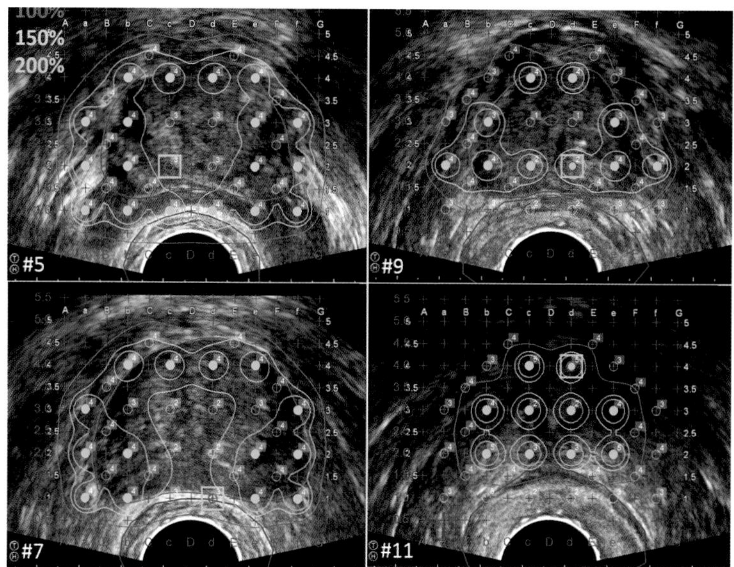

图 9.10　显示图 9.9 的调整计划。图像 # 5、# 7 和 # 9 显示选择的粒子被剔除以实现前列腺剂量分布适形，同时保护尿道和直肠。例如，在 # 9 中，去除 a3，f3，b4，e4 位置处的粒子，# 11 添加粒子以提高尖部剂量覆盖。

表 9.15　前列腺 LDR 粒子种植示例的剂量测量端点

Structure/ROI	Type	Result*
Prostate	V200%	19.9%
(Volume: 38.6 cm^3)	V150%	52.1%
	V100%	99.9%
	D100%	95.1%
	D90%	120.1%
	D50%	152.5%
Rectum	V100%	0.9 cm^3
Bladder	V100%	0.0 cm^3

*$V_{xx\%}$是接受前列腺处方剂量（144Gy）的 xx%的体积占总体积的百分比，以及膀胱和直肠的实际体积（cm^3）；$D_{xx\%}$是前列腺体积的 xx%所接受的最小剂量，以处方剂量的百分比计；LDR：低剂量率；ROI：感兴趣区

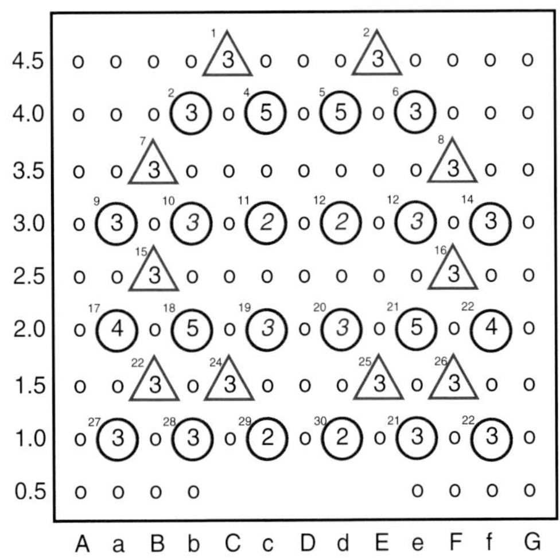

图 9.11　**最终治疗计划：圆圈和三角形分别代表粒子放在奇数和偶数图像上的针。数字代表每根针的粒子数。**

膀胱癌放疗

患者摆位和体位固定

- 患者舒适状态下行仰卧姿势定位，作膀胱充盈和排空状态 CT 扫描，用以评估膀胱容积变化程度。扫描的 CT 也可用于制定放疗计划，具体情况取决于治疗目的（见下文）。
- 对小肠进行增强有助于勾画膀胱附近包绕的小肠肠管。
- 可应用静脉造影显现盆腔血管和淋巴结。对于肾小球滤过率正常的患者，造影后不久造影剂聚集于膀胱中，此时可能需进行密度替换。
- 膀胱放疗的优选计划 CT 要求在膀胱排空状态下扫描，后续治疗前嘱患者立即排空膀胱，从而保证每日膀胱容积的可重复性。
- 对于联合盆腔淋巴结放疗的患者，充盈的膀胱可将小肠推出盆腔，有助于使小肠受照剂量最小化。
- 若部分膀胱需加量治疗，充盈或者排空膀胱 CT 扫描均可；由治疗医师勾画靶区时个体化决定。
- 泌尿科医生膀胱镜检查，膀胱定位时 MRI 融合计划 CT 有助于确定膀胱内的大体肿瘤区和膀胱外扩散进展。

靶区和危及器官

- 靶区和危及器官的详细定义请参阅“Handbook of Treatment Planning in Radiation Oncology”相关章节[1]。

计划目标

- 直肠：$V_{55Gy} < 50\%$
- 股骨：$D_{0.03cc} < 45Gy$
- 小肠：$D_{0.03cc} < 60Gy$ 和 $V_{100cc} < 45Gy$

治疗计划

一般原则

- 除非计划目标无法实现，否则三维适形技术为标准计划方式。
- 基于每日影像引导的 IMRT/VMAT 有助于降低肠道受照剂量和潜在相关毒性，如膀胱[6]以及其他盆腔肿瘤（前列腺，直肠，妇科）中所阐明的一些毒性。
- 有关膀胱癌放疗剂量和分割次数的详细信息，请参阅“Handbook of Treatment Planning in Radiation Oncology”相关章节[1]。

三维适形计划

射野选择

- 采用 4 野标准布野。
- 选用能量为 6、10 或 15 MV 的前后（AP）（0°）、后前（PA）（180°）、右侧（270°）和左侧（90°）X 射线。
- 对于体型较大的患者，可选用较高能量的射线。

正向计划设计

- AP/ PA 野边界：上界于 L5/S1 交界；下界于闭孔底部；两侧沿骨盆外放 2cm，避开股骨（图 9.12A）。
- 侧野边界：膀胱处外放 1 ～ 3cm，后侧避开直肠，上下界同 AP/PA 野（图 9.12B）。

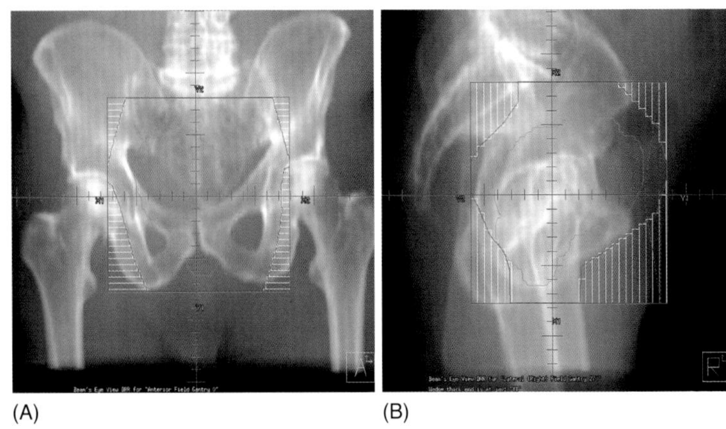

图 9.12 **膀胱癌放疗全盆腔射野边界（A）AP 和（B）侧向。绿色轮廓为 PTV。**

AP：前后；PTV：计划靶区

- AP/PA 射野权重 70%，侧野射野权重 30%以减少股骨受照剂量。
- 侧野辅以楔形板和 AP/PA 射野权重调制有助于剂量热点最小化。野中野技术可改善剂量均匀性和靶区剂量覆盖。
- 剂量分布如图 9.13 中所示。

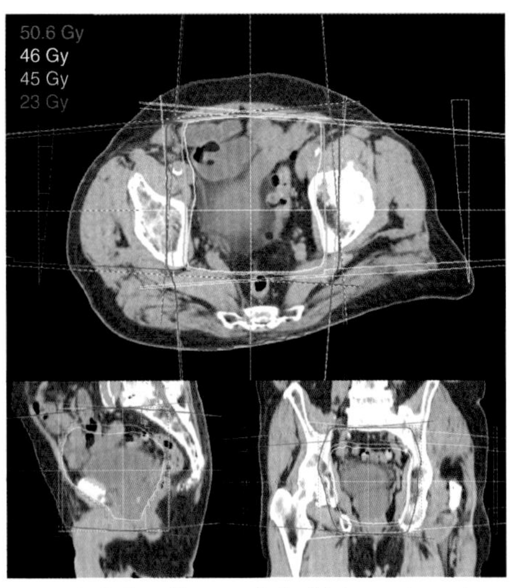

图 9.13 **膀胱癌三维适形放疗计划。绿色区为 PTV。**

PTV：计划靶区

IMRT/VMAT

- 若四野技术无法达到计划目标，建议采用 IMRT/VMAT 技术。
- IMRT/VMAT 技术也可用于全膀胱或膀胱加量放疗计划。
- 目前有前瞻性研究关于对大体肿瘤区进行同步加量的评估。

射野选择

- 通常采用非零度准直角的双全弧。
- 如：182°～178°，10°准直角；反向 176°～184°，350°准直角。
- 采用能量为 6MV 或 10 MV 的 X 射线，避免更高能量（≥ 15MV）以降低中子辐射剂量。
- 若 VMAT 不可用，IMRT 可选用间隔 40°的 9 个非对穿射野角度，即 0°，40°，80°，120°，160°，200°，240°，280°，320°。

逆向计划设计

- 以下逆向优化步骤适用于 VMAT 和 IMRT。IMRT 计划过程较快，但治疗时间较长。
- 设置 PTV、CTV 和 GTV 的最小剂量参数。
- PTV 外放 1cm 和 3cm。
- 创建辅助环结构（Ring 1cm）：Body-（PTV+1cm），Ring 1cm 最大剂量设为处方剂量的 50%。
- 创建第二个辅助环结构（Ring 3cm）：Body-（PTV + 3cm），Ring 3cm 最大剂量设为处方剂量的 35%。
- 添加危及器官计划参数。如图 9.14 所示：直肠“Max DVH”，V40 Gy ＜ 40%；股骨“Max Dose”＜ 45 Gy；小肠“Max Dose”＜ 50 Gy。
- 经 50 次迭代优化后，为直肠、股骨和小肠添设最大平均剂量参数。较当前所能达到剂量值，每 2 Gy 逐步降低目标参数，直至影响 PTV 覆盖。
- 图 9.13 计划使用 VMAT 重新制定。得到的等剂量曲线（图 9.14）、DVH 图和计划目标（表 9.16）显示计划适形度得到改善。

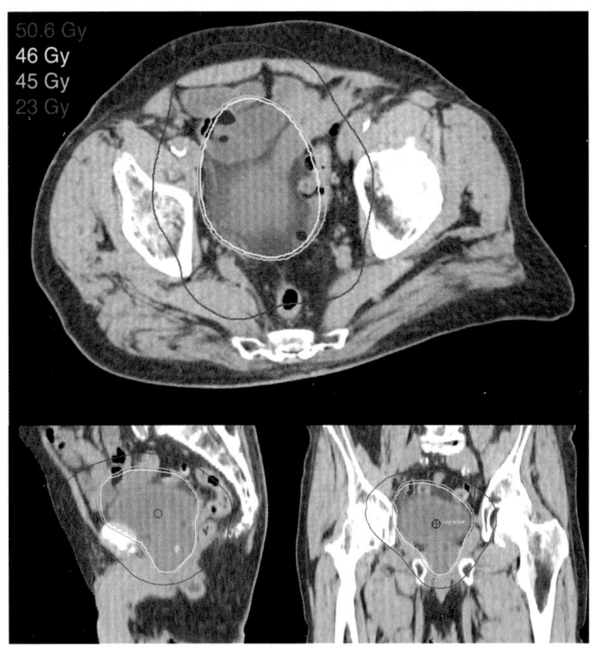

图 9.14　膀胱癌 VMAT 计划等剂量曲线。绿色区为 PTV。

PTV：计划靶区；VMAT：容积旋转调强放疗

表 9.16　如图 9.14 所示膀胱 VMAT 计划的治疗计划目标

Structure/ ROI	Type	Primary Goal		Primary Achieved		Result
		Dose (cGy)	Volume	Dose* (cGy)	Volume*	
CTV_4600	Min DVH	4600	98%	4648	99.9%	Met
PTV_4600	Min DVH	4600	95%	4216	95.2%	Met
Rectum	Max DVH	4313	15%	4809	12.0%	Met
Rectum	Max DVH	4000	40%	4809	17.4%	Met
LG Bowel	Max DVH	4671	10%	4749	0.2%	Met
LG Bowel	Max DVH	4313	10%	4749	4.0%	Met
LG Bowel	Max DVH	4000	50%	4749	7.8%	Met

续表

Structure/ROI	Type	Primary Goal		Primary Achieved		Result
		Dose (cGy)	Volume	Dose* (cGy)	Volume*	
SM Bowel	Max DVH	4500	50 cm^3	4775	2.0 cm^3	Met
SM Bowel	Max DVH	5000	1%	4775	0.0%	Met
Femur_R	Max DVH	5000	1%	2184	0.0%	Met
Femur_R	Max DVH	3000	10%	2184	0.0%	Met
Femur_L	Max DVH	5000	1%	2008	0.0%	Met
Femur_L	Max DVH	3000	10%	2008	0.0%	Met

* 体积为达到首要目标的体积；根据目标类型，剂量为最大或最小剂量；CTV：临床靶区；DVH：剂量体积直方图；PTV：计划靶区；ROI：感兴趣区；VMAT：容积旋转调强放疗

■ 如第 2 章所述，可采用 Pinnacle 系统中的自动计划功能，创建一个 VMAT 或 IMRT 计划，其计划参数如表 9.17 所示。

表 9.17　**膀胱 VMAT 自动计划优化参数**

Structure/ROI	Type	Dose (cGy)	% Volume	Priority	Compromise
PTV_4600	Target	4600	NA	NA	NA
Rectum	Max Dose	4600		High	None
Rectum	Mean Dose	3200		High	None
Bowel	Mean Dose	1000		High	None
Ring 1 cm	Max Dose	2300		High	None
Ring 3 cm	Max Dose	1610		High	None
Normal Tissue	Max Dose	4605		High	None

规避结构如前一节所述。正常组织：全身 -PTV；PTV：计划靶区；ROI：感兴趣区；VMAT：容积旋转调强放疗

■ 如图 9.15A，B 和 C 所示 VMAT 计划的第二个病例分三步进行，髂内 / 外淋巴结剂量至 40Gy，膀胱剂量加量 14 ～ 54Gy，最后膀胱大体肿瘤区剂量再次加量 10 ～ 64Gy。

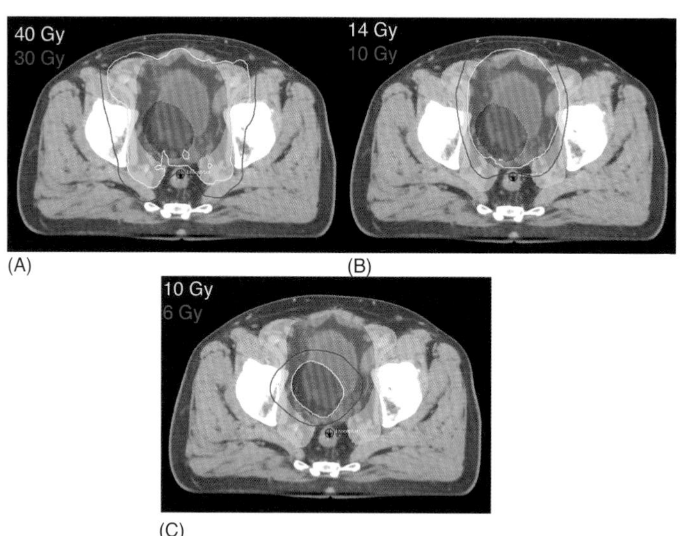

图 9.15　膀胱癌 VMAT 计划：（A）膀胱及髂内 / 外淋巴结 PTV 剂量至 40Gy；（B）膀胱 PTV 剂量加量 14 ～ 54Gy；（C）膀胱肿瘤剂量加量 10 ～ 64Gy。红色区为膀胱肿瘤加量区。

PTV：计划靶区；VMAT：容积旋转调强放疗

■ 每个计划使用上个示例类似技术，采用双弧 VMAT 计划。三个计划的叠加剂量如图 9.16 所示。叠加计划的剂量限值如表 9.18 所示。

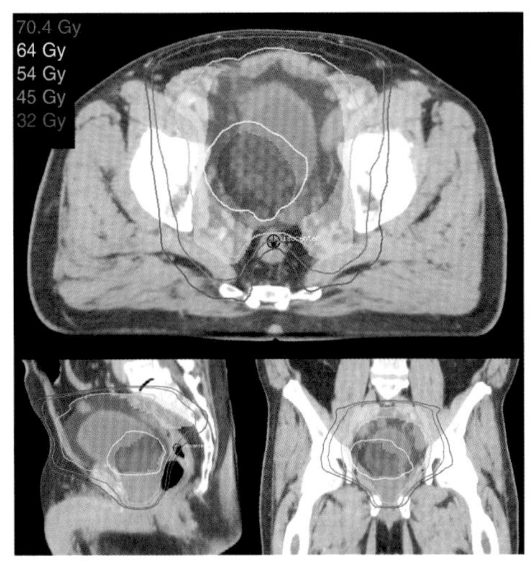

图 9.16　膀胱癌 VMAT 序贯计划的叠加剂量。

VMAT：容积旋转调强放疗

表 9.18　如图 9.16 所示膀胱 VMAT 治疗计划目标

Structure/ROI	Type	Primary Goal		Primary Achieved		Result
		Dose (cGy)	Volume	Dose* (cGy)	Volume*	
GTV Bladder Tumor	Min DVH	6400	99%	6437	99.9%	Met
CTV_Bladder	Min DVH	5400	98%	5293	100%	Met
CTV Int-Ext Iliac LNs	Min DVH	4000	98%	4645	100%	Met
PTV_6400	Min DVH	6400	95%	6348	99.6%	Met
PTV_6400	Max DVH	6912	0.03 cm^3	6705	0.0%	Met
PTV_5400	Min DVH	5400	95%	4962	99.7%	Met
CTV_4000	Min DVH	4000	98%	4645	100%	Met
PTV_4000	Min DVH	4000	95%	4247	100%	Met
Rectum	Max DVH	6000	15%	6210	0.1%	Met

续表

Structure/ROI	Type	Primary Goal		Primary Achieved		Result
		Dose (cGy)	Volume	Dose* (cGy)	Volume*	
Rectum	Max DVH	4000	40%	6210	21.5%	Met
Sigmoid	Max DVH	6500	10%	5999	0.0%	Met
Sigmoid	Max DVH	6000	10%	5999	0.0%	Met
Bowel	Max DVH	4500	50 cm^3	5640	10.5 cm^3	Met
Bowel	Max DVH	5000	1%	5640	0.6%	Met
Femur_R	Max DVH	5000	1%	4755	0.0%	Met
Femur_R	Max DVH	3000	10%	4755	10.0%	Met
Femur_L	Max DVH	5000	1%	4256	0.0%	Met
Femur_L	Max DVH	3000	10%	4256	7.0%	Met

* 体积为达到首要目标剂量的体积；根据目标类型，剂量为最大或最小剂量；CTV：临床靶区；DVH，剂量体积直方图；GTV：大体肿瘤区；PTV：计划靶区；ROI：感兴趣区；VMAT：容积旋转调强放疗。

睾丸癌放疗

患者摆位和体位固定

- 患者取仰卧位，在定制的体部塑形袋中进行模拟定位。真空袋应紧紧包绕患者并塑形，以保证每日摆位时体位的重复性。
- 患者手臂上举伸展过头顶以避开照射。
- 必要时使用睾丸屏蔽器（蛤壳）保护剩余睾丸。

靶区和危及器官

- 图 9.17 所示，对于 I 期睾丸精原细胞瘤患者，主动脉旁 AP/PA 射野照射作为辅助性放疗 [7]。
- 有些病例可能需作“狗腿”或“曲棍球棒”射野（图 9.18），其中有关 GTV，CTV，PTV，主动脉旁和同侧盆腔淋巴结的定义请参阅“Handbook of Treatment Planning in Radiation Oncology”相关章节 [1]。

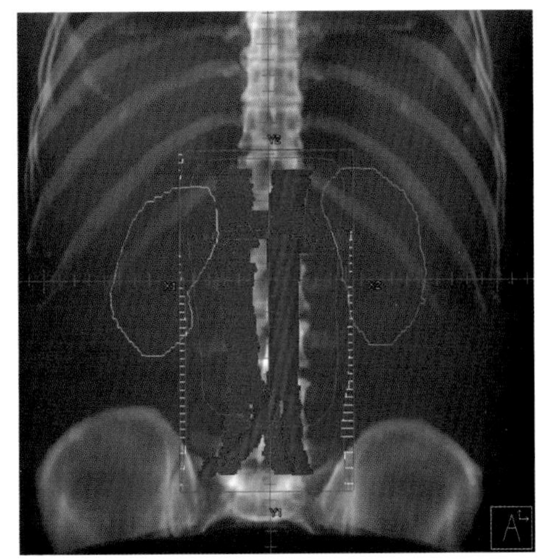

图 9.17　Ⅰ期睾丸精原细胞瘤淋巴引流照射区。红色为下腔静脉，蓝色为是主动脉；CTV 显示为紫色轮廓。

CTV：临床靶区

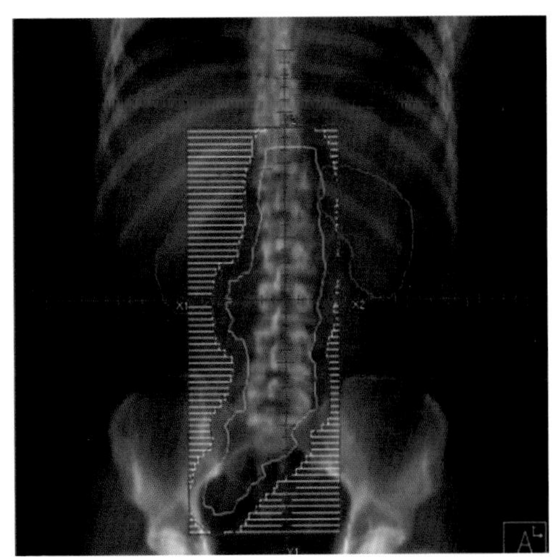

图 9.18　Ⅱ期睾丸精原细胞瘤照射野。绿色轮廓为 CTV。

CTV：临床靶区

三维适形治疗计划

■ 通常采用 AP/PA 射野给予中间层面处方剂量 20Gy，单次

2Gy（图 9.19）。

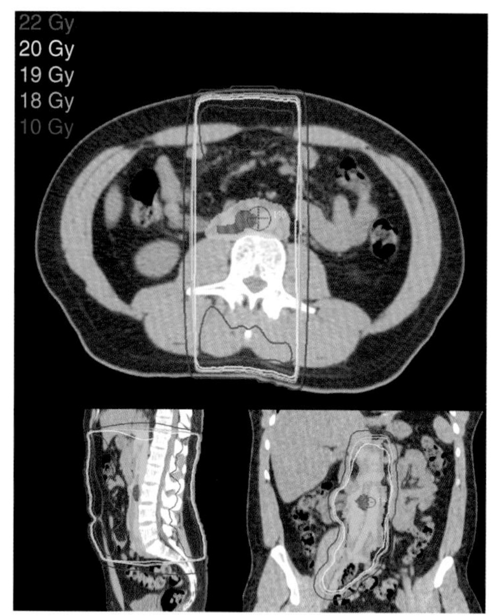

图 9.19　睾丸精原细胞瘤 AP/PA 射野等剂量线分布。

AP/PA：前后 / 后前

- 考虑到射野半影的影响，PTV 周围设置 0.7 ～ 1cm 的外放边缘，以保证足够的剂量覆盖。编辑射野遮挡形状以保护肾脏等重要危及器官。
- 盆腔组织间隔较大，因此常选用能量≥ 10MV 的 X 射线。
- 若 PET 或 MRI/CT 上主动脉旁见受累淋巴结，则该区域处方剂量需加量至 30 ～ 36Gy。

参考文献

1. Khan MK, Tendulkar RD, Stephans KL, Ciezki JP. Genitourinary radiotherapy. In: Videtic G, Vassil AD, eds. *Handbook of Treatment Planning in Radiation Oncology*. New York, NY: Demos Medical Publishing; 2011:117–142.

2. Michalski JM, Gay H, Jackson A, et al. Radiation dose-volume effects in radiation-induced rectal injury. *Int J Radiat Oncol Biol Phys.* 2010;76:S123–S129. doi:10.1016/j.ijrobp.2009.03.078.
3. Viswanathan AN, Yorke ED, Marks LB, et al. Radiation dose-volume effects of the urinary bladder. *Int J Radiat Oncol Biol Phys.* 2010;76:S116–S122. doi:10.1016/j.ijrobp.2009.02.090.
4. Timmerman RD. An overview of hypofractionation and introduction to this issue of *Seminars in Radiation Oncology*. *Semin Radiat Oncol*. 2008;18:215–222. doi:10.1016/j.semradonc.2008.04.001.
5. Kotecha R, Djemil T, Tendulkar RD, et al. Dose-escalated stereotactic body radiation therapy for patients with intermediate- and high-risk prostate cancer: initial dosimetry analysis and patient outcomes. *Int J Radiat Oncol Biol Phys.* 2016;95:960–964. doi:10.1016/j.ijrobp.2016.02.009.
6. Søndergaard J, Holmberg M, Jakobsen AR, et al. A comparison of morbidity following conformal versus intensity-modulated radiotherapy for urinary bladder cancer. *Acta Oncol*. 2014;53:1321–1328. doi:10.3109/0284186X.2014.928418.
7. Wilder RB, Buyyounouski MK, Efstathiou JA, Beard CJ. Radiotherapy treatment planning for testicular seminoma. *Int J Radiat Oncol Biol Phys.* 2012;83:e445–e452. doi:10.1016/j.ijrobp.2012.01.044

第10章 妇科肿瘤

Susan Kost，Carol Belfi，D.Allan Wilkinson，Henry Blair，and Sudha Amarnath

全盆腔放射治疗（WPRT）

模拟和定位

- 患者采取仰卧位固定。
- 可使用适当的固定装置以确保躯干和腿部位置的可重复性（见第 3 章）。
- 根据需要在腹股沟或外阴区域放置bolus提高皮肤表面剂量。
- 外阴区治疗时，将患者双腿分开或摆成蛙腿状，以便于放置bolus。
- 模拟定位时最好不要使用 bolus；在计划制定时，根据靶区确定 bolus 的确切厚度和覆盖范围。
- 模拟定位过程中，要求患者膀胱保持充盈。治疗过程中，充盈的膀胱有助于降低膀胱壁和邻近小肠的剂量。CT 模拟过程时，由医生在肛门、阴道残端、阴道口和 / 或宫颈等放置不透 X 线的标记物，以便于图像上识别这些结构。如果治疗计划采用 IMRT 或 VMAT 技术，需要进行两次模拟扫描，即膀胱充盈状态图像和膀胱排空状态图像。充盈状态影像采集完成后，嘱患者排空膀胱，进行第二次扫描。排空状态的扫描条件须与充盈状态时保持一致，包括标记物的放置。
- 模拟定位和治疗时，患者的直肠内不要存在过多粪便或气体。直肠充盈状态的变化直接影响每日所治疗靶区的位置，这对 IMRT 或 VMAT 治疗的影响更为显著。
- 在模拟定位和放射治疗前，应尽量使患者的造瘘袋保持空置，最好搁置在治疗区域外。
- 对于腹围较大、腹壁松弛的患者，日常摆位重复性较难控制，而且源皮距（SSD）也会存在较大变化。
- 如果腹壁松弛明显，建议使用热塑性体膜材料将松弛的皮肤向上拉起至胸部加以固定，在达到将松弛组织拉离射野的同时，亦便于日常的摆位。
- 治疗过程中应每日或每周根据锥形束 CT（CBCT）影像验证

位置，进行校准。通常使用骨性配准方法匹配 CBCT 与计划 CT。

靶区和剂量限制

- 医生勾画靶区，列出相应的计划目标。
- 通常将原发肿瘤和淋巴结勾画在一个临床靶区（CTV）内。
- 如需采用近距离放疗追量，外照射处方剂量为 45Gy，25 分次，1.8Gy/F；若无需后期加量，则外照射处方剂量为 50Gy，25 分次，2Gy/F。
- 靶区
  - 处方剂量覆盖至少 99% 的 GTV。
  - 处方剂量覆盖至少 98% 的 CTV。
  - 处方剂量覆盖至少 95% 的 PTV。
  - 根据病变情况，勾画子宫、阴道、外阴和宫颈等结构，并评估其剂量覆盖情况。

危及器官和剂量限值

- 为了便于剂量体积直方图（DVH）评估，需要勾画的正常组织包括整个直肠、膀胱、小肠、大肠、股骨头、脊髓、外生殖器，有时候还需包括骶骨。
- 处方剂量为 45Gy 的计划剂量限值如下：
  - 膀胱：接受 45Gy 的体积＜ 35%（V45Gy<35%）。
  - 直肠：最大点剂量不超过 110%（即 <49.5Gy），并且接受 30Gy 的体积＜ 60%（V30Gy<60%）。
  - 小肠：最大点剂量不超过 53Gy，接受 40Gy 的体积＜ 30%（V40Gy<30%）。
  - 左、右股骨头：最大点剂量不超过 50Gy，接受 30Gy 的体积＜ 15%（V30Gy<15%）。
  - 脊髓：最大点剂量不超过 45Gy。
- 视肿瘤累及的范围，肾脏也可作为危及器官。双肾三分之一体积所受剂量不能超过 15 Gy（V15Gy<33%）。

三维适形计划

- 靶区不包括主动脉旁淋巴结时，一般选择四野盒式照射：前野（AP）、后野（PA）和左、右侧野。
- 由医师确定 CTV 和 PTV 以及适当的外扩边界，或根据解剖结构设定射野的边界，以保护邻近的正常组织：
  - 上界位于 L4–L5 或 L5–S1 椎间隙。
  - 下界位于闭孔底部或病变最低位置下 3cm 处。
  - 左右界位于真骨盆侧缘外 2cm 处。
  - 前界位于耻骨联合前缘处。
  - 后界延伸至 S2-S3 交接处。
- 射野能量一般选择 10 MV。对于体形较大的患者可选用更高能量，如 15 ～ 18MV。
- 必要时需行密度替换
  - CT 模拟定位扫描时，如使用造影剂（静脉注射、口服或灌肠），须将影像中造影剂对应结构的密度替换为 1.0 g/cm^3。
  - 将用于辅助勾画阴道、肛门和宫颈等结构而放置的标记物密度赋予空气密度。
- 楔形板和子野的添加有助于优化剂量分布，能够消除正常组织中的热点，特别是在后续需近距离照射加量的情况下。
  - 如使用楔形板，等中心点位置的设置需要考虑加速器叶片可打开的位置极限。
  - 如果使用子野来消除热点，在某些射野中将准直器旋转 270° 有助于增加子野成形的灵活性（图 10.1）。
  - 每个子野的最小机器跳数（MU）应＞ 3。
- 放疗计划的处方通常给在等中心点处，选择一定百分比的等剂量线覆盖整个治疗区。
- 使用子野优化时，或需设定另外的剂量归一点，特别需要注意的是该点不能被子野的多叶准直器（MLC）的叶片所遮挡，否则将导致整个治疗计划热点过多，这与通过增加子野消除热点的初衷相违背。

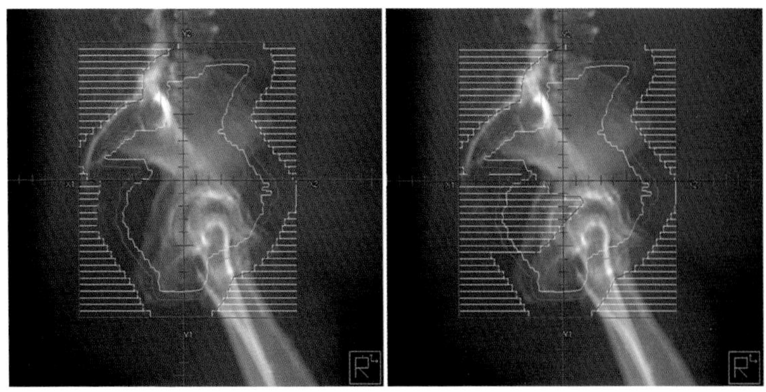

图 10.1　**子野（右）与开放野（左）组合将直肠热点降至 5% 以下。子野权重为总 MU 的 6%。黄色实线代表 CTV，绿色实线代表 PTV。**

CTV：临床靶区；MU：跳数；PTV：计划靶区

调强计划

- 调强技术（包括 IMRT 或 VMAT 技术）适用于包括主动脉旁淋巴结在内的扩大野放疗。
- VMAT 技术的整体剂量适形度更好，治疗时间更快。
- 如不具备 VMAT 技术，可选用多个固定射野的 IMRT 技术。
- 相比较于 IMRT 计划，VMAT 计划的优化和剂量计算耗时更长。
- IMRT 射野布置
  - 采用间隔 40° 的 9 野均分照射野（0°，40°，80°，120°，160°，200°，240°，280° 和 320°），以避免对穿射野。
  - 如果顾及患者对治疗时间的耐受性，也可使用 7 野照射（0°，45°，80°，160°，200°，270° 和 315°），同样避免对穿射野。
  - 对于有髋关节假体或钢钉的患者，应修改相关照射野角度，避开假体。
  - 可采用侧野 ±15°，用非对称铅门来遮挡射野内的金属物。优化过程中锁定铅门位置，以避免优化时铅门发生移动。
  - 这种射野不可避免会遮挡部分 CTV/PTV，但是在优化过程中其他射野方向会补偿所欠缺的剂量。侧方射野是减少直肠剂量的最优方法，有助于满足直肠的剂量限值。

■ VMAT 弧形野

- VMAT 计划一般采取两个全弧（顺时针 182° 至 178° 弧形野，逆时针 178° 至 182° 弧形野）。
- 增加第三个弧可能会改善计划质量，但考虑到计划从简原则，应首先尝试双弧计划。
- 为最小化叶片间的剂量漏射，需将准直器角度至少旋转 10°。
- 对于有髋关节假体或钢钉的患者，为了避免射束直接通过假体区域，可使用 4 个部分弧。
- 例如，患者右髋关节内置一颗钢钉，射野角度选择范围可沿顺时针 182° ～ 238° 和 334° ～ 178°，再逆时针方向沿相同角度返回，形成 4 个部分弧。应根据患者的股骨头或钢钉位置进行个体化地选择弧形野。

■ IMRT 和 VMAT 逆向计划设计过程

- 治疗计划通常归一于 PTV 的平均剂量。处方剂量以 PTV 平均剂量的百分比剂量表示，通常为 95% ～ 98% 的剂量数值。
- 在 PTV 外 7 ～ 10mm 处构建一个剂量限制环，不但有助于正常组织的保护，也利于剂量分布更为紧凑。剂量限制环内的最大剂量不应超过处方剂量的 50%。
- 剂量计算网格的设置应足够大，确保覆盖 PTV 和所有危及器官。
- 如无需要 bolus， PTV 轮廓需与体表轮廓间隔至少 3mm，以避免优化过程中，为保证 PTV 的剂量覆盖而在皮肤表面产生额外的 MU，从而导致局部区域不必要的热点。
- 表 10.1 列出了处方剂量 45Gy 盆腔治疗计划的计划目标参考剂量限值和权重。
- 对于其他未包括在表中的正常组织（如股骨头和肾脏）等，可通过添加剂量限制环来控制剂量，通常剂量限制环的最大剂量应低于 2250 cGy。如果单纯使用剂量限制环不能有效控制正常组织的受量，则需为特定的正常组织结构手动添加更为具体的剂量限值。

表 10.1　盆腔 45Gy 放疗计划的计划目标

Structure	Objective	Dose Value (cGy)	Weight
CTV_4500	Min Dose	4500	3
PTV_4500	Min DVH @ 98%	4500	3
PTV_4500	Uniform Dose	4500	3
Ring	Max Dose	2250	1
Small Bowel	Max Dose	4500	1
Large Bowel	Max Dose	4500	1
Bladder	Max Dose	4500	1
Rectum	Max Dose	4500	1

CTV：临床靶区；DVH：剂量体积直方图；PTV：计划靶区

- 可根据首轮优化后得到的大致正常组织平均剂量（如直肠和膀胱等），进而对后续优化时的计划目标和权重进行修改。
- 后续优化无需重新布置射野，只需添加最大等效均匀剂量（EUD）或平均剂量来降低在首轮优化时所得到的危及器官的平均剂量，以继续降低 OARs 的剂量。
- 将 PTV 的最小剂量和均匀剂量目标函数的权重增至 10 ～ 15 有助于改善 PTV 的剂量覆盖和消除剂量热点。
- 如后续还需利用近距离放射治疗进行加量，则再进行几轮优化以降低正常结构（特别是小肠和直肠组织）的平均剂量。如果因降低正常组织的剂量导致 95% PTV 的剂量覆盖达不到要求，治疗计划需重新优化。
- 如果计划在优化后未能达到所需 PTV 剂量覆盖，可在原 PTV 基础上外扩 1 mm 创建一个新的计划 PTV，但要确保避开小肠等敏感结构。对新 PTV 轮廓添加目标函数：100% 处方剂量覆盖 99% 的体积（最小 DVH 目标函数）。通过这种方法或可改善原 PTV 的剂量覆盖。
- 图 10.2 为 IMRT 和 VMAT 计划，图 10.3 为两个计划的 DVH 对比分析图。VMAT 计划中剂量分布更加适形，OARs 所受剂量下降。

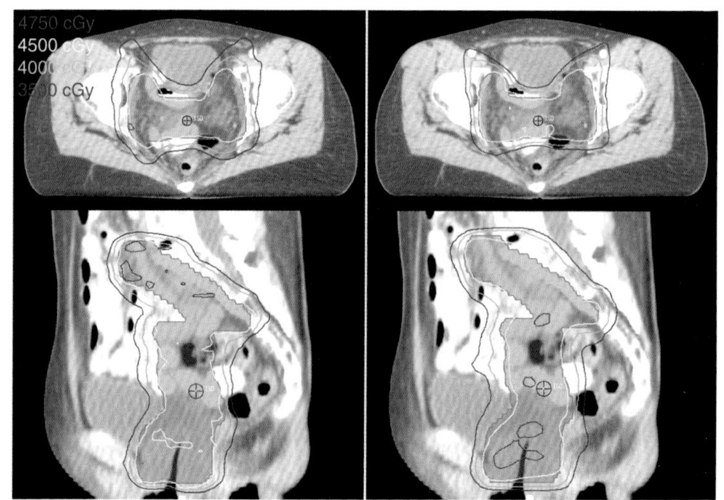

图 10.2 9 野 IMRT（左）和两个全弧 VMAT（右）全盆腔计划剂量分布图，横断面（上）和矢状面（下）。

IMRT：调强放疗；VMAT：容积旋转调强放疗

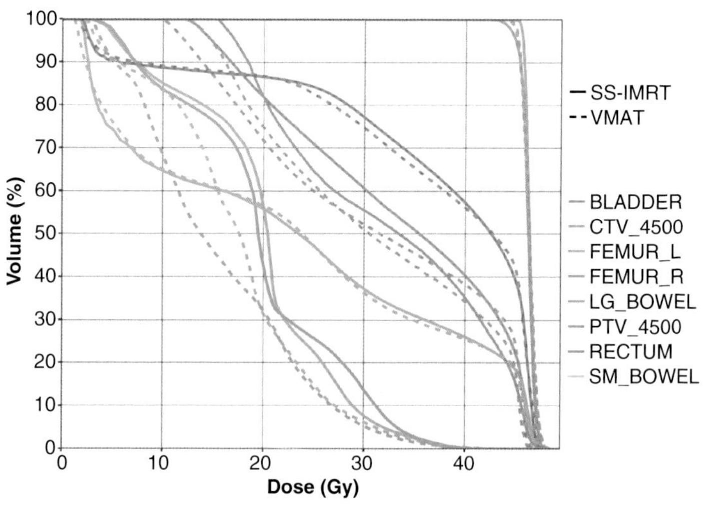

图 10.3 9 野 IMRT 计划（实线）和两个全弧 VMAT 计划（虚线）的靶区和正常组织 DVH 比较图。

CTV：临床靶区；DVH：剂量体积直方图；IMRT：调强放疗；PTV：计划靶区；SS-IMRT：步进式静态调强放疗；VMAT：容积旋转调强放疗

示例：子宫内膜癌

- 参照 WPRT 的固定和模拟定位方式。
- 处方：45 ～ 50 Gy，25 分次（1.8 ～ 2 Gy/F）
  - 如后续需近距离放疗加量，则外照射处方为 45 Gy。
- 治疗区域包括原发肿瘤和淋巴结引流区。
  - 医师在 CT 影像上勾画 GTV、CTV 和 PTV，或设置四野盒式计划的射野解剖边界。
- OARs：参照 WPRT 的“危及器官剂量限量”，如果治疗区域包括主动脉旁淋巴结，则左肾和右肾亦列为危及器官。
- 子宫内膜癌放疗常规采用三维适形 WPRT 计划，边界根据淋巴结区的覆盖情况适当调整。
- 射野边界需包括医生所勾画的 GTV 和 CTV（图 10.4）。

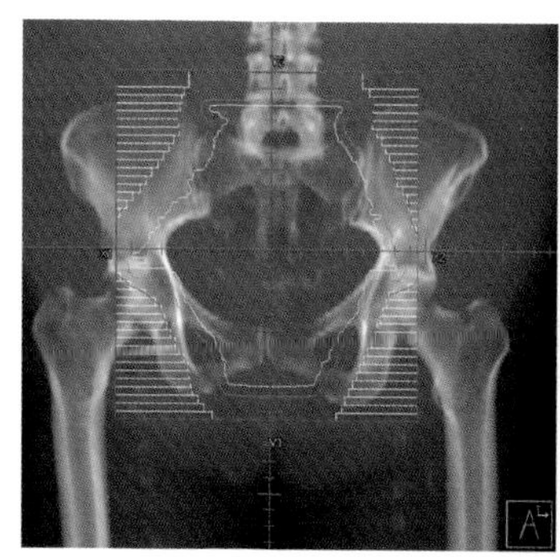

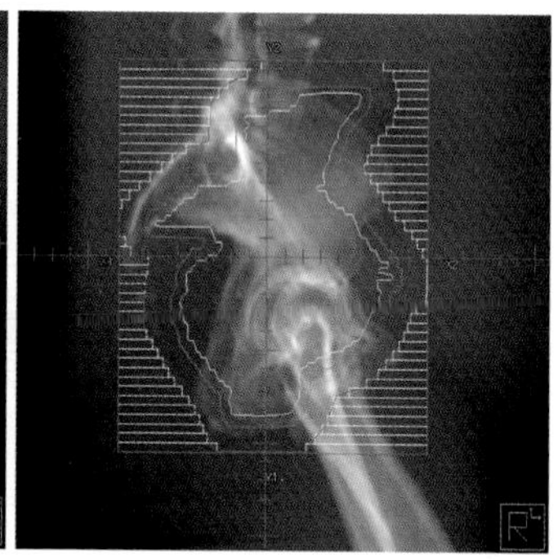

图 10.4　**子宫内膜癌三维适形 WPRT 计划的射野边界，前方射野观（左）和侧面射野观（右），黄色轮廓表示 CTV，绿线轮廓表示 PTV。**

CTV：临床靶区；PTV：计划靶区；WPRT：全盆腔放射治疗

- 当宫颈间质受侵时，靶区应包括骶前淋巴结。
- 如果主动脉旁淋巴结受累及，应将其包括在靶区内。
- 图 10.5 和 10.6 分别为剂量分布图和 DVH 图。
- IMRT 或 VMAT 技术可用于扩大野照射和 / 或包括主动脉旁淋巴结的治疗。
- 调强技术更常用于术后放疗，且靶区勾画精确。图 10.2 所示为采用 IMRT 和 VMAT 技术的子宫内膜癌术后放疗计划剂量分布图。绿色的区域是 PTV，包括手术瘤床和淋巴结区域。

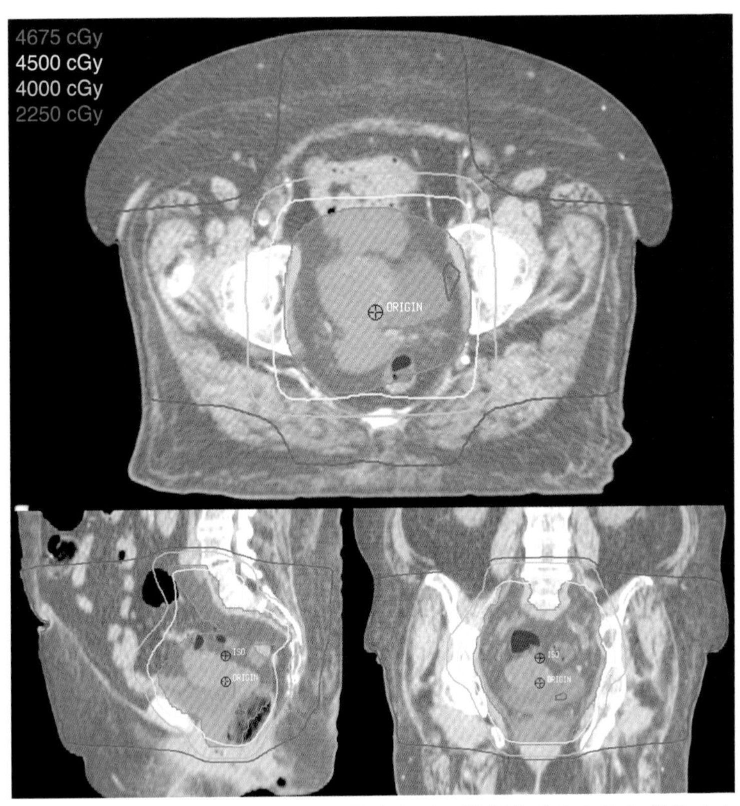

图 10.5　三维适形 WPRT 计划剂量分布图：横断位（上）和矢状位（左下）和冠状位（右下）视图。

WPRT：全盆腔放射治疗

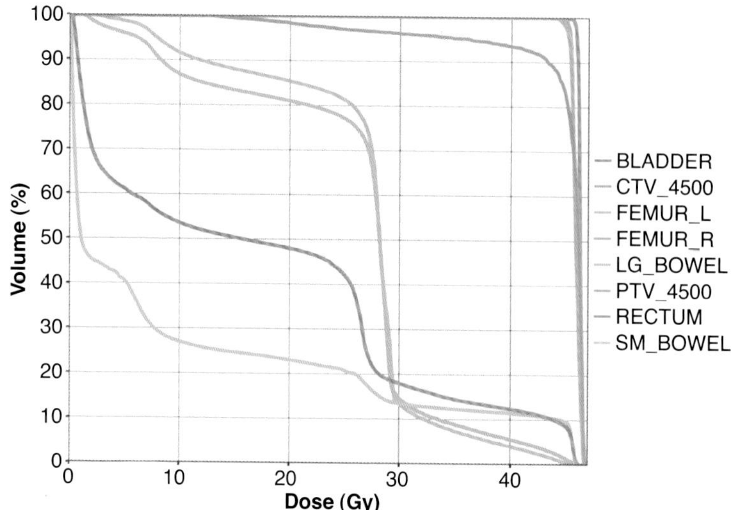

图 10.6 **子宫内膜癌的三维适形 WPRT 计划中 CTV、PTV 和正常组织的 DVH 图。**

CTV：临床靶区；DVH：剂量体积直方图；PTV：计划靶区；WPRT：全盆腔放射治疗

示例：宫颈癌

- 参照 WPRT 的固定和模拟定位方式。
- 如使用调强技术，且子宫完整，需采集两套模拟定位 CT 图像（膀胱充盈状态和膀胱排空状态），融合两套影像以勾画内靶区（ITV）。
- 处方：45 ～ 50 Gy，25 分次，1.8 ～ 2 Gy/F。
  - 如后续需近距离放疗加量，则外照射处方为 45 Gy。
- 治疗区域应包括原发肿瘤、宫旁组织和盆腔淋巴结。
- 医生在 CT 图像上勾画 GTV、CTV 和 PTV，或设置四野盒式计划的射野解剖边界。
- OARs：参考 WPRT 的“危及器官剂量限量”，如果治疗区域包括主动脉旁淋巴结，则左肾和右肾亦为危及器官。
- 常规采用三维适形 WPRT 计划，边界根据淋巴结区的覆盖情况适当调整。

- 射野边界需包括医生所勾画的 GTV 和 CTV。
- 前后野（AP/PA）上界包括 L4-L5，下界至真骨盆下 4cm 处或至闭孔底部包括盆底，左右侧界在骨盆边缘外放 2 cm。
- 侧野边界参考三维适形 WPRT 计划，其后界在骶骨前缘后至少 1.5 cm（图 10.7）。

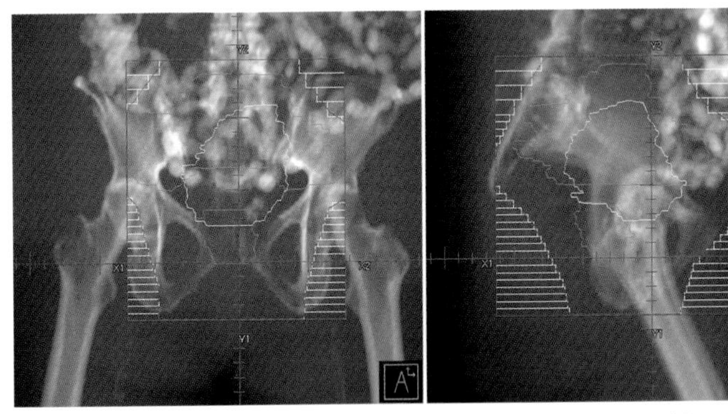

图 10.7 **外阴癌三维适形 WPRT 计划，前方射野观和侧面射野观，绿线所画区域表示 GTV，黄线区域表示子宫，蓝线区域为淋巴引流区。**

GTV：大体肿瘤区；WPRT：全盆腔放射治疗

- 如需治疗主动脉旁淋巴结，在全盆腔四野（0°、90°、180°、270°）基础上，AP/PA 射野上部需部分遮挡，以控制肾脏剂量。
- 如使用单中心照射，射野衔接可选用非对称铅门技术。
- 如后续需对原发病灶予以近距离照射加量，可在四野外照射剂量达 40Gy 后，在射野中线处设置档铅，以避免插植区所受剂量过高。
- 图 10.8 所示为处方 45Gy 的计划剂量分布图。

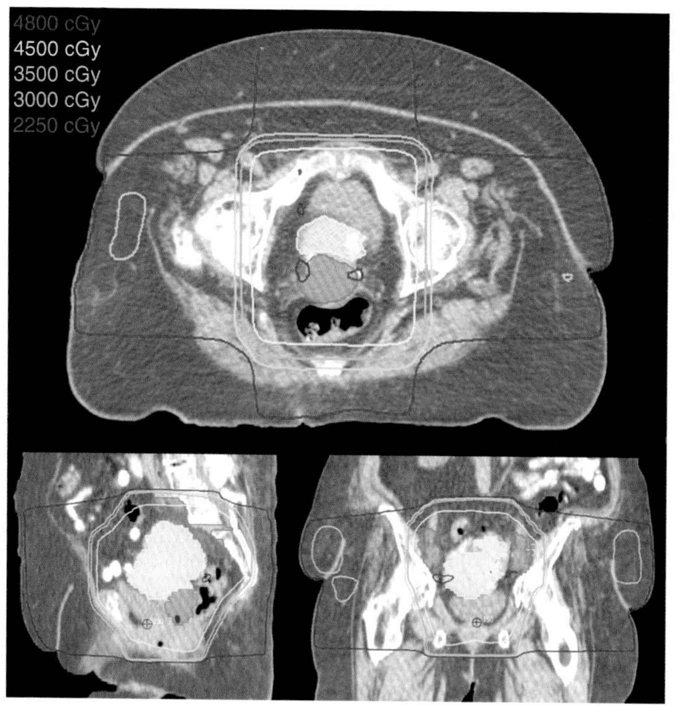

图 10.8　宫颈癌三维适形 WPRT 计划剂量分布图：横断位（上）和矢状位（左下）和冠状位（右下）视图。绿色区域表示 GTV，黄色区域表示子宫，蓝色区域为淋巴结。

GTV：大体肿瘤区；WPRT：全盆腔放射治疗

示例：外阴癌

- 参照 WPRT 的固定和模拟定位方式，其他特殊要求如下：
  - 患者应采用蛙式腿或腿部尽可能伸展以便放置适当的 bolus，并防止腿部阻挡射野。
  - 使用真空负压袋固定患者腿部，以确保体位的可重复性，对于 IMRT 或 VMAT 计划尤为重要。
  - 淋巴结、外阴、肛门和切口处放置标记点。
- 处方：术后镜下可见残留病变为 45 ～ 56Gy，25 ～ 28 分次，1.8 ～ 2 Gy/F；术后肉眼可见残留病变为 54 ～ 72 Gy，

28 ~ 35 分次，2Gy/F。

- 单纯放疗（无化疗）患者，如正常组织剂量允许，处方可至 72 Gy。
- 可考虑对原发肿瘤给予近距离放疗加量。

■ 如盆腔淋巴结阴性，治疗区域包括原发肿瘤、腹股沟淋巴结、闭孔淋巴结和髂内外淋巴结；如果盆腔淋巴结阳性，还应包括髂总淋巴结。

■ 医生在 CT 影像上勾画 GTV、CTV 和 PTV。

■ OARs：参考 WPRT 的“危及器官剂量限量”。

■ WPRT 采用 IMRT 常规治疗技术。

■ 如果剂量覆盖范围接近皮肤表面，X 射线能量应选用 6MV。

■ 为满足腹股沟和外阴区域的处方剂量覆盖，需要添加 5 ~ 10 mm 厚 bolus。模拟定位时一般不放置 bolus，而是在制作计划时由物理师或剂量师添加。

■ 如不具备 IMRT 技术，也可使用三维适形技术，前野（AP）因不涉及股骨头，可设置的相对较宽，后野（PA）略窄。腹股沟区可由电子线前野加以补量。

■ 原发灶可使用三维适形技术予以加量或在会阴周用电子线补量。如使用电子线补量，患者取截石位，机架正对两腿之间的中心位置，直接照射外阴部。局部使用 bolus。

■ 图 10.9 所示为 46 Gy 的 7 野静态调强计划剂量分布图。

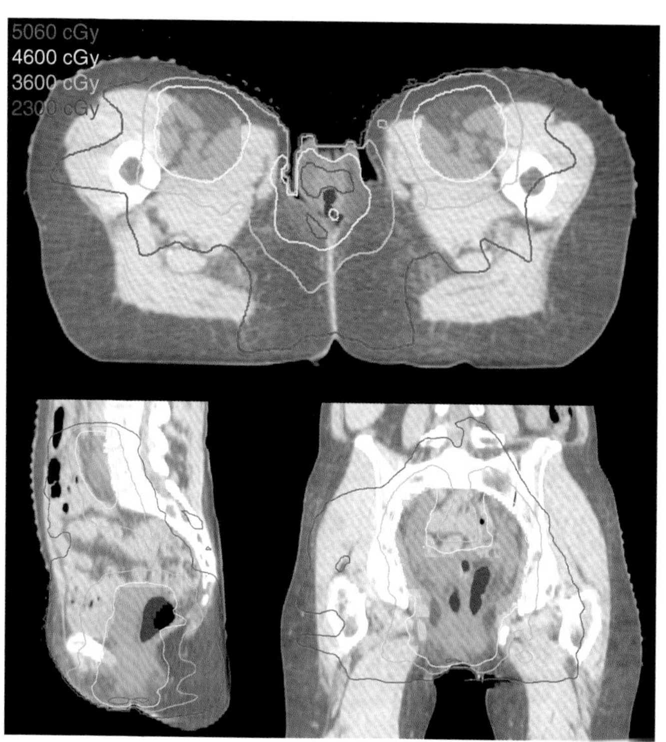

图 10.9　外阴癌 IMRT WPRT 剂量分布图：横断位（上）和矢状位（左下）和冠状位（右下）视图。

IMRT：调强放疗；WPRT：全盆腔放疗

示例：阴道癌

- 参照 WPRT 的固定和模拟定位方式。
- CT 模拟过程中，应在阴道口放置标记物。
- 处方：45 ～ 50 Gy，25 分次，1.8 ～ 2 Gy/F。
  - 如后续需要近距离放疗加量，则外照射处方为 45 Gy。
  - 如行单纯外照射放疗，在正常组织剂量允许的情况下，处方可大于 70Gy。
  - I 期患者，可考虑单纯近距离放射治疗。
- 治疗区域包括原发肿瘤、盆腔淋巴结、腹股沟淋巴结。
- 医生在 CT 影像上勾画 GTV、CTV 和 PTV，或直接设定四野盒式计划的射野解剖边界。

- OARs：参考 WPRT 的“危及器官剂量限量”。
- 三维适形 WPRT 计划常规采用四野盒式照射。
- 射野边界应包括医师所定义的 GTV 和 CTV。
- 射野下界需覆盖整个阴道，且延伸至病灶下 3 cm。
- 阴道远端三分之一受累时，侧边界应延伸包括腹股沟淋巴结，上外侧边界位于髂前上棘，外侧边界位于大转子处，下界位于腹股沟皱褶或坐骨下方 2.5 cm 处（图 10.10）。

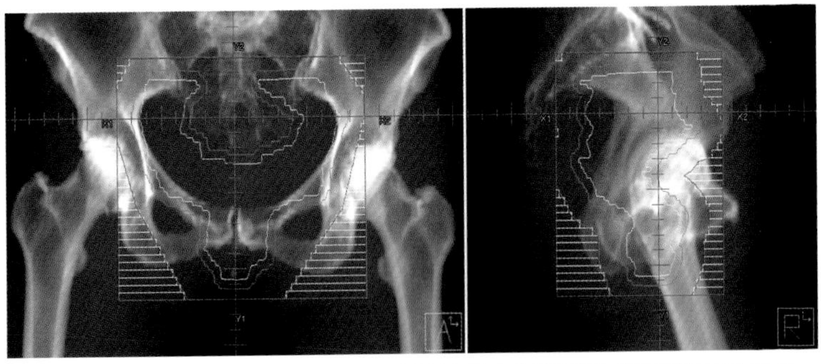

图 10.10 **阴道癌三维适形WPRT计划的前方射野观和侧面射野观视图。黄线区域表示 CTV，绿线区域表示 PTV。**

CTV：临床靶区；PTV：计划靶区；WPRT：全盆腔放射治疗

- 治疗腹股沟淋巴结时需添加 5mm 厚 bolus。模拟定位时一般不放置 bolus，而是在制作计划时由物理师或剂量师添加。
- 如外照射仅使用前后野（AP/PA），后续还需近距离放疗加量，可在外照射 20Gy 后，在射野中线处加挡铅以降低膀胱、直肠的剂量。
- 图 10.11 所示为处方 45Gy 外阴癌放疗计划的剂量分布。
- 相比较于三维适形 WPRT 计划， IMRT 和 VMAT 计划可以更好控制危及器官剂量，因而使用度越来越高。

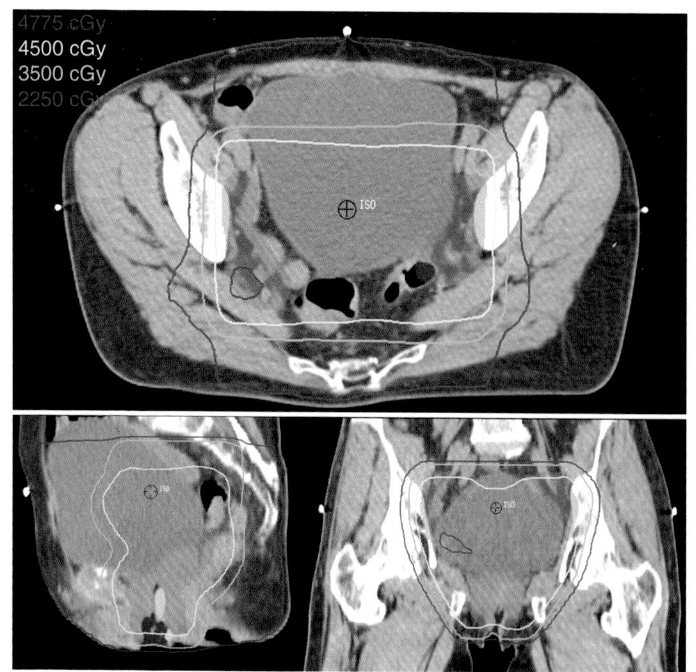

图 10.11　**阴道癌三维适形 WPRT 计划的剂量分布图：横断位（上）、矢状位（左下）和冠状位（右下）视图。**

WPRT：全盆腔放射治疗

高剂量率（HDR）近距离放疗

患者模拟和定位

- 在 CT 模拟定位前，事先将施源器置入患者体内，该过程一般在手术室或后装操作室进行。
- 根据施源器的类型，可采用全身麻醉、清醒镇静或局部麻醉。
- MRI 模拟具有很好的软组织对比度，有利于临床靶区（CTV）的勾画。
  - 选用适合 MRI 扫描的施源器。
  - 在 T2 加权影像上进行靶区勾画。
  - MRI 影像与 CT 影像进行融合配准，以更加清晰地观察导管。

- 每次治疗前均需通过CT、超声或X线平片确认施源器的位置。

靶区和剂量限制

- 临床医师勾画治疗靶区。
- 根据治疗部位和肿瘤类型定义处方剂量和分次。
- 根据 GEC-ESTRO 指南[1]，确定近距离放射治疗的靶区目标剂量：定义 D90%（90% 靶区体积所接受的剂量）、D100%（100% 靶区体积所接受的剂量）和 V100%（100% 处方剂量所包括的靶区体积）。

危及器官和剂量限值

- 根据危及器官与施源器的距离关系，勾画膀胱、直肠、小肠和乙状结肠。
- GEC-ESTRO 建议分别报告膀胱、直肠和乙状结肠 0.1cc、1.0cc 和 2.0cc 的剂量。
- 基于两个正交片的计划，则使用替代点来标记危及器官[2]。
    - 膀胱剂量参考点定义为膀胱内植入一个注入 7ml 造影剂的 Foley 导管球囊后的膀胱后壁处剂量。
    - 直肠剂量参考点为阴道施源器轴线与阴道后壁交点0.5cm处。

HDR 计划

- 医师勾画治疗计划所需的靶区（CTV）和危及器官。
- 在 CT 影像上，对施源器中每个通道导管位置进行重建，一般从施源器尖端开始重建导管。
- 导管在整个待治疗区域之外也需充分重建。
- 在治疗计划系统中，事先确定每根导管的长度，以正确定位通道的位置。
- 根据施源器类型激活驻留点，点间隔 5 ～ 10 mm。
- 在通过放射显影验收后装 HDR 机和施源器时，确定第一个驻留点相对于导管顶端的位置。
- 治疗计划常用一组点进行剂量归一。

- 这些点平均接受 100% 的处方剂量。
- 剂量归一化后，所有被激活的驻留点的驻留时间保持相同。

■ 放疗计划对驻留点的驻留时间进行优化和调整，确保各归一点剂量达到 100% 的处方剂量。具体示例如下：

示例：阴道残端近距离治疗

■ 阴道施源器用于治疗术后子宫内膜癌。

■ I 期患者行单纯近距离放射治疗。

■ II 期及以上术后患者，在切缘阳性、宫颈间质浸润或子宫下部受累的情况下，外照射放疗（EBRT）后行 HDR 近距离放疗。

■ 处方：

- 单纯 HDR：处方剂量 21 Gy，3 分次，7 Gy/F；
- EBRT+HDR：EBRT 处方剂量：45Gy；HDR 处方剂量 12 Gy，2 分次，6 Gy/F。
- EBRT+HDR 的合成总剂量一般定义为 5mm 深度处 60 Gy 的等效剂量（EQD2），2 Gy/ 次。其中 EQD2 代表了 2Gy 分次放射的“生物等效剂量”，这里包括了初始放疗和缩野放疗的总生物等效剂量。治疗通常每周进行 次。

■ 在 CT 模拟定位和实际治疗中，阴道内均需放置圆柱形阴道施源器。

- 患者采取截石位进行体位固定。
- 一般无须镇静或麻醉。
- 对某些特殊患者选择适合其解剖结构的最大尺寸圆柱形施源器（直径范围：20 ～ 35 mm），尽量减小圆柱形施源器与阴道壁的气隙，保持施源器与阴道壁黏膜之间的贴合，以获得更好的剂量分布。
- 圆柱形施源器可选用单通道或多通道。
- 使用外部附件装置将施源器夹紧固定到位。

■ CTV 定义为圆柱状施源器四周外扩 5 mm 深度的区域。

- CTV 的轮廓，指将圆柱状施源器外扩 5 mm 的区域减去圆柱形施源器的体积。

- 治疗区域的长度应为阴道上 4 ～ 5cm，因为大部分的阴道肿瘤复发位于阴道上段。

■ 靶区剂量点（基于 GEC-ESTRO 报告）

- 放射源有效长度的中点距施源器表面5mm处接受处方剂量。
- 沿着施源器有效长度且距施源器表面 5 mm 处的点也应接受 100% 的处方剂量。
- 靶区中心顶点应接受大于 90% 处方剂量的剂量。

■ 危及器官：膀胱、直肠、乙状结肠和小肠。

■ 单通道圆柱形施源器治疗计划

- 在计划 CT 上，从施源器的尖端开始到通道的中间重建各导管。调节影像的窗宽窗位可确定通道的底部位置，按照先前放射影像确定的合适距离，从末端开始重建导管。
- 从导管的尖端开始，每间隔 5 mm 放置一个有效驻留点。如治疗长度为 4 cm，则需要放置 9 个驻留点；如果治疗长度为 5 cm，则需要放置 11 个驻留点。
- 与每个有效驻留点相对应且距圆柱形施源器表面垂直距离 5 mm 深度处，确定一组剂量点，如图 10.12。

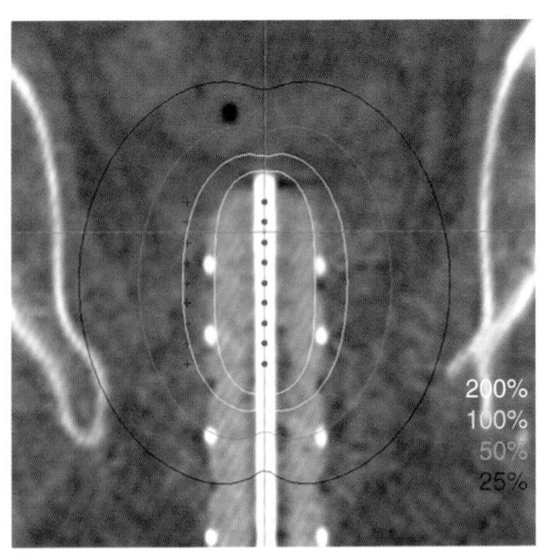

图 10.12　**距圆柱形施源器表面垂直距离 5mm 深度处的一组剂量点（蓝色十字表示）。这些点的驻留时间已被归一和优化。**

- 这组剂量点经归一和优化后剂量分布如图 10.13 所示。

■ 多通道圆柱形施源器治疗计划

- 多通道圆柱形施源器，根据其直径长短（2.5cm、3.0cm、3.5cm）一般可有 7 ～ 9 个通道。
- 可通过模拟 CT 上标注的标记，手动重建各通道中的导管。与单通道类似，导管重建应从距末端合适距离开始。
- 导管可通过施源器模型进行重建：首先，需在建模影像上勾画出 CTV、膀胱和直肠，再校准圆柱形施源器，使中心标记沿 Y 轴，会阴棒槽对准 Z 轴。圆柱筒上有四个固定点，应定义三个点以重建施源器。A 点位于 12 点钟位置，距顶端 15 ～ 21mm（取决于施源器的直径长短）；B 点位于 8 点钟位置，距尖端约 5 cm；C 点位于 4 点钟位置，低于 B 点 1cm。

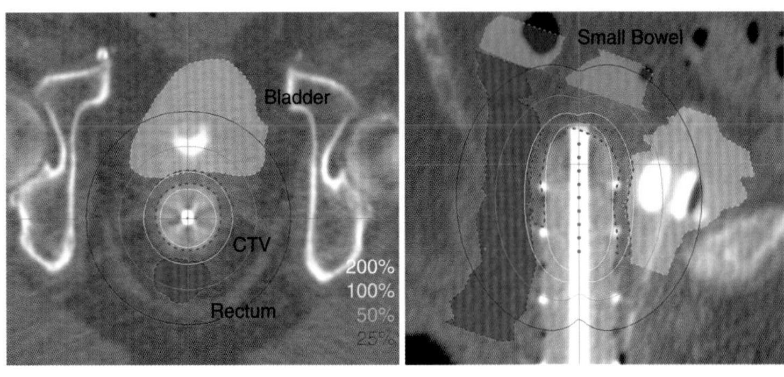

图 10.13 **单通道圆柱形施源器阴道残端近距离放射治疗的剂量分布图，横断位（左）和矢状位（右）视图。**

CTV：临床靶区

- 为保护 OARs，一般选用逆向优化计划，优化算法为模拟退火（IPSA）算法。计划目标应满足：95% 以上的处方剂量曲线覆盖整个 CTV 体积，膀胱和直肠的最大剂量（0.1cc 体积的剂量）小于 100% 的处方剂量。

示例：宫颈癌宫腔管及阴道环形施源器

- 处方：25～30Gy，5分次，5～6Gy/F，每周治疗1～2次。若患者接受近距离放疗30 Gy联合外照射放疗（EBRT）45 Gy，其总等效剂量为84.3Gy（按照单次2 Gy计算，EQD2）。
- CT模拟和实际治疗时均需在子宫和宫颈内放置宫腔和环形施源器。
- 如有必要，置管，模拟和治疗时可实施麻醉。
- 根据所测得的子宫长度及曲率选择宫腔管的长度和角度。
- 采用适用于穹窿的最大尺寸的环（如果有多种尺寸），可向肿瘤和正常组织提供最佳的剂量分布。
- 第一次置入施源器时，可将Smit套管置入宫颈口，以便于后续治疗时环形施源器的置入。
- 每次治疗前使用CT进行宫腔管和环形施源器位置的验证。
- 临床医师勾画CTV。
- 如进行MRI模拟定位，靶区应包括高危CTV（HR-CTV），即大体肿瘤残留区；中危CTV（IR-CTV），在HR-CTV基础上外扩5～15mm边界后形成。
- 靶区剂量体积（GEC-ESTRO）
  - 对于EBRT联合HDR治疗，IR-CTV应接受大于60 Gy的EQD2剂量。
  - HR-CTV的最佳剂量仍未确定，但通常假设与A点（见下文）所受的总剂量相同，靶区覆盖目标为D90（90%的靶区体积剂量）接受100%的处方剂量。
- 危及器官：膀胱、直肠、乙状结肠和小肠
  - 膀胱2cm^{3}体积接受的最大剂量应＜90 Gy（EBRT联合HDR放射治疗下的总EQD2剂量）。
  - 直肠2cm^{3}体积接受的最大剂量应＜75 Gy（EBRT联合HDR放射治疗下的总EQD2剂量）。
  - 乙状结肠2cm^{3}体积接受的最大剂量应＜90 Gy（EBRT联合HDR放射治疗下的总EQD2剂量）。

- 国际辐射单位和测量委员会（ICRU）规定，膀胱和直肠参考点单次照射所受剂量应＜ 3.7Gy。

■ 宫腔管和环形施源器的治疗计划制定

- 通过适当调整影像的窗宽和窗位值来观察导管的位置。
- 通过附加坐标系（ECS）或计划系统中可转动三维影像视图对环形施源器进行定位，使得该环形管在一个平面内显现出来，而与另两个平面相垂直（图 10.14）。
- 根据放射影像确定距末端合适距离，然后从该位置处开始对每根导管进行重建。

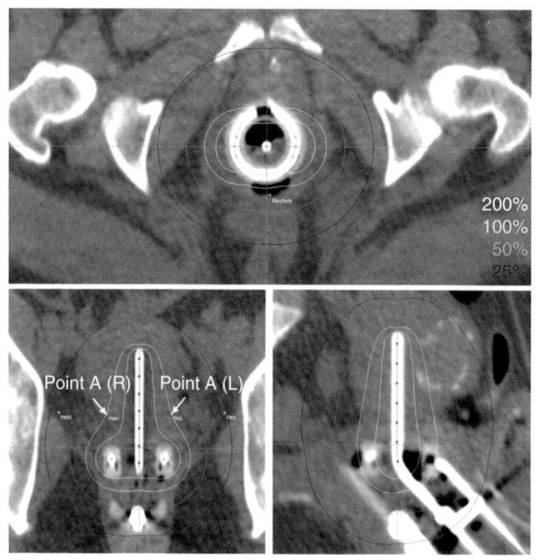

图 10.14　**宫腔管和环形施源器的剂量分布图，横断位（上）、冠状位（下左侧）和矢状位（下右侧），A 点为剂量归一点。**

- 在环形管中放置 6 个驻留点，然后在宫腔管中平面中心的两侧放置 3 个点，间隔 5mm，这样放置可有效规避周边直肠和膀胱的剂量。
- 在宫腔单管的整个跨度内设置驻留点，间隔 5 ～ 10 mm。宫腔管中的驻留点数应大约等于环中的驻留点数[3]。对于较短的宫腔管长度（即 4cm），需每 5mm 放置一个驻留点。对于较长的宫腔管长度（即 6 ～ 8cm），需每隔 10 mm 放置一个驻留点。

- A 点位于宫颈口上方 2cm 处，沿垂直于子宫内环形管的冠状面横向（左侧和右侧）2 cm。计划中对这些点剂量归一，但不优化驻留时间，见图 10.15。
- 对 A 点剂量归一化后，再基于图形优化修改 HR-CTV 和 IR-CTV 的剂量覆盖范围。通过手动拖动等剂量线，调整驻留时间的权重，以得到 HR-CTV 和 IR-CTV 所需的剂量覆盖。

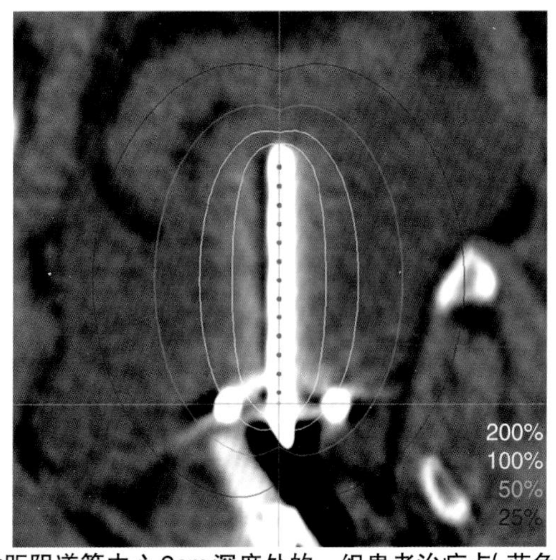

图 10.15　**对距阴道管中心 2cm 深度处的一组患者治疗点(蓝色十字表示) 进行驻留点时间的归一和优化。**

示例：子宫癌宫腔及阴道施源器

- 宫腔及阴道施源器主要用于临床上无法手术，子宫完好无损的子宫癌。
- I 期患者只接受整个子宫和阴道上三分之一的近距离放疗。
- II 期及以上高危或淋巴结受累的患者，在完成 EBRT 后需联合 HDR 进行剂量加量。
- 处方：单独使用 HDR，处方为 30 ～ 42 Gy，5 ～ 6 分次（常

规总剂量为 36 Gy，6 分次）；或者在 45Gy EBRT 后，进行 HDR 加量，处方为 16 ～ 17Gy，2 分次，单次量 8 ～ 8.5 Gy/ 次，HDR 每周照射一次。

- 在 CT 模拟和治疗时，需在子宫和宫颈内放置一个宫腔及环形施源器，这和在宫颈癌中类似。
- 双通道“Y”型（Rotte Y）宫腔管能帮助改善大子宫患者的位置重复性并提高靶区剂量覆盖率。
- CTV 包括整个子宫，由放疗医师进行靶区勾画。
- 置入施源器后进行 MRI 模拟定位，则 GTV 更直观、明确。
- 靶区剂量体积（GEC-ESTRO）
    - EBRT 结合 HDR 的治疗，靶区 GTV 剂量总目标为至少达到 80Gy EQD2 的剂量。
    - 整个子宫应接受 60Gy EQD2 的剂量，阴道上部应接受 45 ～ 50Gy EQD2 的剂量。
- 危及器官：膀胱、直肠、乙状结肠和小肠。
- 宫腔管和环形施源器的治疗计划
    - 对于子宫癌，驻留点只能放置在宫腔管中。
    - 宫腔管的重建，应根据先前通过放射自显影确定合适距离，从通道末端开始重建。
    - 有效驻留点的位置在宫腔管上每间隔 5 mm 放置。
    - 在垂直于宫腔管轴的 2cm 深度处，为每个驻留点定义一组治疗点以进行剂量归一（图 10.15）。
    - 驻留时间的优化应对归一化后的同一组患者参考点进行优化，剂量分布如图 10.16 所示。

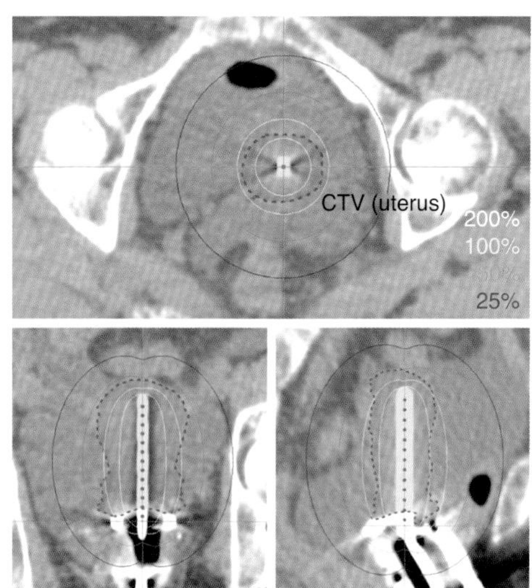

图 10.16 **一例仅使用宫腔管进行 HDR 剂量加量的子宫癌计划，剂量分布图：横断位（上）、冠状位（下左侧）和矢状位（下右侧）视图。**

CTV：临床靶区；HDR：高剂量率近距离放射治疗

示例：组织间插植

- 一般用于治疗体积较大的妇科肿瘤或阴道下受累和侧向受侵的疾病，以弥补腔内施源器剂量覆盖的不足。
- 处方：20 ~ 30Gy，5 分次，4 ~ 6 Gy/F。在总剂量照射完前不移除插植治疗计划模板。每天治疗两次，间隔至少 6 小时。
- 在手术室中将 Syed 妇科插植板缝合在适当位置。
  - 患者可在全麻或硬膜外麻醉状态下进行插植。
  - 插植板由可直接插入待治疗组织的会阴针组成，插入深度由先前的影像确定。
  - 使用腹腔镜或透视影像引导插入针头，以避免肠道穿孔。
  - 该插植板可单独使用，也可与一个腔内的宫腔施源器联合使用，以增加肿瘤的剂量覆盖。
  - 输入到治疗计划系统前，需对每根针的长度进行测量，以便对通道的位置进行编码排序。

- 医生勾画 CTV 靶区。
- 危及器官：膀胱、直肠、乙状结肠和小肠。
- 插植治疗计划
  - 插针的重建从连接器端开始（针的排列通常从模板内环的12 点钟位置顺时针标记），如图 10.17 所示。

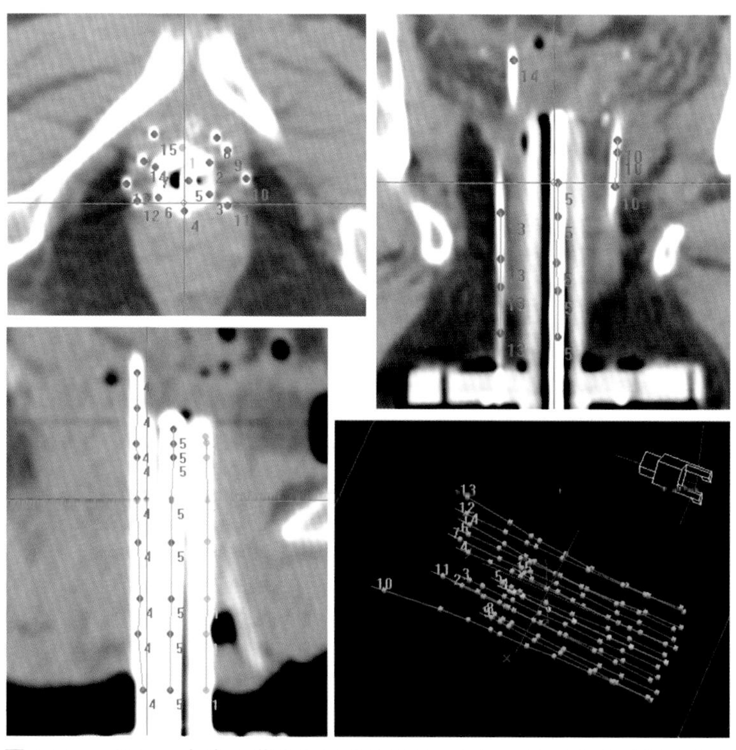

图 10.17　**用于子宫癌阴道残端加量的组织间插植导管重建的横断位（左上）、冠状位（右上）、矢状位（左下）和三维（右下）视图。**

  - 如果一个宫腔施源器也插入子宫，则该导管需贴上标签，与后装器上的索引标签相对应。
  - CTV 内每 5 mm 间隔放置一个有效驻留点。
  - 处方剂量可归一在一组剂量点上，即超出 CTV 表面的剂量点，同时进行剂量点的优化。之后，可能需要通过医生观察调整等剂量线来进一步优化覆盖 CTV 剂量区。

- 此外，处方剂量也可归一在插植物周边黏膜下 5 mm 区域内，之后利用图形优化来优化 CTV 的剂量覆盖（图 10.18）。

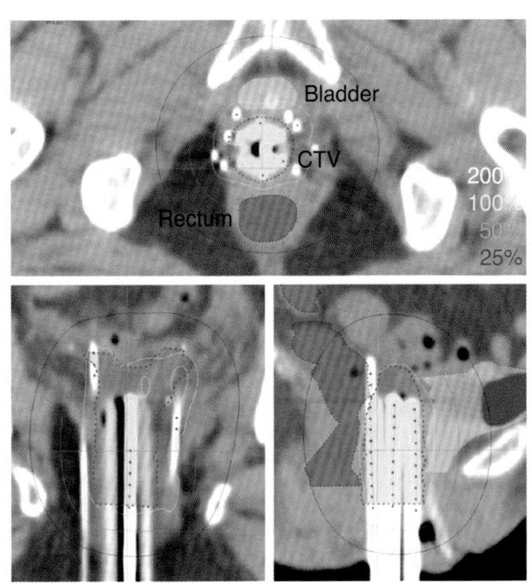

图 10.18　**一例组织间插植优化后的 CTV 剂量分布示图：横断位（上）、冠状位（下左侧）和矢状位（下右侧）视图。**

CTV：临床靶区

参考文献

1. Gerbaulet A, Potter R, Mazeron JJ, et al. eds. *The GEC-ESTRO Handbook of Brachytherapy.* Brussels, Belgium: European Society for Radiotherapy & Oncology; 2002.
2. Chassagne D, Dutreix A, Almond P, et al. *ICRU Report No. 38: Dose and Volume Specification for Reporting Intracavitary Therapy in Gynecology*. Bethesda, MD: International Commission on Radiation Units and Measurements; 1985.
3. Halperin EC, Brady LW, Perez CA, Wazer DE. *Perez & Brady's Principles and Practice of Radiation Oncology*. Philadelphia, PA: Lippincott Williams & Wilkins; 2013.

第11章 淋巴瘤

Bingqi Guo，Cory Hymes，Sheen Cherian，and Gregory M.M.Videtic

霍奇金淋巴瘤和非霍奇金淋巴瘤

■ 临床应用

- 放射治疗、化疗辅助放疗可用于霍奇金淋巴瘤和非霍奇金淋巴瘤的治疗。

■ 患者摆位和体位固定

- 根据病灶的位置，选择不同的模拟定位、摆位的方法。
- 对于头、颈部区域，使用三点或五点式面罩。患者取仰卧位，头和肩膀处于床板中轴位置，手臂位于体侧或手指交叉放于腹部。3 个定位标记放置于面罩上。
- 对于头、颈部以下区域，患者取仰卧位，双臂举过头顶。3 个定位标记放置于患者皮肤表面，以便重新定位。
- 对于纵隔或腹部区域淋巴结的治疗，由医师自行决定是否需要运用主动呼吸控制技术（ABC）来进行治疗时的呼吸运动管理。

■ 治疗计划

●处方剂量

- ■ 根据淋巴瘤的分型、分期以及化疗情况，处方剂量 24 ～ 50Gy 不等，单次剂量为 1.8 ～ 2Gy。

●扩大野放射治疗（EFRT）

- ■ 过去较为常用的，但现在很少使用。
- ■ 照射多个受累淋巴结和未受累淋巴结采用斗篷野、腹主动脉野、倒“Y”野，三野联合用于照射所有淋巴结，如《*Handbook of Treatment Planning in Radiation Oncology*》[1] 图 10.1 和 10.2 所示。
- ■ 斗篷野边界：上界沿下颌骨的下部包括乳突尖。外侧界包括肱骨头 1/2，以确保腋窝覆盖足够的剂量。下界至第 11 胸椎。
- ■ 喉部挡铅在不遮挡累及区域的前提下可以放置。在侧面添加肺部挡铅，必须保证肺门淋巴结区域在照射野内。在治疗过程中，如果需要保护其他危及器官（OARs：如肾脏），也可以放置挡铅。
- ■ 倒 Y 野边界：上界在 T10-T11 椎间隙。外侧边界的定义是使合适的剂量线覆盖淋巴结和整个脾脏。下界位于 L4-L5 椎间隙，覆盖主动脉旁淋巴结链。盆腔 / 腹股沟淋巴结受累可进一步向下延伸至股骨小转子下方 5 cm。通常需要额外的保护措施来保护生殖器 / 生殖器官。
- ■ OARs 包括脊髓、心脏、肺、肾、肝、肠、胃和股骨头。此外，我们需注意到，全淋巴结照射最易危及的组织是骨髓。
- ■ 最常用的照射野是前后 / 后前野（AP/PA）。
- ■ 在全淋巴结照射中，可能需要计算接野处剂量变化，以避免脊髓上的热点。

●累及野的放射治疗（IFRT）

- ■ 只照射累及的淋巴结部位，这是目前常用的方法。
- ■ 最常见的受累区域是颈部、纵隔、腋窝、脾脏、主动脉旁淋巴结和腹股沟淋巴结。

■ IFRT 可使用三维适形或 IMRT（调强放射治疗）/VMAT（容积旋转调强放疗）技术实现。射野角度和射线能量的选择因病灶的部位和危及器官而异。图 11.1 显示了胃淋巴瘤患者的射束设置和等剂量线（IDLs）。

■ 关于剂量限制，请参阅第 5 章和第 7 章。

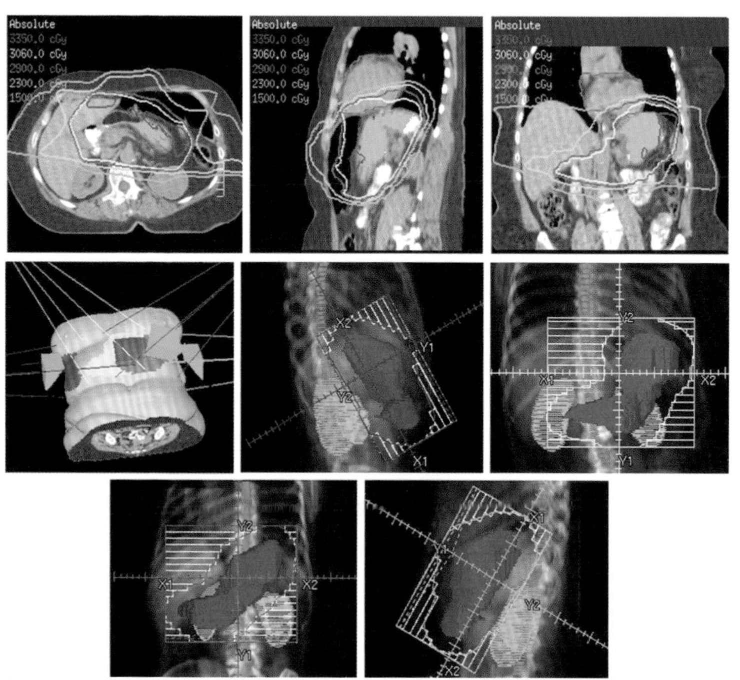

图 11.1　**胃淋巴瘤患者的光野设置及等剂量曲线分布。**

■ 对于胸、腹部的肿瘤，呼吸控制技术，如屏气和呼吸门控，可用于减少分次间、分次内的移动，降低危及器官的剂量。

● 累及部位的放射治疗（ISRT）

■ 在行充分的诱导全身治疗后，如果获得 CR 或 PR 的患者，应考虑 ISRT。

■ 化疗后如果存在大体肿瘤区（GTV），应进行勾画。然后在模拟 CT 上重建化疗前 GTV，应包括化疗后 GTV。

将正常组织排除在靶区之外，并重新命名为化疗后临床靶区（CTV）。然后将化疗后的 CTV 扩展为计划靶区（PTV）。

■ 最终的 PTV 用于计划设计，使用三维适形放射治疗（3DCRT）或 IMRT 技术，并行每日图像引导。

全身皮肤电子线照射

■ 临床应用

- 皮肤 T 细胞淋巴瘤（也称为蕈样霉菌病）的治疗。

■ 患者摆位

- 患者取站位，距离机架等中心一般为 3.5 米或以上。
- 治疗体位有 6 个：前后位、右前斜位、左前斜位、后前位、右后斜位、左后斜位，以确保皮肤完全被覆盖。参照《*Handbook of Treatment Planning in Radiation Oncology*》图 10.6 上 6 个治疗体位的图解说明[1]。
- 可让患者位于一个升起的平台装置上，以减少来自地板的散射。可能需要一些辅助支撑装置来确保患者的安全，并可以在患者站立时校正位置。

■ 治疗计划

- 处方剂量
  - ■ 皮肤表面的总处方剂量为 36Gy，治疗全程超过 9 周，1 Gy / 天（第 1 天治疗前后位、右后斜位、左后斜位，第 2 天治疗后前位、右前斜位、左前斜位，每两天一个循环），每周 4 天，第 4 周后休息 1 周。
- 治疗技术
  - ■ 6 个双野照射技术：对于 6 个治疗体位中的每一个体位，分两个射野来进行照射，分别为向上 20° 和向下 20°，以提高表面剂量的均匀性。如图 11.2 所示射野的设置。
  - ■ 使用能量为 4 ～ 10MeV 的电子线。不用电子限光筒。准直器铅门打开至最大位置。患者治疗平面的平均电子能量在 3 ～ 7MeV 之间。当整合所有 6 个双野的照射剂量时，最大剂量深度移至表面，50% 等剂量线位于 5 ～ 15mm 深度处。

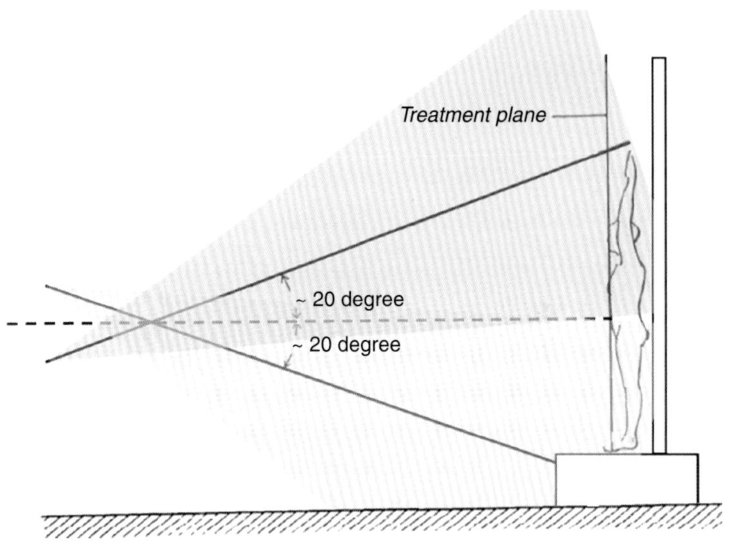

图 11.2　**全皮肤照射双野照射技术示意图。**

- 为缩短治疗时间，最大剂量点的剂量率至少为 0.25Gy/min，1Gy/min 或更高为宜。通常采用一种特殊的高剂量率模式进行全身皮肤电子线放射治疗。
- 治疗平面的剂量均匀性要求在 10% 以内。
- X 射线的本底平均值低于或约为处方剂量的 1% 为宜，高于 4% 为不可接受。
- 在所有或部分治疗过程中使用挡块保护指甲和眼睛，以减少这些部位的剂量。
- 脚底、头皮、乳房下区、脂肪褶皱、肛周、臀部大腿、大腿内侧和会阴皮肤区域可能剂量不足。这些区域可以考虑电子线加量。
- 推荐使用体内剂量测定来进行质量控制，可使用小型测量装置，如热释光剂量计（TLD）和光致发光剂量计（OSLD）。TLDs（或 OSLDs）可放置在患者感兴趣区的皮肤上，包括头部、手臂、乳房、脐部、股骨和脚踝。实测剂量应在处方剂量的 10% 范围内。

全身 X 线照射

- 临床应用
  - 作为造血干细胞移植的一部分，在接受造血干细胞移植前，可单独使用全身 X 线照射或作为化疗的辅助手段。
- 患者摆位
  - AP/PA 技术
    - 患者保持站立姿势。患者中线（AP/PA 方向）处于距离机架等中心较远的位置，通常为 4 ～ 6 米。在治疗室安装附加的激光灯，以辅助患者保持这个距离。
  - 对穿侧向技术
    - 患者坐在治疗床上，背靠支撑物，手臂紧贴身体两侧，在肺部投下阴影。患者的中线（侧向方向）距离等中心较远，通常为 4 ～ 6 米。在治疗室安装附加的激光灯，以辅助患者保持这个距离。
    - 幼儿可躺在治疗床上进行对穿侧向治疗。
  - 患者支持装置
    - 由于患者会疲劳，可能需要额外的支持装置以确保患者在治疗期间保持相同的姿势。图 11.3 显示了全身 X 线照射（TBI）支架的 AP/PA 技术。
- 治疗计划
  - 剂量描述
    - 没有标准处方剂量。从 2Gy 照射一次到总剂量 12Gy 分 6 ～ 8 次照射。
    - 处方剂量应用于全身。处方剂量点位于患者身体最厚部位的中线，通常是肚脐。

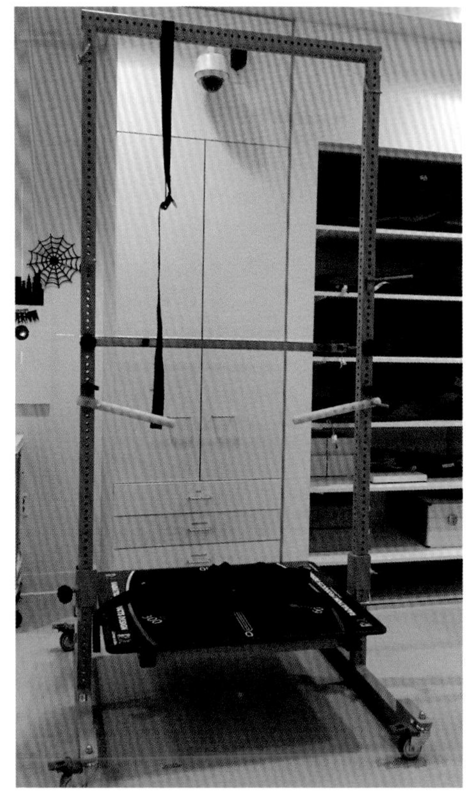

图 11.3　**一个定制的 TEST/TBI 支架，带有手持支架和背带，帮助患者保持相同的体位。**

TEST/TBI：全身皮肤电子线治疗 / 全身 X 线照射

- 在患者中线平面保持 5 ～ 10 cGy/min 的低剂量率。典型的剂量率是在机器控制台处设置 200MU/min。
- 剂量均匀性要求在处方剂量的 10% 范围内。

● 治疗技术

- AP/PA 技术：通过前、后方平行对穿野进行照射。
- 对穿侧向技术，使用左、右侧向对穿野。
- 根据患者身体的厚度，选用 6 ～ 15 MV 的光子束。

- 准直器打开至最大位置，并旋转 45° 以覆盖全部身体。
- 束扰流板由 1 ～ 2cm 厚的丙烯酸制成，置于患者前方约 10cm 处，可达到 90% 或更高的表面剂量。
- 体厚会沿患者轴向变化，尤其是侧位技术。组织补偿器可用于改善剂量均匀性。可沿着光束路径的身体厚度在头部、颈部、胸部、脐部、臀部和腿部进行测量。不同厚度的补偿器用于不同的身体部位并放置在靠近患者身体的地方。
- 在肺部使用挡块以降低肺部处方剂量，通常＜ 8 Gy。肺挡块广泛应用于 AP/PA 技术。挡块通常是由合金制成，其厚度等于射线能量的半价层。肺档块的形状根据 AP/PA 的胶片来绘制。如果使用了肺挡块，可能需要电子线照射进行胸壁加量。
- 质量保证可使用 TLD 和 OSLD 等小型测量设备进行体内剂量测定。

● TBI 的调强放射治疗（IMRT）

- 螺旋断层放射治疗（TOMO）已被应用于儿童和年轻人的 TBI 治疗。患者仰卧于等中心平面上，随着治疗床移动，在一次或两次治疗环节中剂量被连续地传递。
- 容积旋转调强放射治疗（VMAT）也可用于 TBI 治疗。患者躺在机架下的固定床上，固定床与机架保持一个较远的距离（例如 2 米）。患者头脚方向垂直于机架轴。通过两个部分弧实施全身治疗。患者仰卧照射一个弧，俯卧照射另一个弧。
- IMRT 用于 TBI 治疗时需要对整个身体进行 CT 扫描，这通常意味着要将两个 CT 扫描合并为一个。
- 将整个身体定义为计划靶区（PTV）。逆向计划是为了使 PTV 获得均匀的剂量，并降低肺部的受量。
- IMRT 要求患者在摆位和照射过程中使用图像引导放射治疗（IGRT）以保持舒适的体位。它有可能改善靶区剂量的均匀性并降低肺的受量。缺点是增加了计划的复杂性，耗时更长。

参考文献

1. Videtic GM, Woody NM. *Handbook of Treatment Planning in Radiation Oncology.* 2nd ed. New York, NY: Demos Medical; 2015.

第12章 软组织肉瘤

Kyle Verdecchia，Lama Muhieddine Mossolly，Matt Kolar，
Eric Murray，Lanea Keller，and Chirag Shah

模拟定位

- 在治疗体位下行 CT 扫描，层厚 3mm。
- 基于治疗部位，口服或静脉注射照影剂有利于靶区和危及器官的勾画。
- 对腹膜后的肉瘤或需要考虑淋巴结照射的患者，可考虑增强造影。
- 模拟定位时将等中心点放置于治疗靶区的中心。

腹部 / 胸部 / 盆腔

- 体位固定设备，如阿尔法固定装置、手臂板、膝盖鞍座、大腿马镫，或真空袋，用来确保在治疗期间保持摆位的一致性。
- 基于疾病部位及危及器官来决定患者是采取仰卧位还是俯卧位定位。
- 考虑到腹部或胸壁软组织肉瘤的运动，利用 4D CT 进行运动管理。
- 在放射治疗过程中，可以采用深吸气屏气或门控技术来限制呼吸动度。
- 治疗盆腔或下腹部肿瘤时，双手置于胸前。治疗上腹部疾病时，双手置于头部上方。

四肢

- 固定装置，如聚氨酯泡沫模具、体膜、阿尔法固定装置或真空袋，用于确保在治疗期间摆位的一致性。
- 在定位时，可移动的正常组织应远离靶区。例如，定位时接受治疗的腿伸直，而不接受治疗的腿呈“蛙式”（图 12.1），这样就可以将两腿分开，降低不接受治疗腿的剂量，提高 MRI 融合的效率。
- 基于靶区的位置及头先进还是脚先进确定患者的体位是仰卧位还是俯卧位，脚先进在下肢的治疗中更常用。一般的经验法则是，当等中心点位于大转子下方时，则要求患者脚先进（反之，则头先进）。

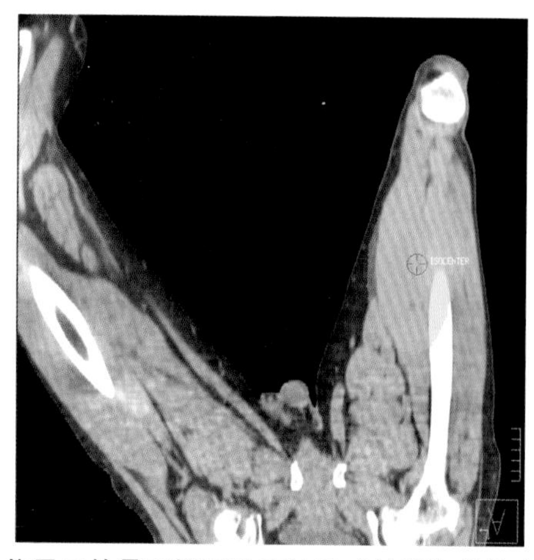

图 12.1　冠状位显示的是不接受治疗的呈“蛙腿”状的左腿。绿色的轮廓表示接受治疗右腿的 PTV。

PTV：计划靶区

组织填充物

- 在模拟定位或计划设计阶段，可在术后疤痕表面添加组织填充物，一般取厚度为 5 ～ 10mm。
- 手术疤痕和引流区用放射下可显现的金属线标号，以便治疗计划阶段组织填充物的设置（图 12.2）。

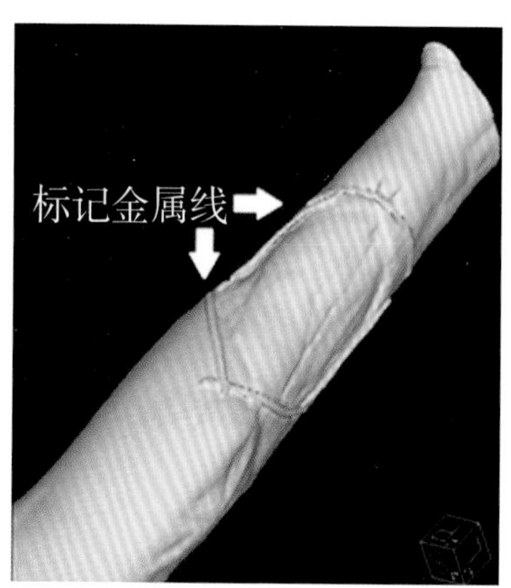

图 12.2　定位过程中放置标记线来突显疤痕，以便组织填充物的设置。

治疗计划

图像配准和定位

- 诊断扫描如 CT、MRI 和 PET 影像应与计划 CT 进行融合，以便医生进行靶区勾画。
- 采取 MRI 定位以便更好地勾画靶区和危及器官。
- 根据临床情况可考虑每日行 CBCT 进行位置验证。
  - 术前病例采取与肿瘤对齐。
  - 术后病例采取先与骨性结构对齐，再与软组织对齐。

术前和术后放射治疗

- 术前和术后外照射治疗（EBRT）都是可行的，临床上可能偏向于其中一种治疗策略。
- 近距离治疗可以单独使用，也可以在术前或术后行 EBRT 后作为加量使用。

靶区和危及器官的计划目标

- 医生提供与靶区相关的计划目标列表。
- 术前靶区
  - 利用 MRI 帮助靶区勾画（序列的选择取决于组织学特征）。
  - RTOG 0630 提供基于图像引导放射治疗（IGRT）的靶体积[1]。
- 术后靶区
  - 传统上，在进行 50Gy 剂量照射后，根据临床情况酌情考虑缩野加量。
- 腹膜后靶区
  - 靶区勾画的初步共识为 Baldini 等人提出的指南[2，3]。
- 靶区的计划目标
  - 100% 的处方剂量至少覆盖 95%PTV 的体积。
  - 95% 的处方剂量至少覆盖 99%PTV 的体积。
  - PTV 中的最大剂量点应小于处方剂量的 107%。
- 剂量限值可从内部记分卡、QUANTEC（临床正常组织效应的定量分析）和 RTOG 0630 [4] 中获取。

- 腹部 / 盆腔（采用 QUANTEC 和内部记分卡，除非另有说明）
  - 肝脏：$V_{30Gy} \leqslant 30\%$，$D_{mean}<28$ Gy
  - 肾脏：$V_{18Gy} \leqslant 50\%$
  - 全肾：$V_{15Gy} \leqslant 40\%$
  - 膀胱：$V_{45Gy} \leqslant 35\%$，$D_{max} \leqslant 60$ Gy
  - 直肠：$V_{40Gy} \leqslant 60\%$，$D_{max} \leqslant 55$ Gy
  - 胃：D100% ≤ 45 Gy
  - 小肠：$V_{45Gy} \leqslant 30\%$，$D_{max} \leqslant 55$ Gy
  - 大肠：$V_{45Gy} \leqslant 50\%$
  - 股骨头：$V_{30Gy} \leqslant 15\%$，$V_{60Gy} \leqslant 5\%$（来自 RTOG 0630）
  - 脊髓：$V_{40Gy} \leqslant 10\%$，$D_{max} \leqslant 45$ Gy
- 胸部（采用 QUANTEC 和内部记分卡）
  - 全肺：$V_{20Gy} \leqslant 20\%$，$D_{mean}<17.5$ Gy，$V_{5Gy} \leqslant 65\%$
  - 同侧肺：$V_{20Gy} \leqslant 35\%$，$D_{mean}<20$ Gy
  - 食管：$D_{mean}<34$ Gy，$V_{50Gy} \leqslant 40\%$
  - 心脏：$V_{30Gy} \leqslant 50\%$，$V_{40Gy} \leqslant 35\%$
  - 脊髓：$V_{40Gy} \leqslant 10\%$，$D_{max} \leqslant 45$ Gy
- 肢体（采用 RTOG 0630）
  - 骨 / 关节：$V_{50Gy} \leqslant 50\%$
  - 生殖器：$D_{mean} \leqslant 8$ Gy，$V_{3Gy} \leqslant 50\%$
  - 正常皮肤（定义为体表外 5mm）：$V_{20Gy} \leqslant 50\%$（纵向），$V_{70Gy} \leqslant 10\ cm^3$，$D_{max} \leqslant 76$ Gy

外照射治疗技术

- **治疗软组织肉瘤的外照射技术包括：**
  - 三维适形放射治疗技术（3D-CRT）——静态野
    - 一般采取 2 ～ 4 个照射野。
    - 正向计划设计。
    - 剂量的适形度和正常组织的保护通过剂量雕刻来实现，比如射野挡块，野中野，楔形板（物理的或者虚拟的）。

- 调强放射治疗（IMRT）
  - 采取 4 ～ 9 个照射野。
  - 随着射野数的增加，剂量适形度更好并且正常组织能得到更好的保护，但治疗时间也随之增加。
  - 对于复杂的摆位，需要确保机架有足够的旋转空间。
  - 基于孔径优化技术的射野子野个数各不同，通常先给予每个射野 5 ～ 7 个子野，然后根据计划目标适当增加子野个数。
- 容积旋转调强放疗技术（VMAT）
  - 考虑到靶区的复杂度和偏侧性，通常基于两个到四个半弧或全弧射野。
  - 对于中心部位的肿瘤通常选择全弧射野。
  - 对于偏侧肿瘤，通常选择分段的半弧射野以减少低剂量的范围，降低正常组织的剂量。
  - 与调强放射治疗相比，容积旋转调强的治疗时间更短，靶区适形度更好，正常组织的受量更少[5, 6]。

■ IMRT/VMAT 的优化

- 确定处方剂量和分次。
- 添加射野和确定能量、机架角度以及准直器角度。
- 表浅的或小体积的肿瘤使用能量 6MV 射线，位置较深的肿瘤用能量 10 或 15MV 射线。
- 需避免采用穿过不必被照射区域的机架角度。
- 确定靶区、危及器官和辅助结构（如剂量限制环）的 IMRT/VMAT 优化目标。
- 剂量限制环包括正常组织限量环 NTR1cm 和 NTR3cm，分别由外轮廓减去 PTV 外扩的 1cm 和 3cm 得到。这两个限量环的最大剂量分别限制在 50% 和 30% ～ 35% 的处方剂量。
- IMRT 计划参数
  - 优化的类型（如，IMRT）。
  - 铅门的设置（见表 12.1）。

表 12.1　VMAT 射野的准直器和铅门的参数设置。优化前锁定铅门的位置为最大射野范围

VMAT Arc	Gantry Angle (°)		Collimator Angle (°)	Collimating Jaws (cm)			
	Start	End		X1	X2	Y1	Y2
Proximal_1	350	176	10	14.5	14.5	19.99	19.99
Proximal_2	176	350	350	14.5	14.5	19.99	19.99
Distal_3	352	178	350	14.5	14.5	19.99	19.99
Distal_4	178	352	10	14.5	14.5	19.99	19.99

VMAT：容积旋转调强放射治疗

- 子野数（每个野限定 5 ～ 7 个子野）。
- 最小子野面积（≥ 4cm²）。
- 每个子野的最小叶片数（≥ 6）。
- 每个子野的最小 MU（≥ 3MU）。
- 每个子野的最小子野面积和最少叶片对数取决于治疗体积的大小，对于大体积靶区来说，子野面积和最少叶片对数需要增加，从而避免高调制的子野。

● VMAT 计划参数

- 准直器角度建议采用非零度，每个弧的准直器角度都设为非零度，以防止产生剂量条（多叶光栅的剂量漏射），同时为优化提供更多的自由度。通常，准直器角度选为 ±10°，机架的旋转起止角度适当调整以减少靶区周边正常组织的剂量。
- 为避免混淆，全弧旋转调强不选择 180° 为起始角度，而是选择 182° 顺时针旋转或 178° 开始逆时针旋转。旋转的方向由计划设计者来决定。

治疗计划：术前放疗计划示例

腹部

- 患者体位：仰卧位，双手交叉置于胸前。
- 处方：50Gy，25 分次。
- 治疗计划
  - 右侧肿瘤，VMAT 采用 6MV 射线，四个部分弧介于 182°～32°之间。弧的数量各不相同（建议弧的数量介于 2～4 个），取决于靶区的适形度和对 OARs 的保护程度。增加弧的数量有可能改善治疗计划。
  - 每个弧最好偏移 2°，这样可给予计划优化更多的自由度。每组两个弧的弧度相同，一个弧顺时针旋转，另一个弧逆时针旋转。
  - 四个弧按顺序分别为 182°～32°，32°～182°，184°～34°以及 34°～184°。
- 对于非中心位置的靶区，使用部分弧可以减少低剂量区的分布，减少正常组织的受照剂量，保证弧和弧之间的间隙。例如，在图 12.3，机架角度停止在 32°，可避免腹腔左侧的小肠受到不必要的照射。

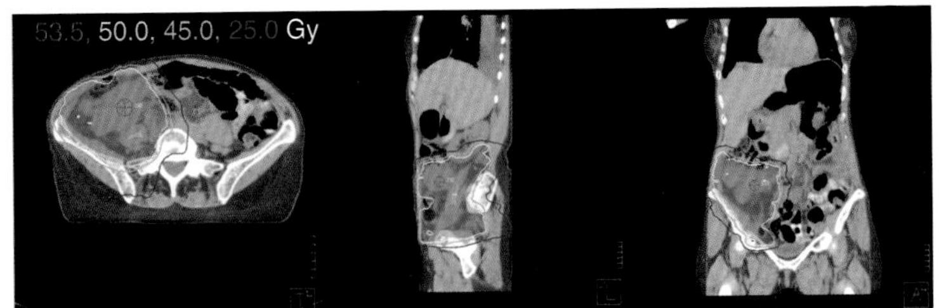

图 12.3 **术前的腹部软组织肉瘤治疗计划（依次顺序为：轴向，矢状位、冠状位）。绿色区域为 PTV。**

PTV：计划靶区

- 对于体厚＞ 25cm 的患者，建议使用＞ 10MV 的能量。
- 危及器官：肾脏、肝脏、膀胱、大肠和小肠、股骨头以及脊髓。

大腿

- 患者体位：仰卧位，脚先进。
- CT 与磁共振融合以勾画靶区和正常组织。
- 处方：50Gy，25 分次。
- 治疗计划（图 12.4）：选择介于 174° 和 322° 之间的两个 6MV VMAT 弧可以减少正常组织的剂量并保证弧之间的间距。与上文相同，每个弧偏移 2°，这样给予计划优化更多的自由度。
- 危及器官（表 12.2）：生殖器、股骨以及正常的皮肤。
- 定位时对于腿部的软组织肉瘤，建议将男性生殖器固定在离靶区反方向的位置，治疗时体位一致（图 12.4）。

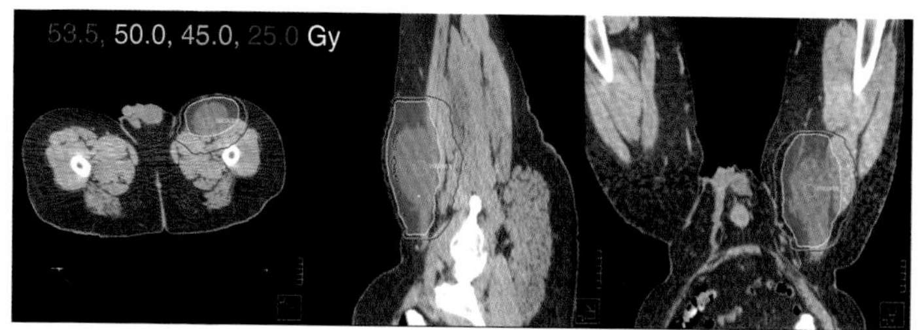

图 12.4　**右侧大腿的软组织肉瘤治疗计划（依次顺序为轴向、矢状位、冠状位）。绿色区域为 PTV。**

PTV：计划靶区

- 建议治疗时可考虑使用蛤壳。
- 每日采用 CBCT 进行位置验证。

表 12.2　**四肢的软组织肉瘤的计划目标**

Structure	Type	Primary Goal		Primary Achieved		Result
		Dose (cGy)	Volume	Dose* (cGy)	Volume*	
GTV	Min DVH (%)	5000	99%	4990.1	99.9%	Met
CTV	Min DVH (%)	5000	98%	4307.6	98.1%	Met
PTV	Min DVH (%)	5000	95%	4332.5	95.9%	Met

续表

Structure	Type	Primary Goal		Primary Achieved		Result
		Dose (cGy)	Volume	Dose* (cGy)	Volume*	
Genitals	Mean Dose	800	–	590.0	–	Met
Femur right	Max DVH (%)	2000	50%	2316.6	2.1%	Met

* 体积为首要目标剂量的体积，剂量为首要目标体积的剂量；CTV：临床靶区；DVH：剂量体积直方图；GTV：大体肿瘤区；PTV：计划靶区

治疗计划：术后放疗计划示例

胸壁 / 腹壁

- 由于肿瘤位于浅表且危及器官较少，可以接受术后 EBRT。
- 腹部和后腹膜肉瘤靶区较深，应接受术前放疗。
- 患者体位：仰卧位，手臂交叉置于胸前或头上。
- 处方：50Gy/25F，根据靶区边界情况缩野加量 10 ～ 20Gy（全部 60 ～ 70 Gy）。
- 治疗计划（图 12.5）：首次和缩野均采用 VMAT，2 个 6MV 部分弧，320° ～ 120° （顺时针和逆时针方向）。

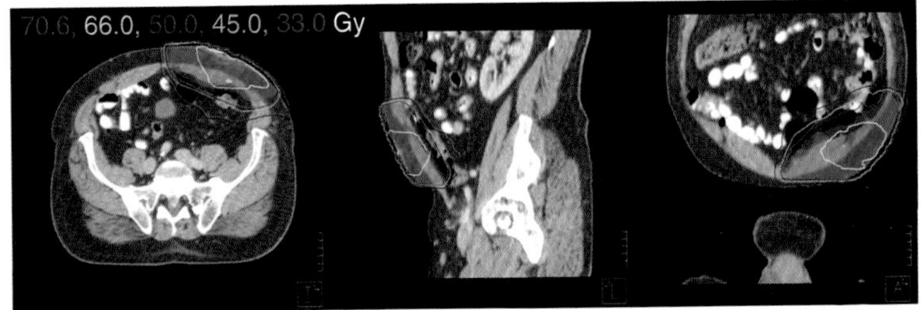

图 12.5　腹部软组织肉瘤治疗计划(依次顺序为: 轴向、矢状位和冠状位)。绿色和蓝色分别代表低剂量 PTV 和高剂量 PTV。

PTV：计划靶区

- 对于非中心靶区，部分弧用于限制低剂量扩散，以减少危及器官的受量并保持弧间隙。
- 术后瘢痕上放 5mm 组织填充物，用于增加皮肤表面剂量。
- 在模拟定位时，为了危及器官的精确勾画，可使用肠道增强剂；在设计计划时，增强剂的密度替换成组织当量密度（$1g/cm^3$）。
- 危及器官（表 12.3）：肾、膀胱和小肠。

表 12.3 腹部或腹膜后的计划目标

Structure	Type	Primary Goal		Primary Achieved		
		Dose (cGy)	Volume	Dose* (cGy)	Volume*	Result
PTV_5000	Min DVH (%)	5000	95%	4142.2	99.2%	Met
CTV_5000	Min DVH (%)	5000	98%	4677.0	99.8%	Met
PTV_6600	Min DVH (%)	6000	95%	5327.4	95.6%	Met
CTV_6600	Min DVH (%)	6000	98%	5801.3	98.1%	Met
Small Bowel	Max DVH (cm3)	5500	0.03 cm^3	5474.4	0.00 cm^3	Met
Small Bowel	Max DVH (%)	4500	30%	5474.4	2.3%	Met
Bladder	Max DVH (cm^3)	6000	0.03 cm^3	5242.0	0.00 cm^3	Met
Bladder	Max DVH (%)	4500	35%	5242.0	0.2%	Met
Rectum	Max DVH (cm^3)	5500	0.03 cm^3	1794.4	0.00 cm^3	Met

续表

Structure	Type	Primary Goal		Primary Achieved		
		Dose (cGy)	Volume	Dose* (cGy)	Volume*	Result
Rectum	Max DVH (%)	4000	60%	1794.4	0.0%	Met
Femur Left	Max DVH (cm^3)	5000	0.03 cm^3	159.3	0.00 cm^3	Met
Femur Left	Max DVH (%)	4000	25%	159.3	0.0%	Met
Spinal Cord	Max DVH (cm^3)	4500	0.03 cm^3	987.0	0.00 cm^3	Met
Spinal Cord	Max DVH (%)	4000	10%	987.0	0.0%	Met
Kidney Left	Max DVH (%)	1800	50%	1010.8	0.0%	Met
Kidney Right	Max DVH (%)	1800	50%	921.8	0.0%	Met
Kidney Whole	Max DVH (%)	1500	40%	1010.8	0.0%	Met

* 体积为首要目标剂量的体积，剂量为首要目标体积的剂量；CTV：临床靶区；DVH：剂量体积直方图；GTV：大体肿瘤区；PTV：计划靶区

胸部

- 患者体位：仰卧位，手臂上举。
- 对于位置较后的靶区，俯卧位可以减少前面的剂量。而且，俯卧位更方便放置组织填充物。
- 处方：60Gy，30 分次。
- 根据靶区位置，通过 4D CT 以勾画肿瘤在所有方向上因呼吸运动所产生的最大运动幅度。

■ 治疗计划（图 12.6）：8 个 10 MV 静态步进调强照射野，避免采用平行对穿射野，机架角度选取 200° 和 160° 之间的射野，以防出射与入射的重叠剂量所导致的热点。

■ 危及器官：右、左肺，心脏，脊髓和食管。

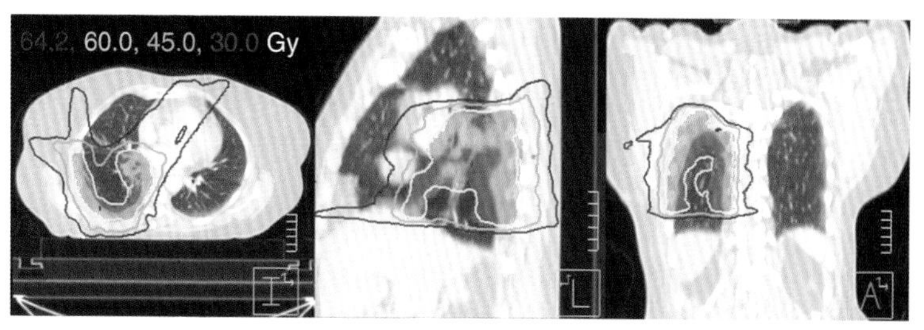

图 12.6　**胸部软组织肉瘤治疗计划（依次顺序为：轴向、矢状位和冠状位断层）。绿色区域为 PTV。**

PTV：计划靶区

小腿（左）

■ 患者体位：俯卧位，脚先进。

■ CT 与 MRI 融合，以便勾画靶区和危及器官。

■ 处方：60Gy，30 分次。

■ 组织填充物放置于手术瘤床上。

■ 对于表浅肿瘤，可能需要在体表添加组织填充物，可以通过将折叠的湿毛巾包裹在腿部周围（相当于 5mm 厚度），以增加瘢痕处的表面剂量。当使用湿毛巾作为组织填充物时，应用体内剂量测定法来验证实际剂量。

■ 治疗计划阶段，在需放置组织填充物的位置处添加密度为 1g /cm^3 的结构。在计划 CT 图像上设置的组织填充物密度为在治疗期间放置的组织填充物的密度，但在模拟定位添加组织填充物的情况下不需要替代计划CT中组织填充物的密度。

■ 治疗计划（图 12.7 和 12.8）：混合能量（5 个 6 MV 和 1 个 10 MV）IMRT 步进式共面照射野，角度在 210° ～ 320° 之

间（逆时针）。混合能量用于改善 PTV 的剂量覆盖的同时并保护好正常组织，如骨骼。

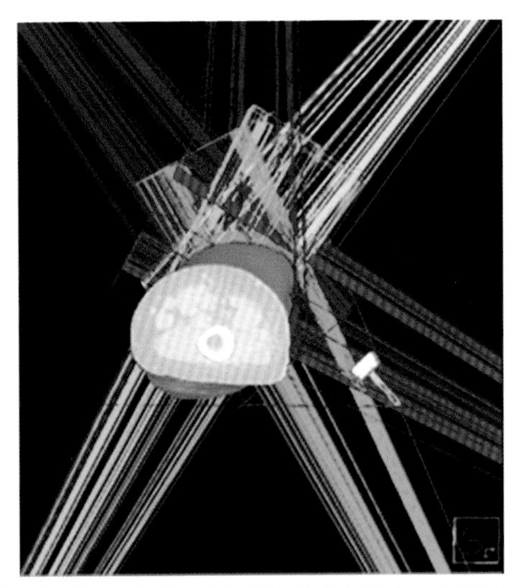

图 12.7　左小腿软组织肉瘤 IMRT 计划中的照射野设置。机架角度为 210°，320°，0°，40°，120° 和 152°，分别以浅蓝色、红色、蓝色、黄色、粉色和绿色表示。

IMRT：调强放射治疗

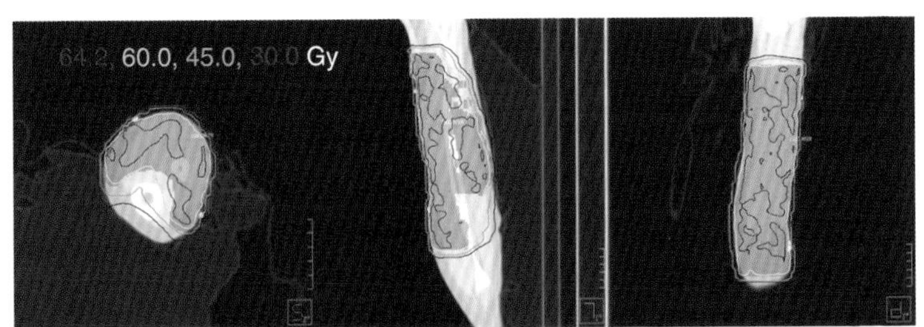

图 12.8　左小腿软组织肉瘤的治疗计划（依次顺序为：轴向、矢状位和冠状位断层）。绿色区域为 PTV。

PTV：计划靶区

■ 危及器官：胫骨剂量约束目标是 V_{30Gy} ≤ 50%。为了实现淋巴引流区皮肤间隙的保护，其最大剂量应＜ 20Gy，但绝对不能超过 30Gy。

下肢

- 患者体位：仰卧位，脚先进。
- CT 与 MRI 融合以便勾画靶区和危及器官。
- 对于长靶区，可能需要增加源皮距（SSD）或设置两个等中心点。
- 处方：50Gy，25 分次，缩野加量 10Gy。
- 危及器官：骨骼、正常皮肤和外部生殖器。
- 治疗计划（图 12.9）：两个等中心点，五个混合能量射野（4 个 6 MV 的射野和 1 个 15 MV 的射野）。

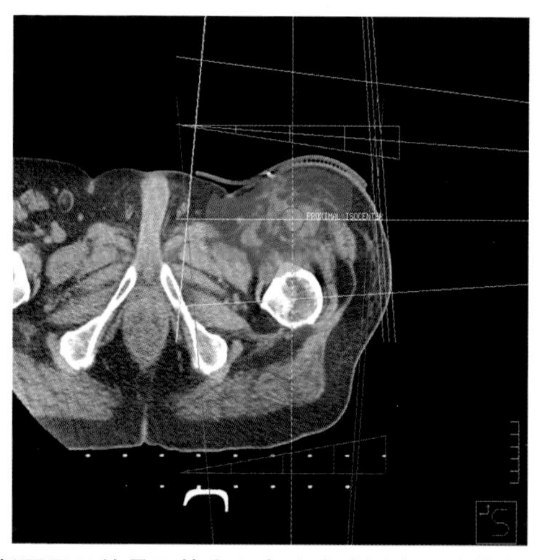

图 12.9　**横断面显示的是双等中心点治疗计划在近端等中心点处的射野设置。蓝色射束和紫色射束是 AP/PA 射野，射野能量区域分别为 6 MV 和 15 MV，添加楔形板。黄色射束代表横向射野。**

AP/PA：前后 / 后前

- 远端等中心：两个 6 MV 射野，AP/PA（0° 和 180°）技术，使用子野以减少热点。

- 近端等中心(图 12.9):两个射野,6 MV(AP)和 15 MV(PA)分别添加 30° 和 35° 楔形板。第三个 6MV 侧野以子野方式照射。
- 缩野计划是采用原来的照射野,通过缩小原始靶区边界以覆盖高风险区域产生的（图 12.10 和 12.11 中绿色表示的 PTV）。

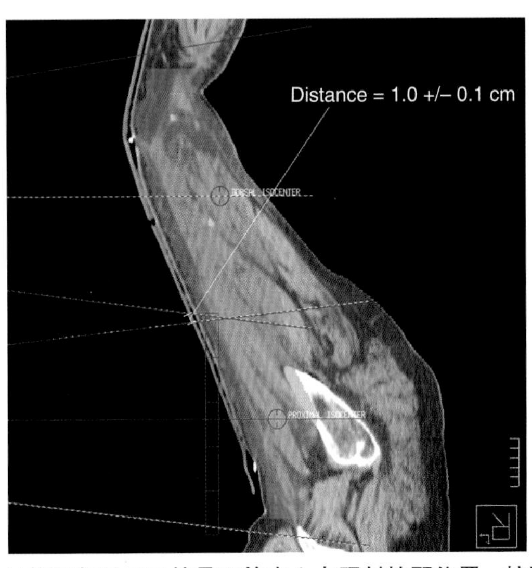

图 12.10　**矢状位断层显示的是双等中心点照射接野位置。接野位置在皮肤表面留有 1 cm 间隙。蓝色和绿色区域分别代表原始靶区和缩野后的靶区。**
PTV：计划靶区

- 在图 12.9 中，左侧的解剖结构（脚先进）图像扫描不完全。对于计划设计者来说，必需确保没有射野通过影像缺失部位。
- 由于肿瘤相对较深，在皮肤表面留约 1 cm 的间隙将双等中心点的相邻射野分开，如图 12.10 所示。
- 在整个疗程中，接野位置（图 12.10）在 1 cm 处变化两次（在大体积靶区的半程或缩野加量的时候）以模糊连接点。
- 完整的计划如图 12.11 所示。

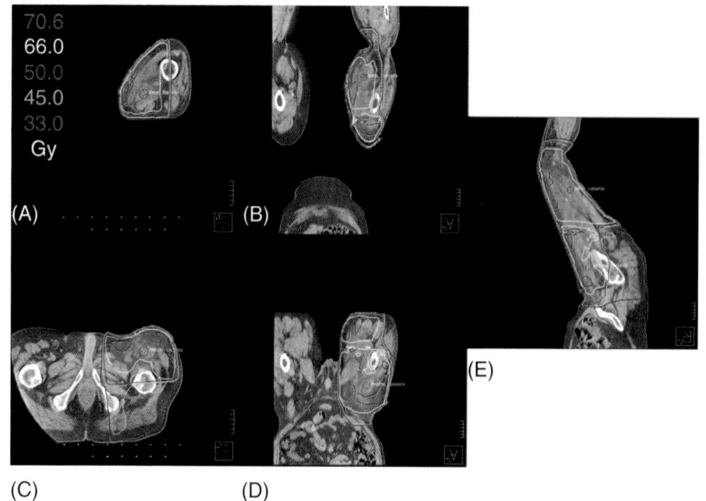

图 12.11　显示的是合成后的双等中心（蓝色与红色十字点分别表示远端和近端等中心）腿部肉瘤治疗计划的总剂量。蓝色和绿色区域表示的是原始 PTV 和缩野后的 PTV。上面一组图像表示的是远端等中心的横断位（A）和冠状位（B）断层，下面一组图像表示的是近端等中心的横断位（C）和冠状位（D）断层。（E）显示的是矢状位断层，包含两个等中心点。

PTV：计划靶区

双中心 IMRT/VMAT 计划

- 如果肿瘤体积超过射野最大尺寸，尤其是需要多个射野的治疗计划时，双中心 IMRT/VMAT 计划是更优选择。
- 当使用 IMRT 或 VMAT 技术进行计划设计时，VMAT 技术能减少治疗时间。本章节中，VMAT 技术将作为一个范例。
- 弧的 Y 轴与靶区的长边平行，如图 12.12 所示。这样使得 MLC 能够相对于靶区做垂直运动并且射野的长度最大。
- VMAT 弧的非零度准直器角度可避免条状剂量（图 12.12）。
- 治疗计划优化前，对于 Varian 加速器，射野 Y 轴（＜20 cm）和 X 轴（14.5 cm）的最大尺寸需在系统中铅门开启最大位置处锁野（表 12.1）。这样可以避免优化中射野宽度超过加速器物理限制。

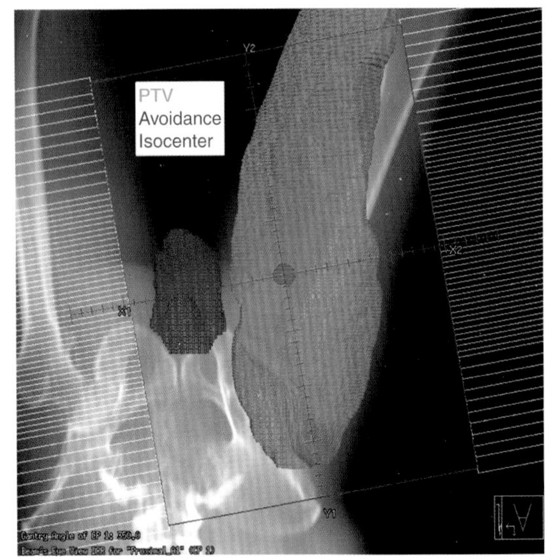

图 12.12 **优化前双等中心点中的近端等中心点的设置。绿色、红色和蓝色区域分别代表 PTV、危及器官和等中心点。图中显示了 MLC 的位置，准直器角度 350°。**

MLC：多叶准直器；PTV：计划靶区

- 每个等中心点的设置是有技巧的。需考虑的因素有：
  - 危及器官的位置。
  - 射野尺寸的限制。
  - 所采用的 MLC 类型。
  - 避免碰撞的机架旋转空间。
  - 治疗床的运动范围（图 12.13）。
- 治疗床存在运动范围的限制；为确保患者在移动等中心点时不会与机架发生碰撞，建议两个等中心点间隔不超过 20 cm。
- 建议靶区上、下边界各外放 2 cm，这种做法可降低最大靶区长度，使得靶区的下界到近端等中心点的距离以及靶区的上界到远端等中心点的距离降低到 18 cm 以内（例如，铅门最大尺寸 20 cm，考虑到靶区边缘上、下界延伸 2 cm 的建议，因此将靶区最大尺寸减小到 18 cm）。

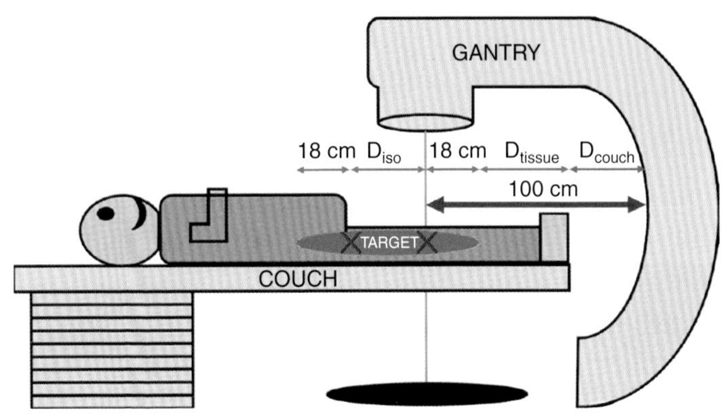

图 12.13 双中心治疗的 Varian TrueBeam 治疗床运动范围。Varian TrueBeam 机器机架等中心到机架表面距离为 100 cm。两个红色“X”为两个等中心的位置，其距离为 D_{iso}。D_{tissue} 为靶区下界到正常组织下界的最大距离（假定正常组织的下界位于治疗床的边缘），D_{couch} 为治疗床到机架的距离。

- 在接野处，建议相邻弧有一个 2cm 的重叠。
- 此外，在接野处，如有可能，等中心点的设置应该使接野处的 MLC 不重叠（例如，MLC 重叠处被 MLC 的一半宽度交叠）。
- 在接野或邻近危及器官处 MLC 应选择最小叶片尺寸（例如，MLC 宽度 2.5mm 或 5mm）。图 12.12 显示如何合理设置等中心点的位置，使红色危及器官处于叶片尺寸较小的 MLC 处。

延长源皮距

- 当肿瘤尺寸大于射野最大尺寸时，应采用延长源皮距（SSD）技术。
- 延长 SSD 技术应使用三维适形（不使用 IMRT 或 VMAT）技术，射野数通常不超过 2 ～ 3 个。

- 当 SSD 较大时（> 120 cm），由于剂量分布未知，不推荐使用该技术。由于 SSD 超过 120 cm 后半影会增加，推测的数据会不准确[7]。

治疗计划：近距离照射示例

- 高剂量率近距离照射治疗下肢肿瘤（复发软组织肉瘤）。
- 术前影像用来辅助确定术前 GTV 的位置（图 12.14）。

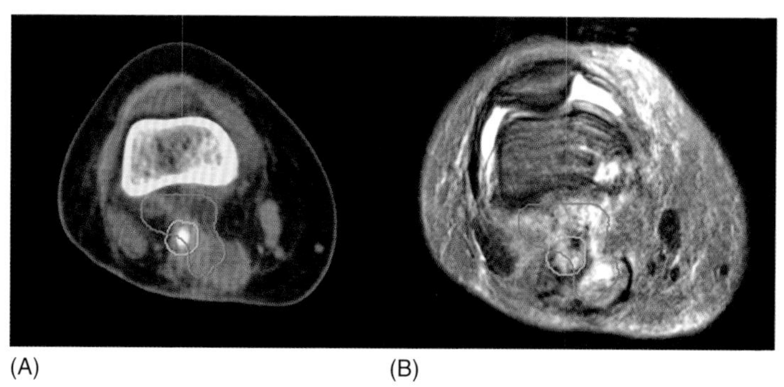

图 12.14 （A）术前 PET/CT。蓝色 =MRI GTV，绿色 =PET GTV。（B）术前 MRI（STIR 序列）。蓝色 =MRI GTV，绿色 =PET GTV。

- 治疗计划 CT 图像与术前 PET/CT 和 MRI 图像融合。
  - 将术前 CT 图像和 PET/CT 图像融合到术后原始 CT 图像。
  - 将术前 MR 图像（基于组织学的 T1 和 T2 权重）融合到术后原始 CT 图像。
- 具体可参考 Naghavi 等提出的近距离照射治疗软组织肉瘤的指南[8]。
- 在手术中放置近距离放射治疗导管，其放置的范围为：瘤床外放 1 ～ 2cm，间隔 0.5 ～ 1cm[1]。
- 在治疗计划 CT 图像上重建导管。
- 驻留点放置在勾画的靶区内。
- 根据图形优化剂量分布。
- 治疗计划（图 12.15）。

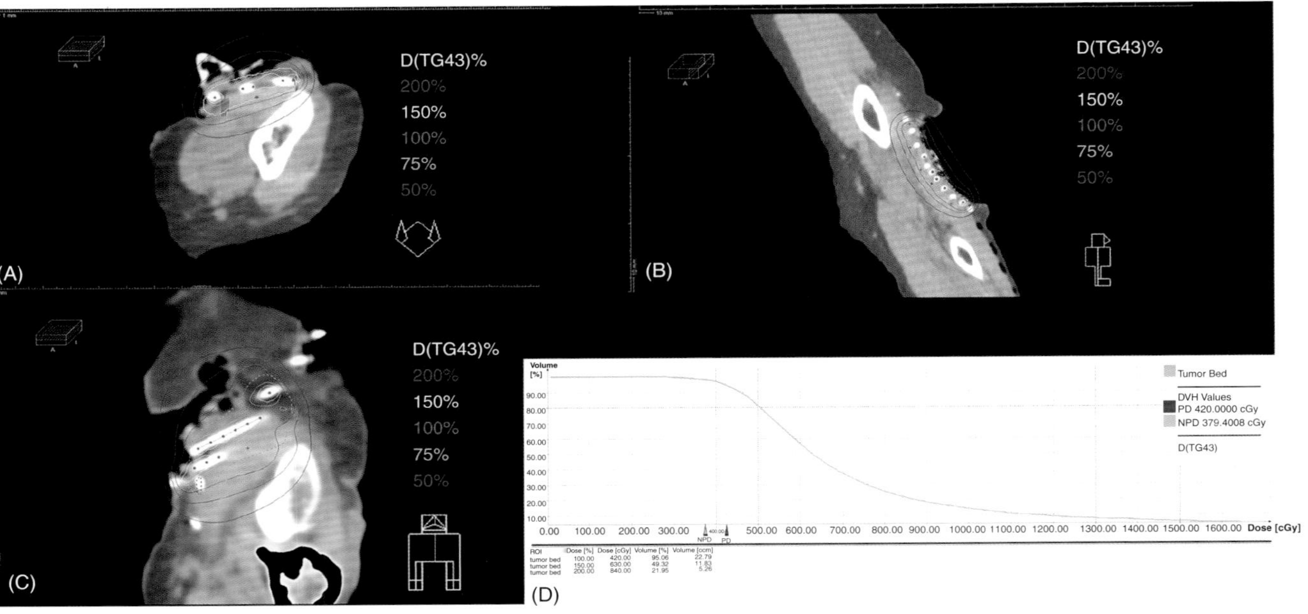

图 12.15 复发性手臂软组织肉瘤的高剂量率近距离放射治疗计划。青色线勾画的是瘤床。

- 大分割处方剂量 33.6Gy/8F，一天两次，间隔至少 6 小时。
- 需要 11 个导管。

参考文献

1. Wang D, Kirsch DG, Okuno SH, et al. *RTOG 0630: A Phase II Trial of Image Guided Preoperative Radiotherapy for Primary Soft Tissue Sarcomas of the Extremity*. Philadelphia, PA: Radiation Therapy Oncology Group; 2012.
2. Baldini EH, Abrams RA, Bosch W, et al. Retroperitoneal sarcoma target volume and organ at risk contour delineation agreement among NRG sarcoma radiation oncologists. *Int J Radiat Oncol Biol Phys*. 2015;92(5):1053–1059. doi:10.1016/j.ijrobp.2015.04.039
3. Baldini EH, Wang D, Haas RLM, et al. Treatment guidelines for preoperative radiation therapy for retroperitoneal sarcoma: preliminary consensus of an international expert panel. *Int J Radiat Oncol Biol Phys*. 2015;92(3):602–612. doi:10.1016/j.ijrobp.2015.02.013
4. Bentzen SM, Constine LS, Deasy JO, et al. Quantitative analyses of normal tissue effects in the clinic (QUANTEC): an introduction to the scientific issues. *Int J Radiat Oncol Biol Phys*. 2010;76(3):S3–S9. doi:10.1016/j.ijrobp.2009.09.040
5. Oliver M, Ansbacher W, Beckham WA. Comparing planning time, delivery time and plan quality for IMRT, RapidArc and tomotherapy. *J Appl Clin Med Phys*. 2009;10(4):117–131. doi:10.1120/jacmp.v10i4.3068
6. Pasler M, Wirtz H, Lutterbach J. Impact of gantry rotation time on plan quality and dosimetric verification—volumetric modulated arc therapy (VMAT) vs. intensity modulated radiotherapy (IMRT). *Strahlenther Onkol*. 2011;187(12):812–819. doi:10.1007/s00066-011-2263-1
7. McDermott P, Orton C. Chapter 10: central axis dose distribution. In: *The Physics and Technology of Radiation Therapy*. Madison, Wisconsin: Medical Physics Publishing; 2007:10-1–10-24.
8. Naghavi AO, Fernandez DC, Mesko N, et al. American Brachytherapy Society consensus statement for soft tissue sarcoma brachytherapy. *Brachytherapy*. 2017;16(3):466–489. doi:10.1016/j.brachy.2017.02.004

第13章 儿童肿瘤

Nicky Vassil，Andrew Godley，Mihir Naik，
and Erin Murphy

患者摆位和体位固定

- 在患者进行模拟定位及接受治疗之前，医生（包括麻醉医师）、放射治疗剂量师、物理师以及治疗师应该对以下所提及的问题进行详尽的讨论和缜密的设计。如如何正确选择合适的体位固定装置、靶区和危及器官的剂量约束以及射野的角度。有可能的话，患者的治疗应该在一个大型的儿童肿瘤中心进行，并考虑进行入组临床试验。
- 患者应处于可长时间保持、便于重复摆位的体位。在儿童恶

性肿瘤的治疗过程中，由于患者年龄较小、理解及认知能力受限，所以在模拟定位之前须确定患者是否可以在没有麻醉的情况下保持体位。

■ 麻醉技术包括意识镇静、深层镇静或全身麻醉。使用麻醉时要考虑的重要因素包括：
  - 患者麻醉时，不能采用俯卧位。
  - 分别协调好麻醉组、模拟定位组和治疗组的时间安排。
  - 治疗室要能够放置麻醉设备有足够的空间来移动设备，特别是为了 CBCT 或其他图像引导中床和机架的旋转。
  - 麻醉的患者软弱无力，所以固定时要最大限度地控制患者的移动。
  - 摄像机必须能够看到患者、麻醉监视器及治疗设备。并且麻醉监视器应在治疗控制台上有第二个显示器。
  - 可能需要带有开口的面罩以便空气吸入或者插入鼻通管。
  - 确保患者的固定装置不会妨碍静脉麻醉通路。
  - 射野的设置（如治疗床的旋转）要考虑麻醉设备的位置。

■ 患者的体位应该是可重复的，而且便于设置静态射野和弧形射野，使得正常组织所受剂量尽量小。

■ 患者体位固定装置的选择
  - 全身体膜或全身袋（例如真空袋），见图 13.1。

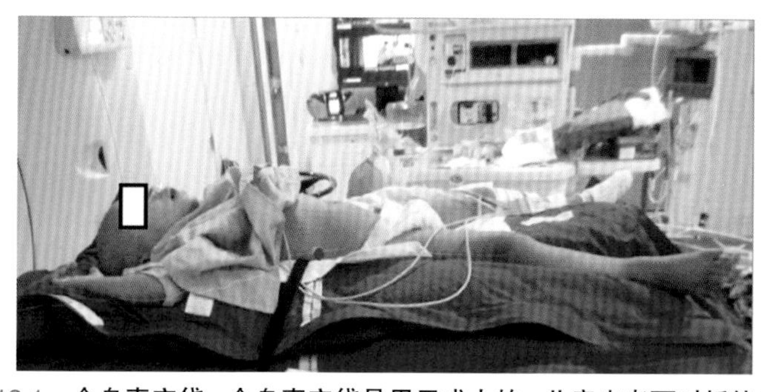

图 13.1　**全身真空袋。全身真空袋是用于成人的，儿童患者可对折使用。**

- 也可使用部分真空袋，仅固定腰部以下或盆腔以上的部分，或用小体膜来固定四肢，见图 13.2。

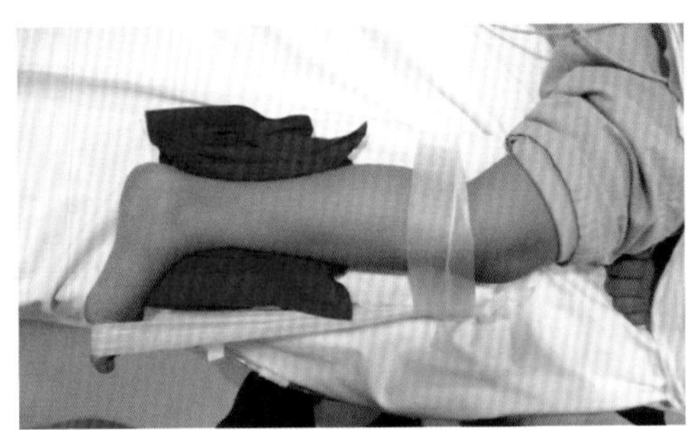

图 13.2 **固定患儿腿部的局部真空袋。**

- 图 13.3 显示的是定制的面罩和头套。

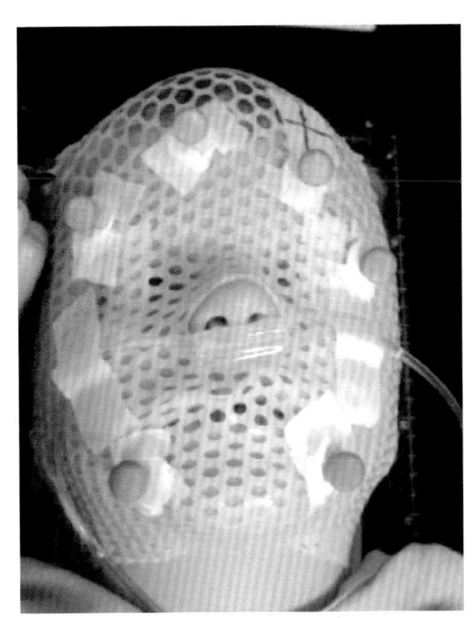

图 13.3 **一种带有鼻插管开口的定制的热塑面罩，可用于头部的固定。**

- 脚应该用绑带固定。
- 对于不自主移动、或者深度麻醉的患者，亦或是有可能将自身置于危险状况或者在治疗过程中改变治疗体位的患者来说，安全绑带的使用是很有必要的，见图 13.4。

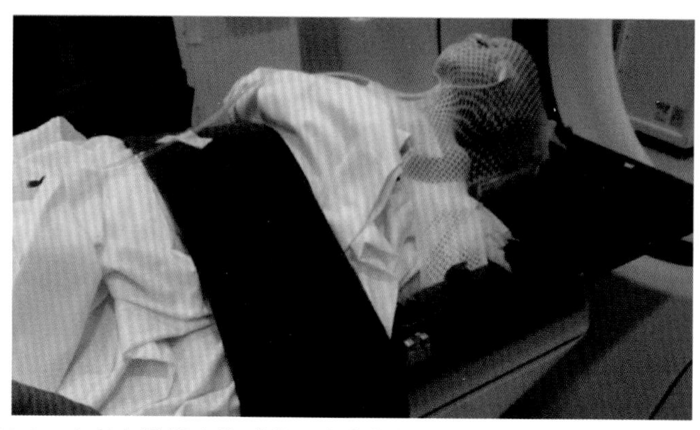

图 13.4 **患者在模拟定位时使用安全绑带。在患者治疗过程中使用相同材质的绑带和轧带以防止治疗期间患者的不自主运动。**

儿童肿瘤治疗计划

- 对于儿童患者来说，治疗时间是一个重要因素。如果患者使用了镇静剂，治疗时间可能没那么重要。如果儿童患者没有使用镇静剂，并且是在治疗过程中自主保持静止状态时，则应避免延长治疗时间。
- 儿童患者长期毒性风险较高，因此应注意尽量减少对正常组织的照射剂量。
- 应避免使用 15 MV 及更高能量的射线，因为高能束流中中子污染可能增加致癌效应。
- 治疗可能会影响正在发育中的器官生长，尤其是骨骼中的生长板。整个椎体必须包括轴向尺寸和每个椎体的整个长度，以避免不对称的生长，从而导致类似脊柱侧凸的结果。对称地治疗其他生长板也可以避免诸如关节功能障碍之类的问题。
- 运动管理技术
  - 如果靶区有可预见的运动，则要使用 4D-CT，例如在膈肌附近的肺部和腹部病灶。但是 4D-CT 的使用会增加患者的受照剂量，因此应考虑使用较小的射野。
- 应注意不要将 4D 监测装置（例如压力传感带）置于预设的治疗射野内。
- 如果靶区偏移大于 1cm 或者从目标位置移位至正常组织，则可以使用呼吸控制装置，例如腹压带或板，或主动呼吸控制系统（适龄的患者）。

■ 计划设计技术
- 3D 适形放射治疗具有对患者总剂量较少的优点，但是对于年轻患者使用调强放射治疗（IMRT）和质子疗法的情况越来越多。
- 与容积调强治疗（VMAT）和 IMRT 相比，3D 适形计划实施用时更短。
- 质子治疗是另一种允许通过布拉格峰值效应进行高度适形治疗的技术，该效应使射束无出射剂量。

■ 图像引导
- 医生应确定是否需要每日图像引导（例如，CBCT）。频繁的图像引导提高了靶区定位的精确度，但会增加正常组织的受照剂量，因此必须谨慎平衡风险和收益。
- 当计划靶区（PTV）接近重要的组织或器官时（例如，脊髓），或 PTV 的外放边界很小时，IMRT 或野中野 3D 适形计划特别有效。
- 如果每日进行图像引导，成像的剂量可以包含在患者的累积剂量中。如果使用 CBCT，可以考虑使用小的准直器以减少成像剂量和散射，以及遮挡关键区域。如果每日成像剂量使得累加剂量超过阈值，也可以降低成像频率。

■ 靶区定义
- 大体肿瘤区（GTV）– 大体病灶（通常是原发肿瘤，转移病灶和 / 或基于活检，影像学或体格检查发现的淋巴结）。
- 临床靶区（CTV）– 显微下可看到的扩散到 GTV 外的肿瘤;

通常受到肿瘤扩散的物理障碍的限制，例如，硬脑膜限制胶质瘤扩散。

- 内靶区（ITV）– 基于 4D CT 的靶区运动；通过对 4D-CT 的最大密度投影进行靶区勾画，或者在 4D-CT 的每个相位上进行手动或自动勾画。

肾母细胞瘤和全腹放疗

- 患者通常取仰卧位，手臂上举。如果治疗肺部，双手叉腰。
- 4D-CT 用于评估腹部及呼吸的运动，并以此得到 ITV。
- 肾母细胞瘤对射线非常敏感，典型剂量范围为 10.8 ~ 19.8Gy，因治疗部位、患者年龄、临床情况和疾病生物学而异，剂量由主治医师确定。
- 尽可能地避免对侧肾的照射。
- 在全肺照射（WLI）中，射野通常为前后或后前（AP/PA）野，考虑到呼吸运动的影响，在整个胸膜表面 PTV 外放 1cm。
- 对于侧腹放疗（典型的肿瘤 / 肾和区域淋巴结），AP/PA 射野照射的范围为内侧野边界延伸至包括整个椎体（尽可能地减少不对称骨生长的晚期效应）。
- 对于大野放疗（如全腹 / 全肺），单次剂量通常为 1.5Gy。对于全腹放疗，射野通常采用 AP/PA 野，上边界在横膈上方 1cm，下边界在闭孔底部（挡住股骨头），外侧边界在腹壁外侧 1cm。3D-CRT 或 IMRT 可用于任何大体积残留病灶的加量。
- 全肺和全腹都要放疗时，应考虑对这些区域进行同步或序贯治疗；如果全肺放疗在全腹放疗结束后进行，要考虑到器官运动，其外放边界与先前的射野重叠也是可行的。
- 为减少全腹放疗时的肾脏剂量，可能需要在加速器的附件托盘上附加传统的合金块（图 13.5）。
- 正常器官的剂量限制通常参照儿童肿瘤协作组（COG）的方案。危及器官通常包括：

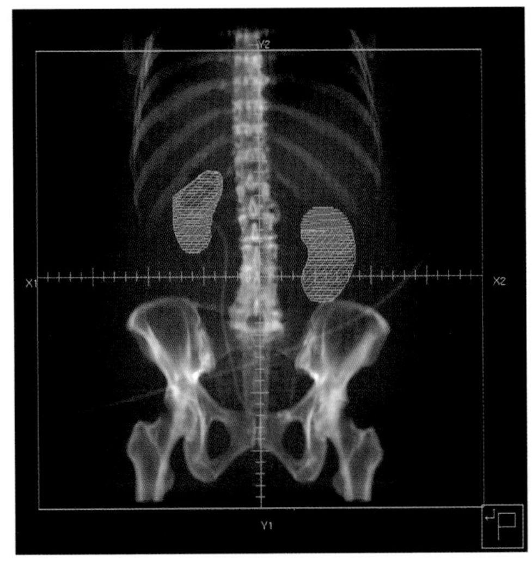

图 13.5　**全腹射野：肾（蓝色），合金挡块（橙色框）。**

- 小肠（最大点剂量 45Gy）
- 脊髓（最大点剂量 45Gy）
- 肺平均剂量（如果小于 50% 肺治疗时为 18Gy；如果超过 50% 肺治疗时为 15Gy）
- 肾平均剂量（如果全腹放疗剂量超过 10.5Gy，则正常肾脏剂量小于 14.4Gy）
- 整个肝的平均剂量小于 23.4Gy 或 50% 的肝脏剂量少于 30.6Gy。

尤文肉瘤

- 尤文肉瘤的治疗包括化疗和局部治疗（手术、根治性放疗、辅助放疗或新辅助放疗，在某些病例中对转移灶进行立体定向放射治疗）。
- 作为一种主要的治疗方法，放疗的时机必须与化疗密切配合。
- 刚性固定（例如定制的塑料面具固定头颈部，真空袋固定四肢）。
- 靶区和剂量

- CTV（GTV 加 1 ～ 1.5cm 边界）第一程剂量 45Gy，然后缩野加量至 55.8Gy（II 期临床试验中对于肿瘤尺寸 >8cm 时剂量增至 64.8Gy）；在术前放疗中，CTV 外放边界 2cm，剂量为 36 ～ 45Gy。
- 转移灶的放疗涉及全肺或单侧肺放疗，治疗计划方案同前面的方案（见 Wilms'瘤），遵照儿童肿瘤协作组（COG）的方案并根据患者的年龄给予剂量。

■ **计划设计**

- 对于头颈部放疗，或者靶区周围有放射性敏感的重要危及器官，高适形度的放疗技术，即 IMRT 是首选。
- 四肢的放疗计划通常使用三维适形技术。
- 当 PTV 外放边界较小并且靶区周围有放射敏感性的重要器官（例如，脊髓、头颈结构）时，通常每日使用影像验证设备。
- 对于男性患者，可能需要屏蔽睾丸（例如，如果当预期的睾丸剂量超过 2.5Gy 时）。在女性患者中可考虑行卵巢移位。

横纹肌肉瘤

■ 该种疾病可能会影响各种身体部位，治疗指征应基于疾病的组织学类型、疾病的分期和风险分组。

■ **体位固定**

- 头颈部的位置固定：患者取仰卧位固定在一个热塑面膜中，颈部伸展，肩膀下垂。如果没有禁忌证通常使用静脉对比剂以在治疗计划中帮助勾画血管。
- 四肢的体位固定：通常使用真空袋，并且真空袋与皮肤间要留有一定的空间，以减少长期淋巴水肿的风险。

■ **靶区和剂量**

- 诊断图像（例如，CT，PET，MRI）的融合影像对于勾画肉眼可见病灶（GTV：原发灶和累及淋巴结）非常重要。CTV 和 PTV 的外扩因病灶部位和治疗方案而异。
- 剂量范围为 36 ～ 50.4Gy（取决于分期和组织学类型）。

■ 计划
- 方案同尤文肉瘤部分。

视网膜母细胞瘤

■ 有经验的机构通常使用敷贴近距离治疗和外照射放疗（EBRT）技术（光子或中子）。

■ EBRT 后的敷贴近距离放疗主要用于孤立病灶肿瘤轴向直径大于 16mm，距离视乳头视网膜中央凹 3mm，厚度＜ 10mm 的患者。

■ 可以使用多种同位素（例如 ^{60}Co，^{125}I，^{192}Ir）。

■ 敷贴施源器通常由黄金制成，根据靶区大小和位置选择尺寸和形状。

■ 放射源模型，即 ^{125}I 源辐射 48 ～ 96 小时后，肿瘤顶端剂量可以达到 40 ～ 45Gy（化疗后 23 ～ 30Gy）。

■ 在全身麻醉下，切开结膜，用激光或超声定位肿瘤，敷贴源缝在这个位置，挡铅放在眼睛上面。

■ 当需要 EBRT 时，应考虑适形放射治疗、IMRT 和质子束放射治疗。

颅咽管瘤

■ 通常在全切除术后行放射治疗。

■ 患者采用仰卧位，用定制塑料面罩固定。

■ 靶区和剂量
- 术后 MRI（T1 增强）融合影像用于定位大体病灶（GTV：原发灶和受累淋巴结）。CTV 和 PTV 的外扩因肿瘤部位和方案而异。通常 CTV 外放边界 5mm，PTV 外放边界 3mm。如果不能每周检查 MRI，CTV 可能需要较大的外扩（例如 1 ～ 2cm）（见下述内容）。
- 典型的剂量是 54Gy，单次剂量 1.8Gy。

■ 考虑邻近的危及器官，首选 IMRT 或 VMAT。

- 推荐使用 CBCT 进行日常图像引导。
- 如果 CTV 外放边界较小，应考虑每周进行 MRI 检查。肿瘤的囊性成分在放疗过程中可能扩大到靶区以外。

胚胎性肿瘤的全颅全脊髓放疗（CSI）

- 全颅全脊髓放疗是胚胎性肿瘤治疗中最常用的方法（包括髓母细胞瘤、不典型畸胎瘤样横纹肌样瘤和原始神经外胚层肿瘤）。
- 如果患者需要全身麻醉，体位不能采用俯卧位。此外，有些患者如果有新的手术切口，俯卧位会让患者有不适感。
- 模拟定位是 CSI 最关键的部分，因为必须确保在日常治疗中患者体位有可重复性。对于 CSI，因为要匹配射野，可重复性是至关重要的。
- 大多数患者都是术后患者，模拟定位过程中尽可能减少手术切口部位的不适感也是非常重要的。
- 俯卧位的优势
  - 能看到脊柱线。
  - 射野衔接处可直接显示。
- 俯卧位劣势
  - 不能用简单插管麻醉。
  - 可能会不舒适且难重复。
- 仰卧位优势
  - 更舒适，更容易重复。
  - 可以插管。
  - 脊柱平坦，使脊髓剂量更均匀。
- 仰卧位劣势
  - 在摆位确认中骨性标志无法显示。
  - 射野衔接处不可直接显示。
- CSI 患者摆位
  - 颈部拉伸，肩膀下垂。
  - 头置于头枕上并与面罩贴合好，下巴抬起。覆盖住肩膀的面罩可以帮助增加肩膀下沉的压力，这对于最大限度地控制结合点距离很重要。
- 头枕的位置应尽量减少颈椎的弯曲和皮肤皱褶。
- 脊柱尽可能伸直，但如果患者的脊柱是弯曲的，计划设计中要考虑该曲度，并保证这个曲度的可重复性。
- 脊柱伸直可使连接处距离最大化。

■ CSI 的 3D 适形计划
- 医师勾画出靶区结构（GTV，CTV，PTV）和危及器官（如卵巢、视神经结构、脑干、耳蜗、下颌骨、口腔）。
- 腰骶部脊柱 MRI（矢状位序列）的融合配准，可以帮助确定马尾下端的位置和骶神经根的勾画（轴向序列）。
- 头颅为侧野，全脊髓为 PA 野。
- 头颅侧野的下界应预留足够的空间，以避开肩部。
- 头颅侧野与脊髓 PA 野的上界的接野位置改变是必要的。
- 单个 PA 野是优选，但是通常单个照射野不能满足，因此需要上下两个 PA 野来覆盖全脊柱的长度。
- 脊髓一般采用 PA 野，源皮距（SSD）技术，这方便摆位以及稍大照射野的设置。
- 在建立脊髓 PA 野时，必须考虑接野上界的位置去设置等中心点（见图 13.6）。
- 上脊髓野以及头颅野的等中心点设置在照射野的中心，脊髓下野的等中心点位于半野的下侧。
- 脊髓野的等中心点位于患者的皮肤表面（100 SSD）处，需要在脊髓前方设置剂量计算点（CP）。
- 通过治疗床以及准直器的旋转，消除头颅野对于脊髓上野的射束发散。
- 脊髓上野的上界应尽可能低，以允许接野位置的上移以及避免对下颌骨的射束发散。
- 脊髓下野的下界应该覆盖硬膜囊，并尽可能减少对骶髂关节和卵巢组织影响。如果照射野范围允许，半野照射可以限制射束对骨盆组织的下方发散。

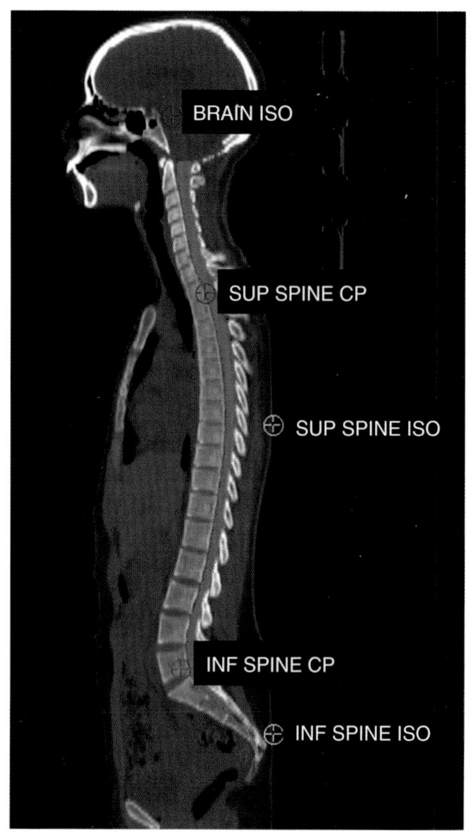

图 13.6 **等中心点：头颅野（大脑，红色），脊髓上野（绿色），脊髓下野（青色）。源皮距治疗脊髓野，需要在每个射野的治疗深度设立剂量计算点（CP）。**

SSD 源皮距

- 分野可以用来改善剂量的均匀性。
- PA 野的横向边界应覆盖横突。

■ 接野位置改变

- 由于头颅照射野及相邻脊髓照射野的散射，将出现剂量的热点或冷点，这取决于两个照射野之间的距离以及照射深度。
- 头颅野与脊髓上野上界的接野位置需要改变，以避免对脊髓以及颈部软组织的高剂量照射。

- 为了减轻不均匀性，每照射 9Gy 后应改变接野位置。
- 接野位置应在 3 ～ 10 mm 之间移动（脊髓上下野的接野位置甚至可以增加到2 cm，来改善腰部脊髓的羽毛状剂量线）。
- 通常使用三个等中心点（头颅野和两个脊髓野），它们的横向位置是相等的。
- 通过观察以下几点来确定接野位置变化的跨度
  - 肩部位置限制头颅野的最大下界。
  - 下颌骨限制脊髓上野的最大上界。
- 接野位置可以向上方或者下方移动，但是如果向同一方向移动，可以减少错误并且方便制定计划和检查。
- 图 13.7 给出了四组射野的计划，最终剂量分布如图 13.8 所示。

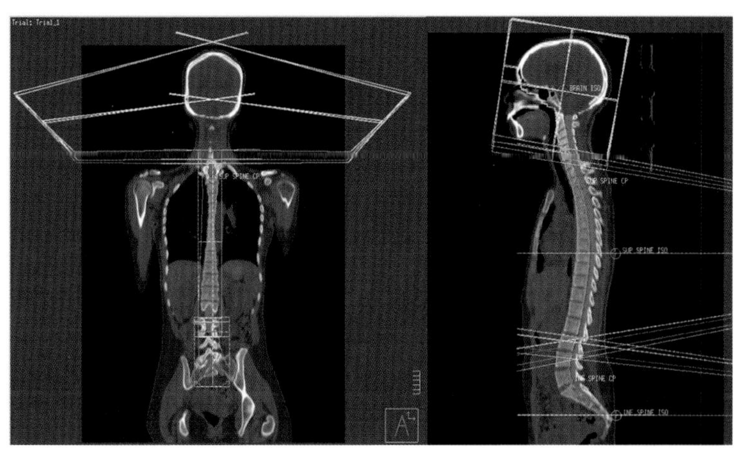

图 13.7　**头颅野和脊髓野的冠状位（A）和矢状位（B）。图中可见四组射野边界。改变头颅野的准直器角度并与每个脊髓野接野。**

- VMAT 可提高 CSI 计划的剂量均匀性[1]。
- Tomo 治疗也可以改善剂量均匀性[2]。
- CSI 也可以考虑质子治疗。

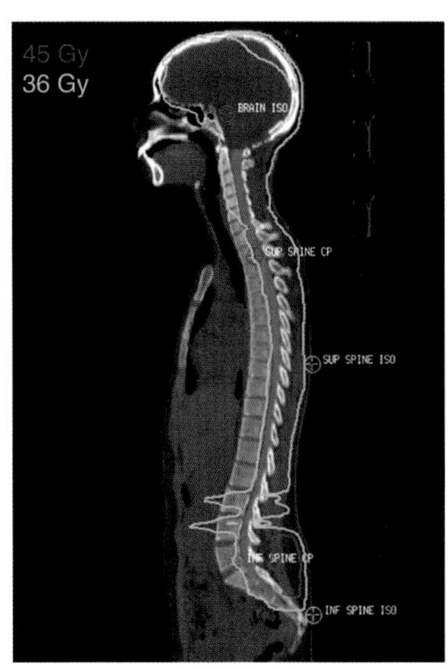

图 13.8　36Gy 处方剂量线覆盖全颅全脊髓。脊髓野边缘的等剂量线向前偏移，在腰部（脊髓区以外）存在热点（45Gy），但脊髓区域无热点。

全身照射（TBI）

- 正如第 11 章所述，大多数儿童肿瘤患者都是以站立体位进行 AP/PA 野治疗。
- 年龄小的患者可以躺在地上接受治疗，见图 13.9。

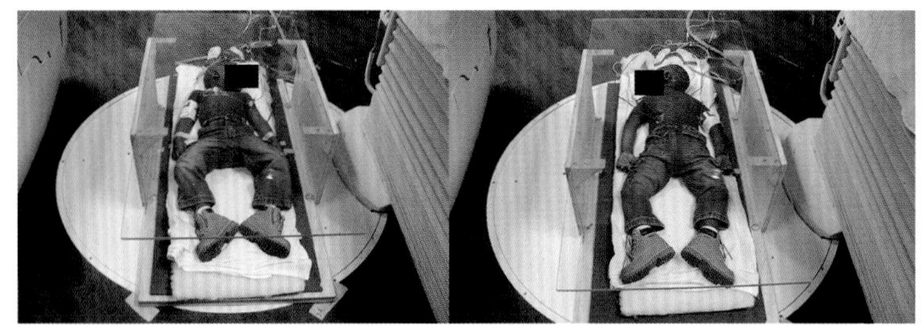

图 13.9　全身放射治疗的儿童患者的摆位。图像上可看到肺挡块放置在塑料扰流板上。支架与地面保持一定距离，下面放置一片胶片，用来成像肺部挡块的位置。

TBI：全身照射

- 常规医用直线加速器的靶距地面的距离为 200 ～ 250 cm；假设在等中心的最大野大小为 40 cm，准直器旋转 45°，可以允许治疗射野为 110 ～ 140 cm。
- 患者以蛙腿位躺着以减少射野大小。
- 应该搭一个特殊的台子
  - 患者舒适地被支撑着。
  - 添加塑料扰流板，用以增加患者表面剂量。
  - 患者与地面保持一定距离，在患者下面放置胶片或成像装置。
- 肺挡块放置在扰流板上，用治疗照射野拍摄影像以对齐肺挡块。
- 患者与加速器距离越近，所需剂量率越低；患者的有效剂量率则低于 10cGy/min。

参考文献

1. Lee YK, Brooks CJ, Bedford JL, et al. Development and evaluation of multiple isocentric volumetric modulated arc therapy technique for craniospinal axis radiotherapy planning. *Int J of Radiat Oncol Biol Phys.* 2012;82(2):1006–1012. doi:10.1016/j.ijrobp.2010.12.033.
2. Parker W, Brodeur M, Roberge D, Freeman C. Standard and nonstandard craniospinal radiotherapy using helical TomoTherapy. *Int J Radiat Oncol Biol Phys.* 2010;77:926–931. doi:10.1016/j.ijrobp.2009.09.020.

第14章 姑息性治疗

Peng Qi，Kristan Pechatsko，Saju Rajan，and John H.Suh

脊柱立体定向放射治疗（SBRT）

模拟定位

■ 患者应该在一个舒适且重复性好的体位下进行模拟定位。

■ 五点式加强版热塑面罩（见第 3 章）用于治疗颈部和上胸部病变。

■ 通用真空袋用于治疗 T4 椎体以下的病变（见第 3 章）。

■ 计划 CT 采用 1.5 mm 层厚扫描，便于靶区和危及器官（OAR）的勾画。

■ 治疗等中心点位于病变椎体的中心。

靶区和危及器官的勾画

■ RTOG 0631 指南[1]中给出了靶区和危及器官的定义。

■ 图像融合

●模拟 CT 和高分辨率 MRI（钆增强 T1 和 T2 加权图像）之间需进行图像融合。

●若脊柱手术中留有过多的金属时，MRI 可能无法使用，在这种情况下，建议对模拟 CT 和脊髓造影 CT 进行图像融合。

■ 靶区定义

●椎体转移：包括所累及的椎体，左右椎弓根，以及所有大块病变，包括硬膜外和 / 或椎旁组分。

●仅后方转移：累及棘突和椎板。

●转移累及椎弓根：靶区由医生决定，决定是否包括整个椎体和后方或更小的体积。

●不需要外扩得到 PTV。

■ 危及器官

●脊髓：在靶区的上下边界各多勾画 5 ～ 6mm 脊髓。

- 邻近靶区较近的危及器官（如，食管、肾）也需勾画出来。

计划设计

- 直线加速器的多叶光栅（MLC）的叶片宽度应＜ 5mm。
- 射线能量
  - 6 或 10MV 光子线。
  - 优先考虑具有更高剂量率的无均整器（FFF）射束，可以缩短治疗时间，缓解患者的疼痛。
- 依赖于靶区形状及其相对于脊髓的位置进行布野。
  - 共面照射野。
  - 一般设置 9 个后方和后斜方调强治疗（IMRT）照射野（如，181°，205°，230°，255°，280°，80°，105°，130°和 150°）或 2 个容积旋转调强治疗（VMAT）弧形野（182°～178°和 178°～182°）。
  - 任意非零度准直器角度。
- 处方
  - 单次 16Gy 或 18Gy，也可考虑多次治疗方式（30Gy，4 分次）。
  - 至少 90% 的靶区体积接受处方剂量。
  - 计划在等中心点处进行剂量归一。
- 计划目标
  - 靶区：$V_{100\%}$ >90%，D_{min} 尽可能大（至少 >14Gy）。
  - 部分脊髓：$D_{0.03cc}$ <14.0 Gy，V_{10Gy} <10.0%。
  - 部分神经或马尾：$D_{0.03cc}$ <16.0 Gy，V_{12Gy} <10.0%。
  - 双肾：V_{4Gy} <50%。
- 优化
  - 靶区外围的处方剂量尽可能覆盖全。
  - 表 14.1 列出了常用的初始计划目标限值。
- 图 14.1 和图 14.2 比较了在相同优化目标下的 VMAT 和静态 IMRT 计划。

表 14.1　脊髓 SBRT 计划的治疗计划目标

Structure	Type	Dose	Volume (%)	Weight
Target	Min Dose	16 ～ 18	50%	5
	Max Dose	11 ～ 13		1 ～ 3
Cord	Max DVH	8 ～ 10	8%	1 ～ 3
Nerve	Max Dose	13 ～ 15		1 ～ 3
	Max DVH	10 ～ 12	8%	
Dose limiting ring*	Max Dose	16 ～ 18		1 ～ 3
	Max DVH	13 ～ 14	10% ～ 15%	1 ～ 3

* 该结构是由靶区外扩 2mm 后得到的剂量限制环。

DVH：剂量体积直方图；SBRT：立体定向放射治疗

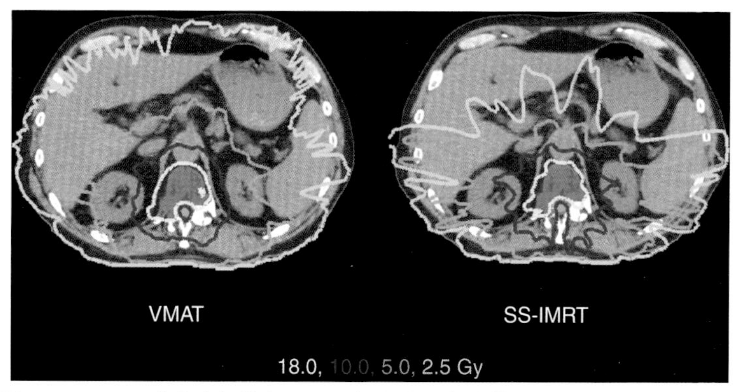

图 14.1　VMAT（左）和静态 IMRT 脊髓计划中的等剂量分布。脊髓病灶（T12）以实体蓝紫色表示，脊髓以实体绿色表示。

SS-IMRT：步进式静态调强放射治疗；VMAT：容积旋转调强放射治疗

- 通常，VMAT 和 SS-IMRT 都可达到治疗计划目标。
- 同 SS-IMRT 计划相比，VMAT 计划剂量分布更适形。
- 在中位剂量及低剂量区，二者的差异比较明显。

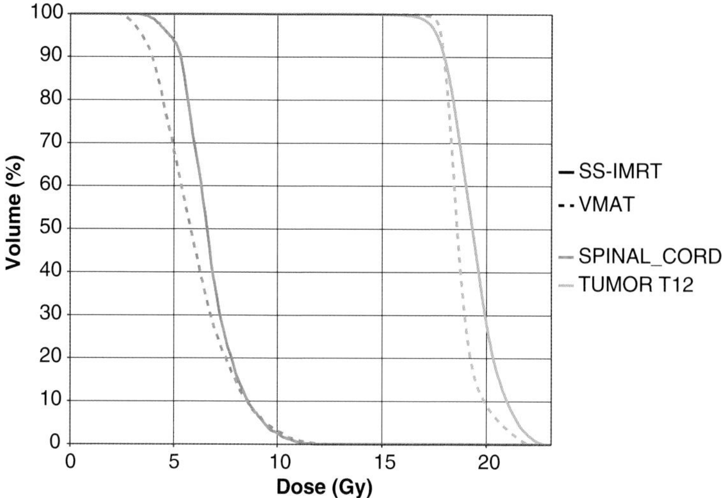

图 14.2　VMAT 和 SS-IMRT 脊髓计划的 DVH 比较。

DVHs：剂量体积直方图；SS-IMRT：步进式静态调强放射治疗；VMAT：容积旋转调强放射治疗

海马保护的全脑放射治疗

模拟定位

- 患者采取仰卧位进行模拟定位。为了让患者保持舒适体位，诸如床垫、塑形头垫和膝垫可在模拟定位过程中使用。
- 三点式热塑面罩用于患者体位固定。
- 计划 CT 采用 1 ～ 1.5mm 层厚。
- 治疗等中心点置于大脑的中线。

靶区和危及器官的勾画

- 按照 RTOG 0933/NRG-CC001 [2, 3] 和 NRG-CC003 [4] 指南来确定靶区和危及器官。
- 图像融合：MRI 扫描影像（1.5mm 切片厚度，T2 ～ T1 加权钆增强 MP-RAGE 序列）与模拟定位 CT 的影像进行融合。

- 靶区：PTV 由 CTV（全脑下至 C1 或 C2）减去海马规避区（海马体均匀外扩 5mm）。
- 在 MRI 上勾画双侧海马体，然后三维方向均匀外扩 5mm 生成海马体规避区。
- 其他危及器官，包括晶体、眼球、视神经和视交叉。

计划设计

- 直线加速器的多叶光栅（MLC）的叶片宽度应小于 5mm。
- 射线能量：6MV 光子线。
- 照射野设置
  - 非共面 VMAT 弧：两个全弧（182°～178°和 178°～182°）和一个半弧（2°～178°），治疗床角度为 90°。
  - 任意非 0°准直器角度。
- 处方
  - 25 Gy（NRG-CC003）或 30 Gy（NRG-CC001），10 分次。
  - 至少 95% 的靶区体积接受处方剂量。
  - 计划在等中心点处进行剂量归一。
- 计划目标（按协议）
  - PTV：$V_{100\%}$ >95%，$D_{2\%}$ <32.5 Gy 或 37.5 Gy，$D_{98\%}$ >21 Gy 或 25 Gy
  - 海马体：$D_{100\%}$ <9 Gy，D_{max} <16 Gy
  - 视神经：$D_{0.03cc}$ <30 Gy
  - 视交叉：$D_{0.03cc}$ <37.5 Gy
- 优化
  - 表 14.2 列出了常用的初始计划目标限值。
  - 图 14.3A 和图 14.3B 显示的是最终剂量分布和剂量体积直方图（DVHs）。

表 14.2　海马保护的 WBRT 治疗计划目标

Structure	Type	Dose	Volume (%)	Weight
PTV	Uniform Dose	Rx		5
	Min DVH	Rx	100	5
	Max Dose	<105% Rx		1 ～ 3
Hippocampus	Max Dose	12		1 ～ 3
Optic Nerve	Max Dose	5		1 ～ 3
Chiasm	Max Dose	24		1 ～ 3
Lens	Max dose	5		1 ～ 3

备注：Rx 为处方剂量。DVH：剂量体积直方图；PTV：计划靶区；WBRT：全脑放射治疗

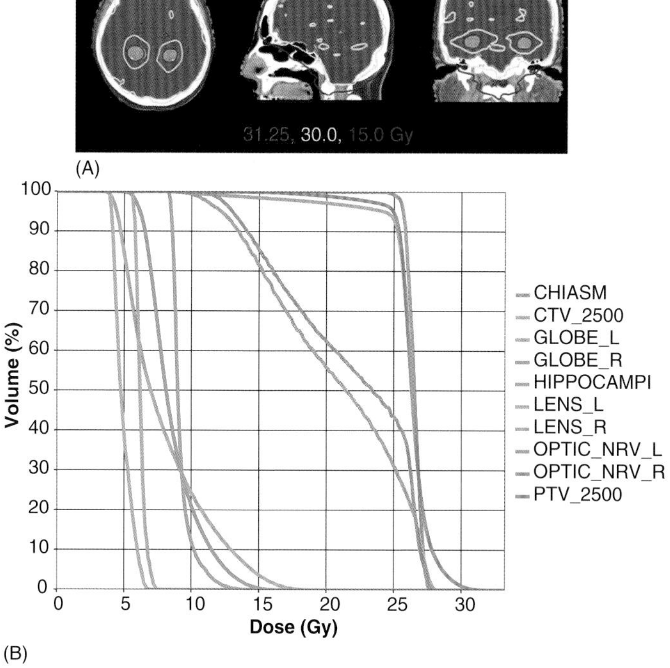

图 14.3　NRG-CC003 海马保护的全脑放疗 VMAT 计划的等剂量线分布（A）和 DVH（B）。

DVH：剂量体积直方图；PTV：计划靶区；WBRT：全脑放射治疗；VMAT：容积旋转调强放射治疗

全脑放疗（WBRT）

模拟定位

- 患者采取仰卧位进行模拟定位。为了让患者保持舒适体位，诸如床垫、塑形头垫和膝垫可在模拟定位过程中使用。
- 三点式热塑面罩用于患者体位固定。
- 计划 CT 采用 3mm 层厚。
- 治疗等中心点放置于大脑的中线处。

计划设计

- 物理师设置照射野角度和挡块形状。
- WBRT 照射野（照射野角度为 90° 和 270° ）设置中使用了准直角度、眼部小挡块、脊髓挡块和绕头骨的 MLC 挡块），如图 14.4 所示。

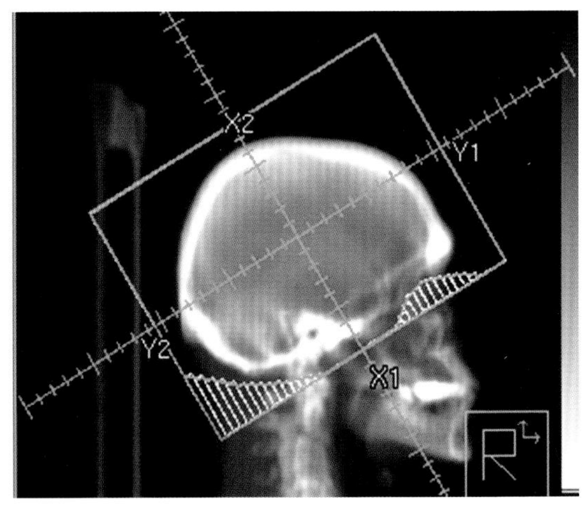

图 14.4　WBRT 计划中 270° 机架角的侧向射野形状。

WBRT：全脑放射治疗

- 通常采用非零度准直器角度的德式头盔野，使用较大挡块来遮挡眼睛、脸和颈部，采用 5° 斜机架角（机架角度为 85° 和 275° ），并设置绕头骨的 MLC 挡块，如图 14.5 所示。

治疗部位为 C1 或 C2 椎体。

- 预防照射的常用分割方案为 30Gy/10F、20Gy/5F 和 25Gy/10F。
- 通常，这些计划在等中心处以 100% 的处方剂量进行归一（图 14.6）。计划也可以归一到较低的等剂量线以确保全脑以更好的剂量覆盖。

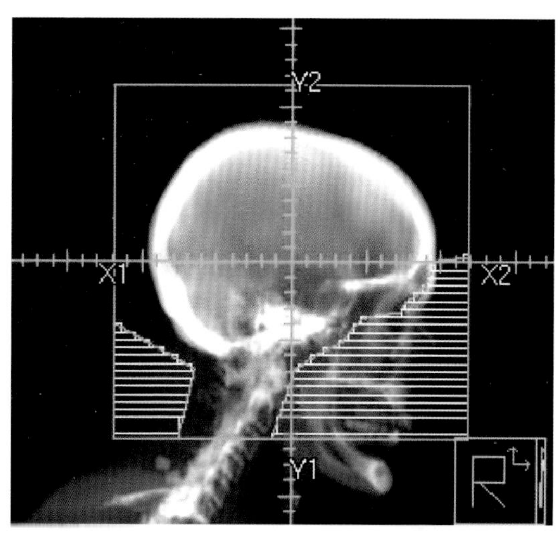

图 14.5　机架角为 275° 的德式头盔野的射野形状。

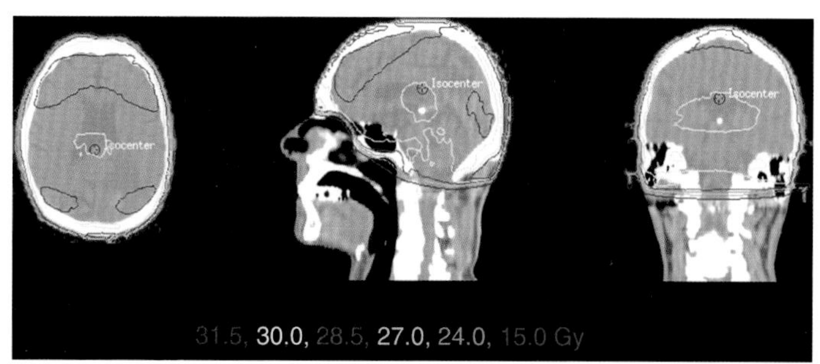

图 14.6　WBRT 病例的常见等剂量线分布。

WBRT：全脑放射治疗

- 在确保全脑和筛板（图 14.7）的处方剂量覆盖率的前提下，可利用子野来降低热点（例如，前额、眼及头皮处的热点）。

■ 一般来说，即使处方剂量线没有覆盖全脑，但计划也是可接受的。

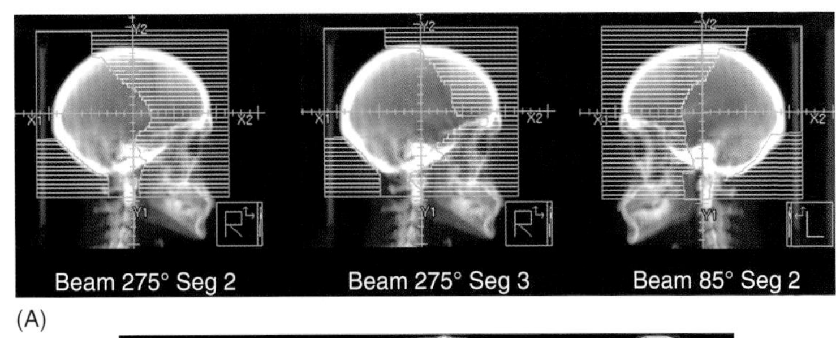

(A)

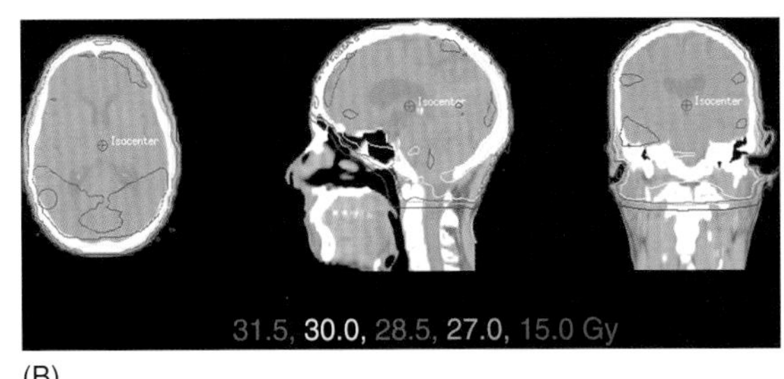

(B)

图 14.7 （A）降低前额和头皮剂量的 275° 和 85° 照射野的子野设置及其等剂量线分布（B）。

■ 牵拉 MLC 叶片可在确保全脑处方剂量覆盖率的前提下将晶体的最大剂量控制在 8Gy 之内。密切注意颞叶和筛板的剂量覆盖。

脊柱转移

模拟定位

■ 患者应以一个舒适且重复性好的仰卧位进行模拟定位。如果仅需前后野照射，仰卧位是比较合适的。

■ 5 点式加强版热塑面罩用于治疗脊椎和 T4 椎骨上方的上胸椎病变。

■ 计划 CT 采用 3mm 层厚。可以在影像采集前放置放射显影标记物来确定与病变相对应的区域。

■ 治疗等中心点位于病变椎体的中央。

■ 基于所采取的照射野进行额外调整（例如，治疗颈椎时下巴抬起、肩膀下垂）。

计划设计

■ 通常，6 或 10MV 光子线用于治疗颈椎；6 ～ 10MV 光子线用于治疗胸椎；10 ～ 18MV 光子线用于治疗腰椎。

■ 颈椎

- 采用对穿野，尽量降低穿过口腔及面部的剂量（图 14.8）。

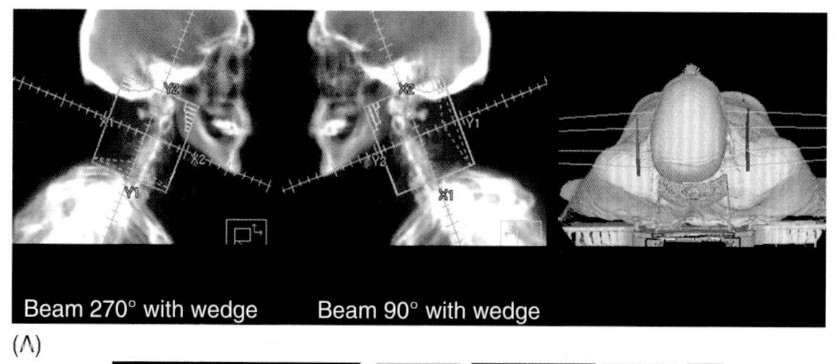

(A)

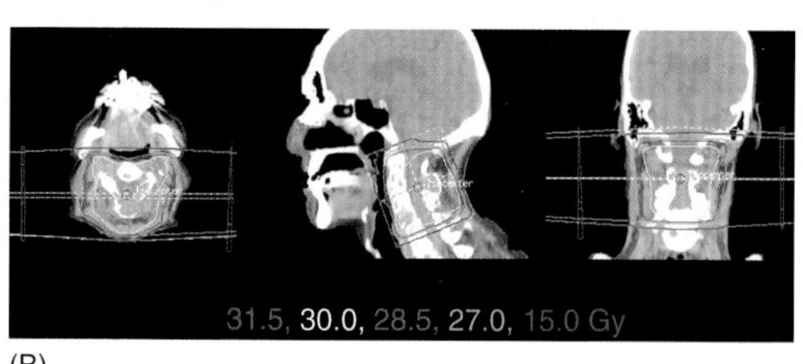

(B)

图 14.8　（A）采用两个横向楔形野的一个脊椎病例及其剂量分布（B）。

- 可采用床角非零的对穿野来减少肩膀的剂量（图 14.9）。
- 如果上下射野长度比较短且未进入下巴，采用前后 / 后前（AP/PA）野或仅后前野（图 14.10）。如果治疗后前方或前后 / 后前方病变，可将床转至 270° 或 90° 并旋转机架角。

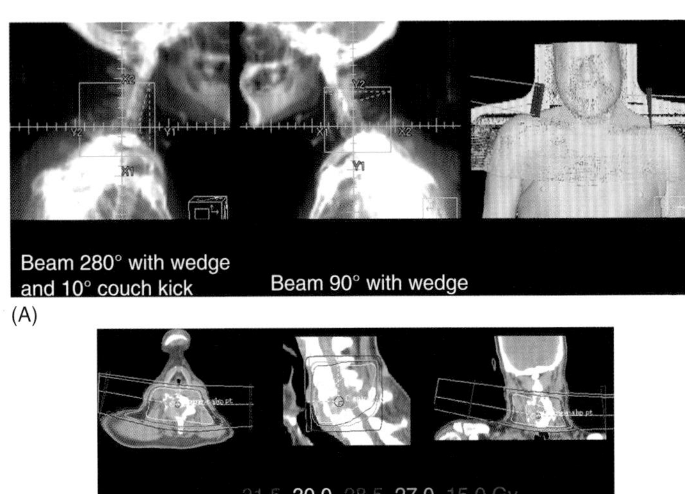

图 14.9　(A)为避开肩膀采用非零床角的一个脊椎计划及其剂量分布(B)。

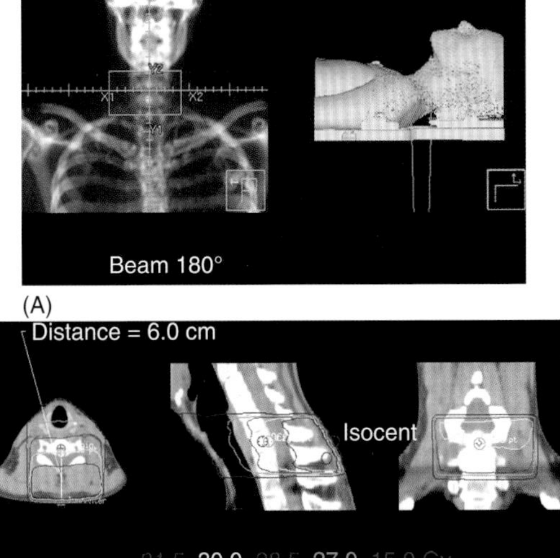

图 14.10　(A)采用后前照射野治疗的一个短脊椎野及其剂量分布(B)。处方剂量点位于 6.0cm 深度处。

PA：后前

- 最后，使用两个相反的侧向分束野（或半野）治疗上面部分，一个后野（半野）治疗下面部分，在嘴巴和肩膀能够避开剂量的同时能够使颈椎的剂量得到充分覆盖（图 14.11）。

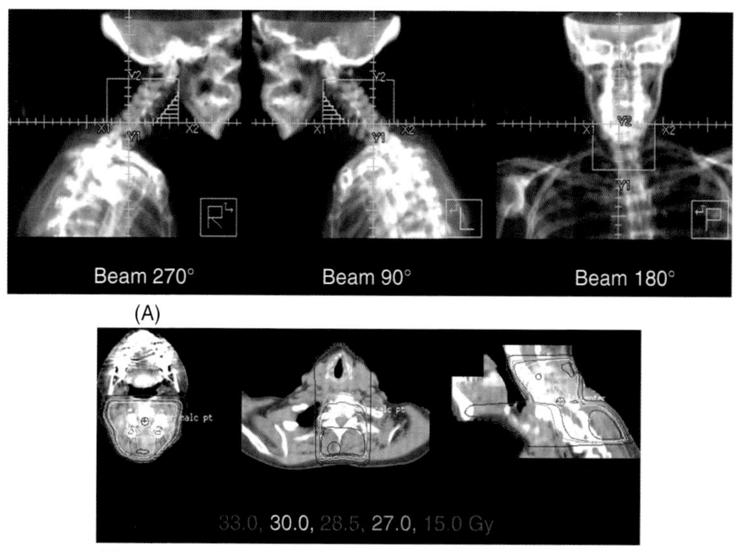

图 14.11　（A）具有共同等中心的两个相反半野和一个后前野的脊椎野及其剂量分布（B）。

■ 胸椎

- 这些部位的计划可采用楔形板和牵拉叶片所产生的子野。
- 仅后方照射野：为了便于患者摆位，一般在源皮距（SSD）100cm 处进行治疗。在这种照射技术下，不仅可以保证脊髓得到足够的处方剂量，而且可以保证整个椎体接受 90% 的处方剂量（图 14.12）。
- 前后 / 后前照射野：调节后前方照射野的权重为 60% ～ 80%，以确保大体肿瘤区（GTV，图 14.13）接受足够的处方剂量覆盖。
- 可使用后侧向野。

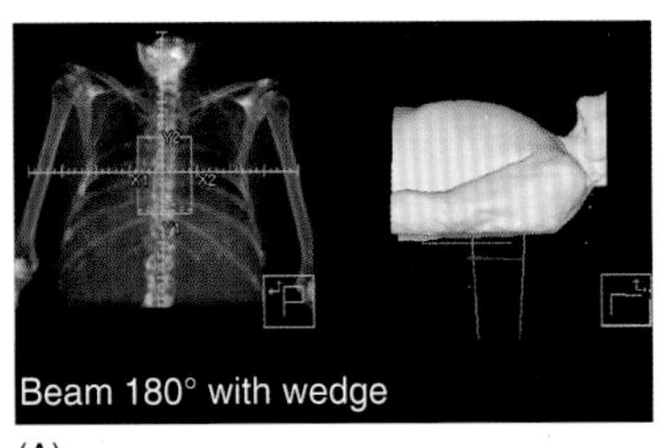

(A)

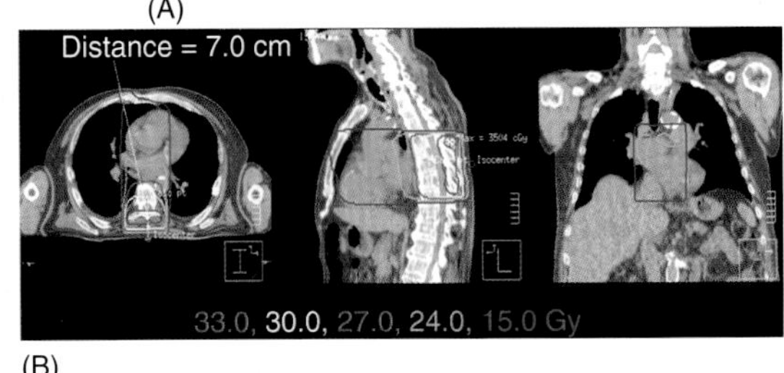

(B)

图 14.12 （A）采取一个后方照射野治疗胸椎病变的病例及其剂量分布（B）。处方剂量点位于深度 7.0cm 处。

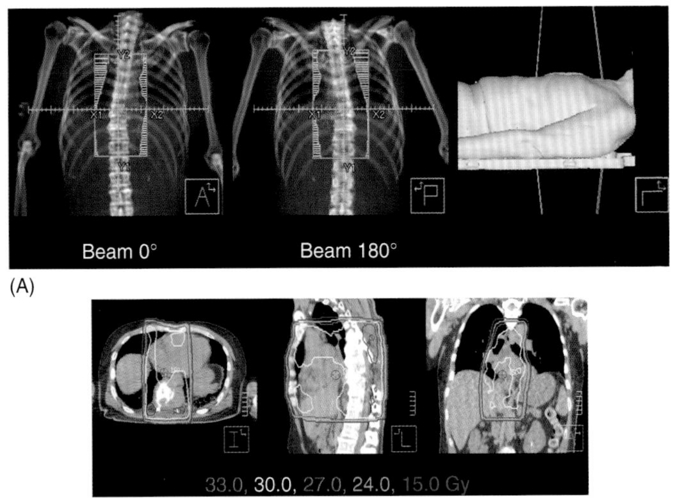

(A)

(B)

图 14.13 （A）采取 AP/PA 野治疗胸椎病变的病例及其剂量分布（B）。

AP/PA：前后 / 后前

■ 腰椎

- AP/PA 野照射技术：调节前后野和后前野的相对权重和能量以确保前椎体得到 100% 的处方剂量覆盖率。
- 若有必要可通过牵拉叶片来降低热点。图 14.14 显示的是采取 AP/PA 野治疗腰椎病变的病例，并在 PA 野中通过牵拉叶片来降低与后方表皮接近的脊髓剂量。
- 可在 PA 野的上下方向加入楔形板来替代通过牵拉叶片来降低热点。

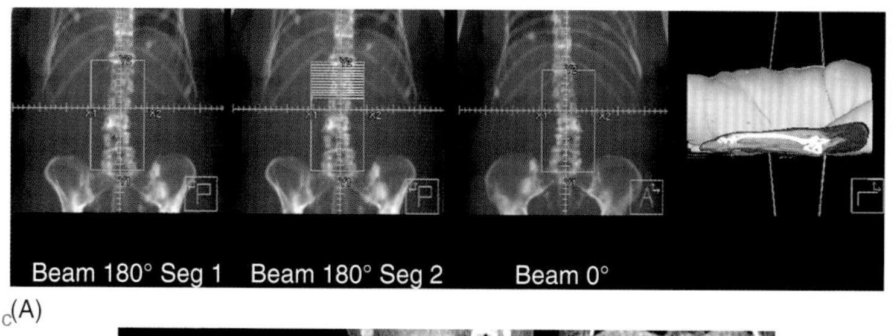

(A)

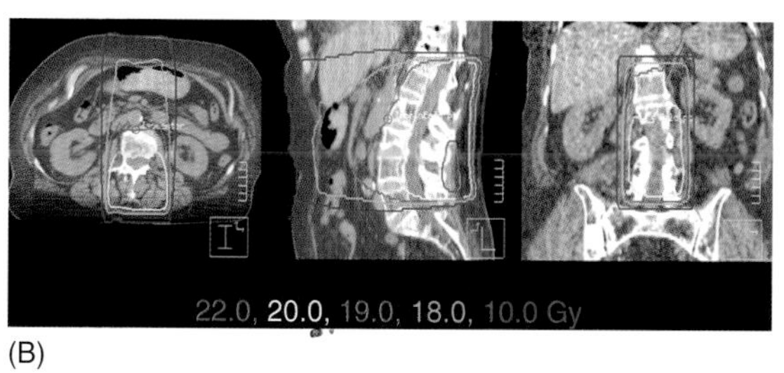

(B)

图 14.14 （A）采取 AP/PA 野治疗腰椎病变的病例，在 PA 野中通过牵拉叶片来降低上方的热点及其剂量分布（B）。

AP/PA：前后 / 后前

- 采取一个前野和两个 210°、150° 的后斜向楔形野的三野设置情况，通过对楔形野适当加权可以降低腹部的剂量（图 14.15）。

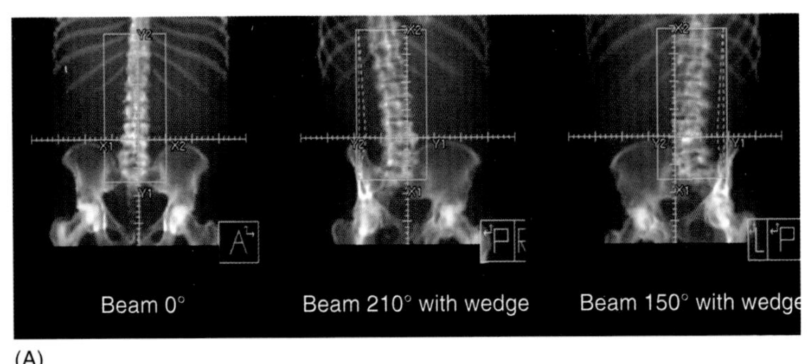

(A)

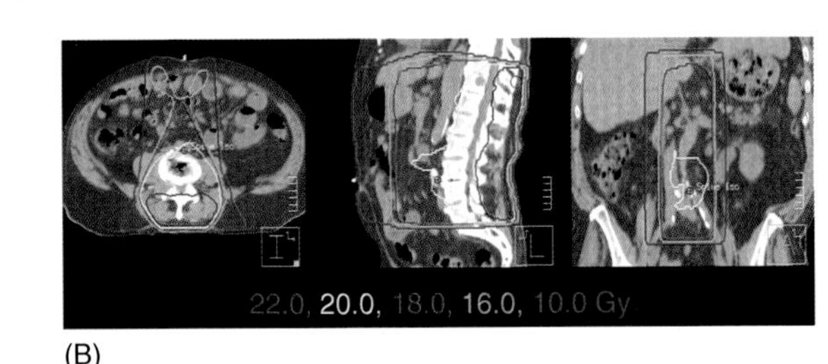

(B)

图 14.15 **（A）采取一个前野和两个后斜向楔形野治疗的腰椎转移病例及其剂量分布（B）。**

骨转移

模拟定位

- 对于病灶位于中段股骨上方的患者，采取头先进的仰卧位模拟定位；而对于病灶位于中段股骨下方的患者，采取脚先进的仰卧位模拟定位，以防止患者的头部与机架头发生碰撞。
- 患者采取仰卧位进行模拟定位。为了使患者保持舒适及位置重复性好的体位，诸如床垫、塑形头垫和膝垫可在模拟定位过程中使用（见第 3 章）。
- 可以在影像采集前放置放射显影的标记物来确定与病变相对应的区域。
- 通常，患者会具有一定程度的疼痛症状，因此，布野应尽量少且简单，以使治疗速度加快。治疗部位决定了照射野的设置及射线能量的选择。
- 医师确定处方，包括：30Gy/10F，20Gy/5F，8Gy/1F。

■ 照射野设置

- 对 AP/PA 照射野给予权重进行计算，再通过牵拉叶片控制热点（图 14.16）。

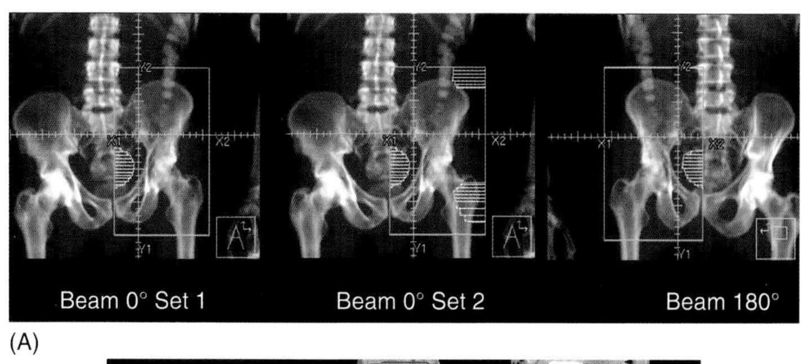

(A)

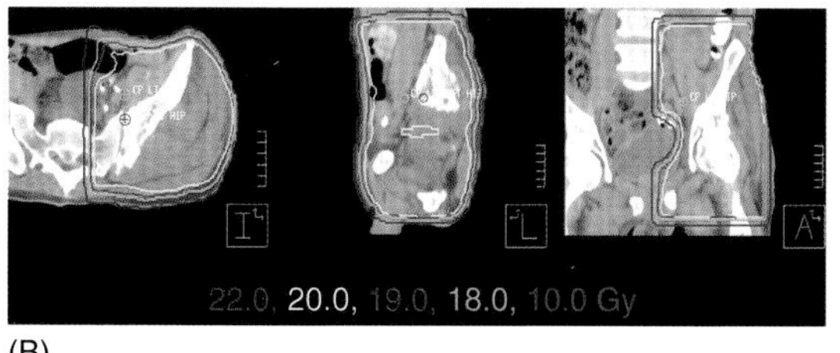

(B)

图 14.16　采用 AP/PA 野（A）治疗骨盆转移瘤病例及其剂量分布（B）。根据病变位置的计算点，AP 野权重 56%，PA 野权重 44%。

AP/PA：前后 / 后前

- 采用切线野或斜野治疗病灶距表皮比较近的患者。通过调节射野权重和添加楔形板或牵拉叶片可以得到均匀的剂量分布（图 14.17）。
- 对于诸如全股骨这样的大病灶治疗，需要通过扩展 SSD 来增加最大射野长度（一般情况下，100cm 处的射野长度为 40cm）。射野长度是线性增加的，因此，110cm 处的射野长度为 40cm×110/100=44cm。通过牵拉叶片可以降低较窄区域的剂量，见图 14.18。

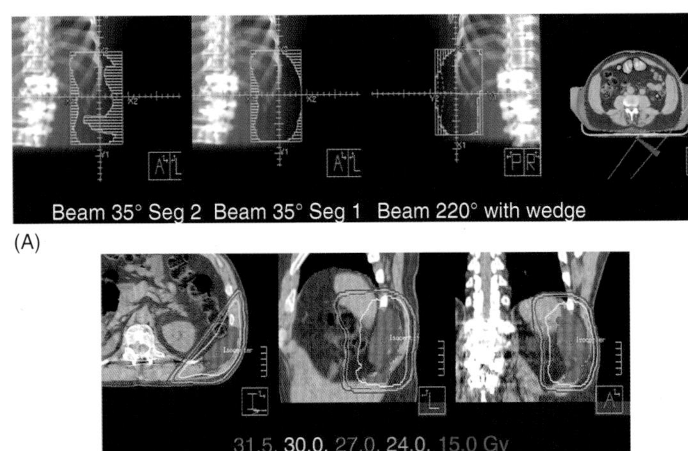

图 14.17 （A）采用一个斜野和一个后斜向楔形野治疗的胸壁肿瘤，通过牵拉前斜野的叶片可以得到均匀的剂量；（B）剂量分布。

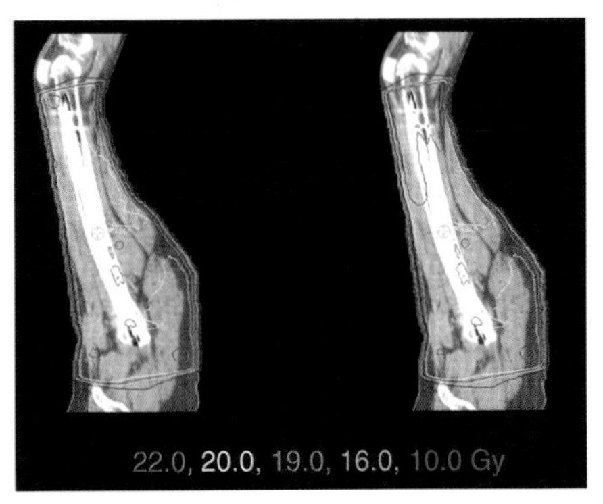

图 14.18 采取有牵拉叶片（左）和无牵拉叶片（右）进行治疗的全股骨病例。通过牵拉叶片可以降低近膝盖（左）处的高剂量。

- 可以再添加一个简单的斜野，如 AP/PA 野。同样，依旧要考虑患者表面勾画情况，辅以楔形板或牵拉叶片达到均匀剂量分布。图 14.19（B）显示的是没有采用楔形板时的高剂量高剂量区域，可参照图 14.19C。

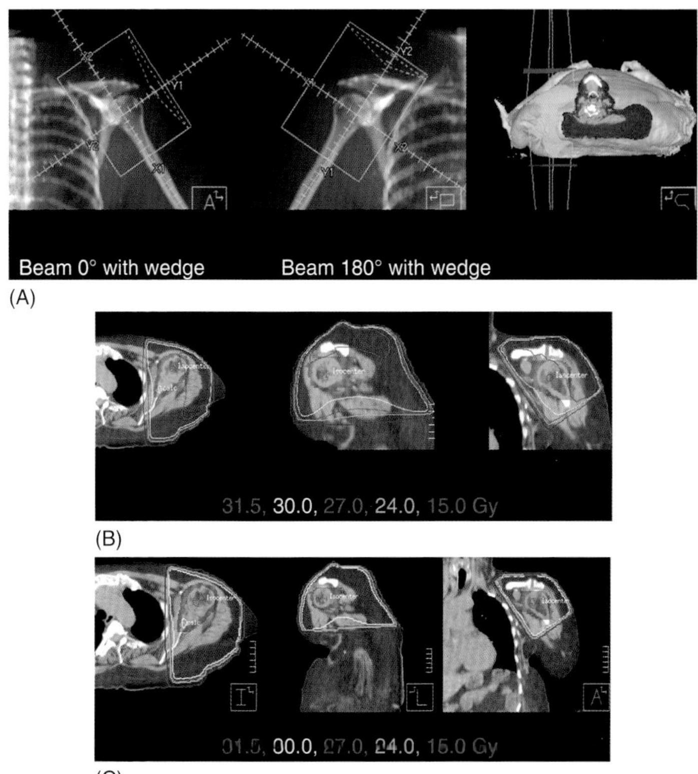

图 14.19　采用 AP/PA 野治疗肩膀转移灶（A）；没有楔形板的等剂量线分布（B）；有楔形板的照射野能够改善剂量均匀性（C）。

AP/PA：前后 / 后前

恶性肺梗阻

模拟定位

■ 患者手臂上举并放至可使用 AP/ PA 射野治疗的位置。

■ 对于不能平躺的患者，辅以斜板来实施后野治疗。

计划设计

■ 6 或 10MV 光子线。

■ 可采取楔形板和牵拉叶片所产生的子野。

■ 医师确定处方，包括：30Gy/10F，20Gy/5F，17Gy/2F，8Gy/1F。

■ 射野设置

- 在 AP/PA 照射野下，调整处方等剂量线直到剂量归一到能使 GTV 得到充足剂量覆盖的控制点上（图 14.20）。

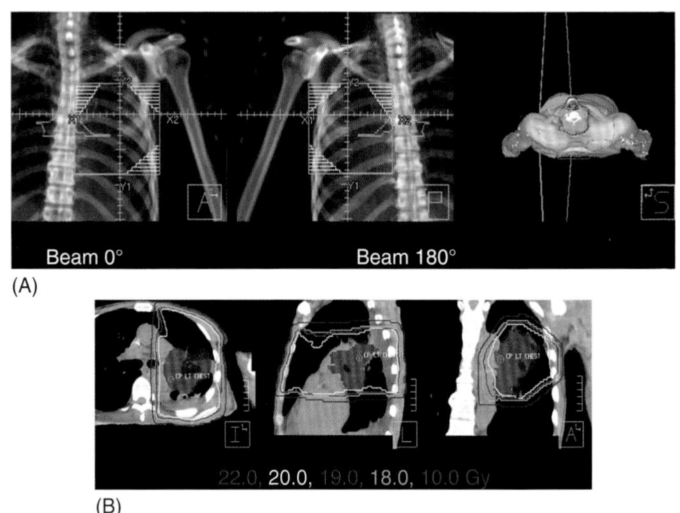

图 14.20 **采用 AP/PA 野治疗的一个左肺阻塞病例（A）及其给予 20 Gy 处方剂量所得到的剂量分布（B）。**

AP/PA：前后 / 后前

- 图 14.21 显示的是右肺阻塞的情况，采用前后 / 后前方楔形野，95% 的 GTV 体积接受 8 Gy 的处方剂量。采用前后楔形野来补偿由于肺尖不同厚度所导致的不均匀剂量分布。
- 图 14.22 比较了左肺阻塞情况时的通过牵拉叶片来降低热点（左）和没有牵拉叶片时的剂量分布。
- 为得到更适形的剂量，可布置 3 ～ 4 个较复杂的倾斜野，虽然这样做会增加总治疗时间。第 7 章详细描述了照射野设置情况。

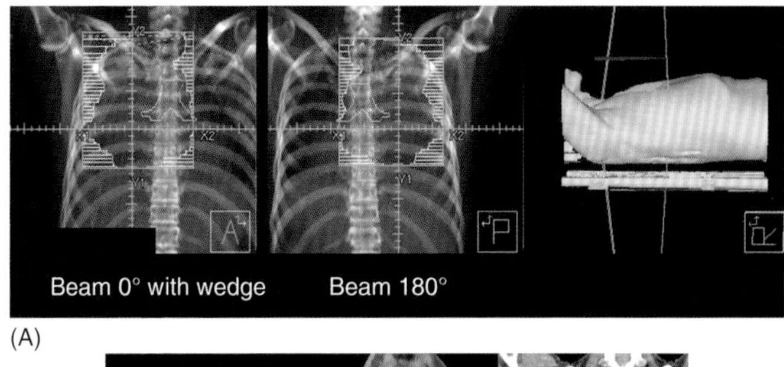

图 14.21　（A）采用 AP/ PA 野治疗的右肺阻塞病例，AP 方向照射野加入了一个楔形板；（B）剂量分布。

AP/PA：前后 / 后前

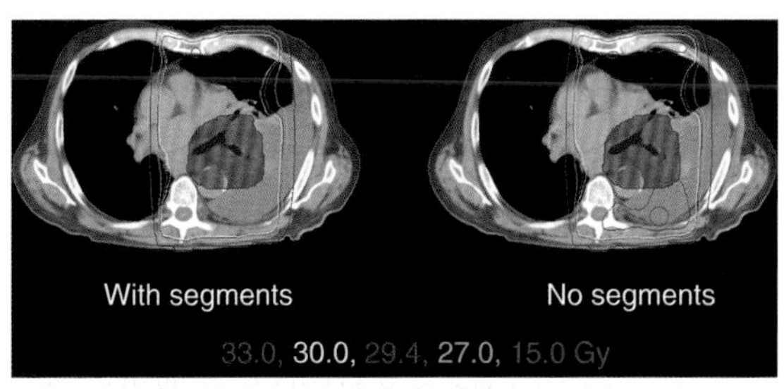

图 14.22　采用牵拉叶片（左）来降低热点和不采用牵拉叶片（右）治疗左侧肺阻塞病例的对比图。

其他恶性梗阻和出血

■ 对于患有梗阻或出血的患者，AP/PA 是最常见的布野方式。图 14.23 为食管癌病例，图 14.24 为胃癌病例，图 14.25 为妇科肿瘤病例，图 14.26 为膀胱癌病例。

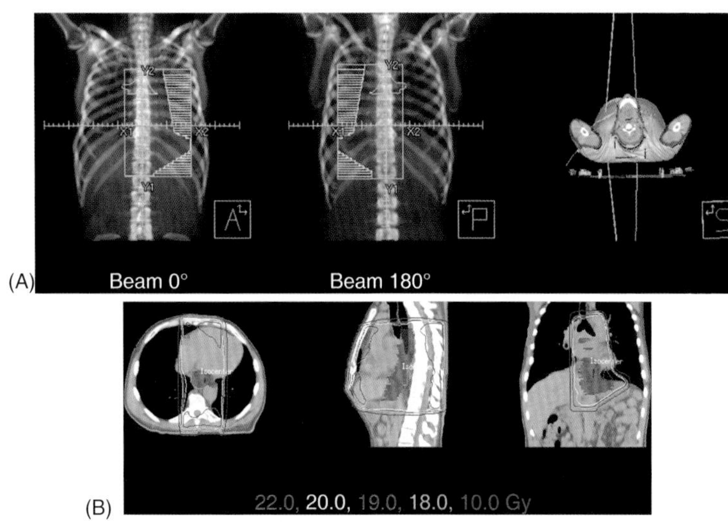

图 14.23 （A）采用 AP/PA 野治疗的食管癌病例及其剂量分布（B）。

AP/PA：前后 / 后前

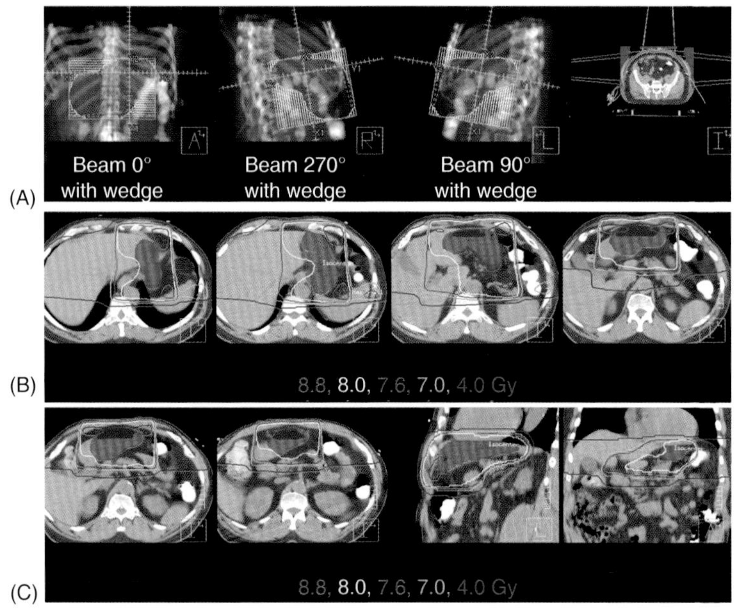

图 14.24 采用三个楔形野的胃癌病例。射野布置如图（A）所示，剂量分布如（B）和（C）所示。

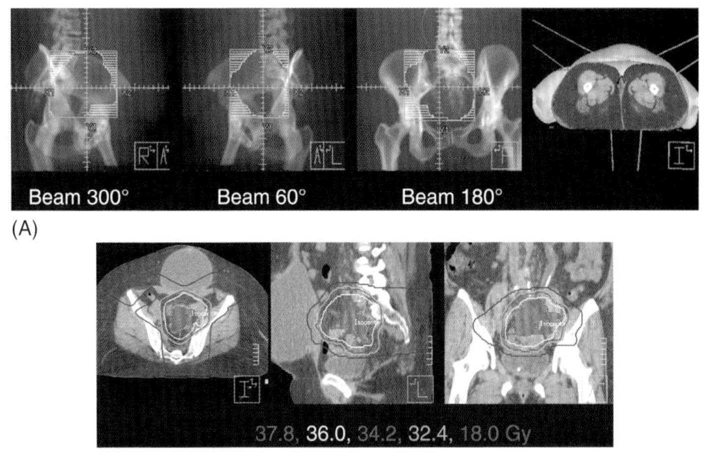

图 14.25　采用三野治疗的妇科肿瘤病例。三野射野形状（A）及其剂量分布（B）。

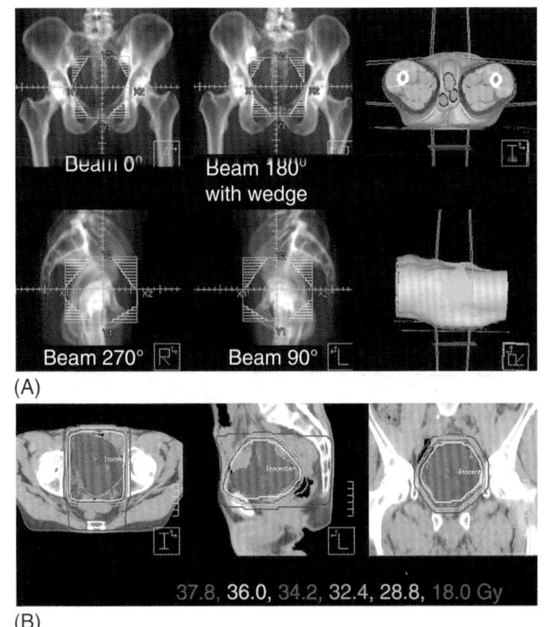

图 14.26　采用四野 box 技术治疗膀胱肿瘤。BEV 下的四个照射野的形状（A）及其剂量分布（B）。

软组织转移瘤

模拟定位

■ 根据患者肿瘤治疗部位，采取头先进或脚先进方式进行模拟定位。

■ 患者采取仰卧位进行模拟定位。为了使患者保持舒适及位置重复性好的体位，诸如床垫、塑形头垫和膝垫可在模拟定位过程中使用。

计划设计

■ 6 ～ 10MV 光子线或电子线。

■ 基于病灶位置和形状进行布野。

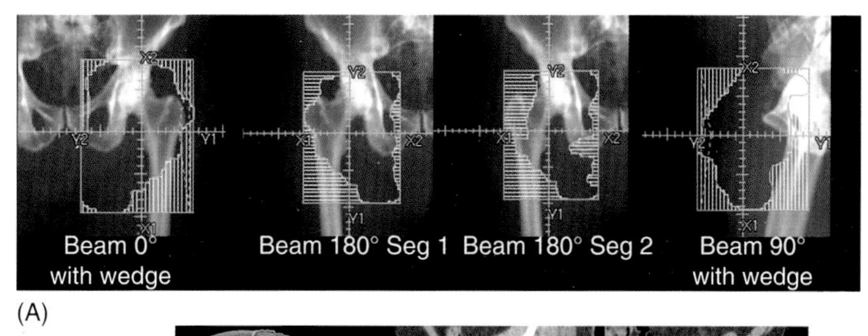

图 14.27 （A）治疗左侧腹股沟区域肿瘤的三个楔形野的设置及其剂量分布（B）。

■ 图 14.28 给出了治疗右颈部肿瘤的一对楔形野的设置情况。

■ 当肿瘤位于表面或浅表时，为了得到更好的剂量覆盖，需要添加组织填充物。

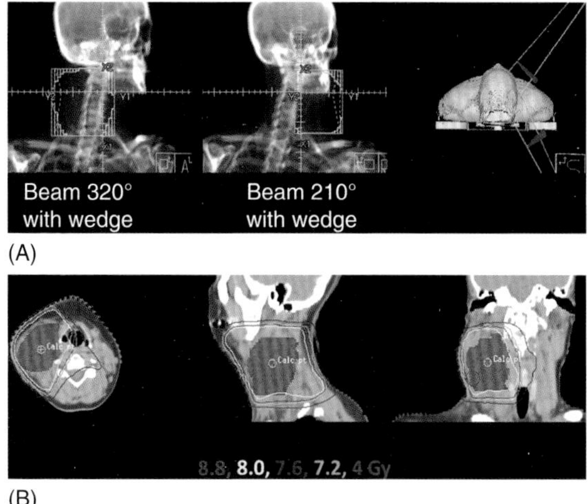

图 14.28　采用一对楔形野治疗右颈部肿瘤（A）及其剂量分布（B）。

参考文献

1. Radiation Therapy Oncology Group. A phase II/III study of image-guided radiosurgery/SBRT for localized spine metastasis. https://www.nrgoncology.org/Clinical-Trials/Protocol-Table
2. NRG Oncology. Memantine hydrochloride and whole-brain radiotherapy with or without hippocampal avoidance in reducing neurocognitive decline in patients with brain metastases. https://clinicaltrials.gov/ct2/show/study/NCT02360215
3. Gondi V, Pugh SL, Tome WA, et al. Preservation of memory with conformal avoidance of the hippocampal neural stem-cell compartment during whole-brain radiotherapy for brain metastases (RTOG 0933): a phase II multi-institutional trial. *J Clin Oncol*. 2014;32(34):3810–3816. doi:10.1200/JCO.2014.57.2909.
4. NRG Oncology. Whole-brain radiation therapy with or without hippocampal avoidance in treating patients with limited stage or extensive stage small cell lung cancer. https://clinicaltrials.gov/ct2/show/NCT02635009.

缩略语

3D-CRT	三维适形放射治疗
ABC	主动呼吸控制系统
AIP	平均强度投影
AP	前 - 后野
ASU	前摆位
ATRT	非典型畸胎样横纹肌样瘤
BEV	射野方向观视角
CBCT	锥形束计算机断层扫描成像
cc	立方厘米（cm^3）
CCF	克里夫兰医学中心
COG	儿童肿瘤学组
CP	计算点
CSI	全颅全脊髓放疗
CT	计算机断层扫描
CTV	临床靶区
DIBH	深吸气末屏气
Dmax	最大剂量点深度
DMPO	直接机器参数优化
DRR	数字重建图像
DVH	剂量体积直方图
EBRT	外照射放射治疗
ECS	附加坐标系
EFRT	扩野放射治疗
EGD	食管、胃、十二指肠镜检查
EQD2	2Gy 分次的等效剂量
EUD	等效均匀剂量
EUS	超声内镜

FFF	均整块移除技术
FIF	野中野
FLAIR	流体衰减反转恢复
GK	伽玛刀
GTV	大体肿瘤区
Gy，cGy	戈瑞，百分之一戈瑞
HD	高剂量
HDR	高剂量率
HN	头颈
HR-CTV	高危 CTV
ICRU	国际辐射单位与测量委员会
IDL	等剂量线
IEC	国际电工委员会
IFRT	累及野放射治疗
IGRT	影像引导放射治疗
IM	内乳动脉导管
IMRT	调强放射治疗
IPSA	模拟退火逆向优化
IR-CTV	中危 CTV
ISO	等中心点
ISRT	累及部位放射治疗
ITV	内靶区
IV	静脉内的
KBP	基于经验的计划设计
kV	千伏电压
LD	低剂量
LDR	低剂量率
Linac	直线加速器
MCO	多目标优化
MIP	最大密度投影
MLC	多叶准直器

MTV	代谢靶区
MRI	磁共振成象
MU	机器跳数
MV	兆伏
NCCN	国家综合癌症网络
NRG	肿瘤学
OAR	危及器官
OSLD	光致发光剂量计
PA	后前野
PAB	后腋窝加量
PBT	近端支气管树
PCIPaddick	Paddick 适形指数
PET	正电子发射断层扫描
PNET	原始神经外胚层肿瘤
PRV （PRV3 PRV5）	计划危及器官（3 或 5mm 外扩）
PTV	计划靶区
PTV-HD/HD-PTV	高剂量计划靶区
PTV-LD/LD-PTV	低剂量计划靶区
QUANTEC	临床上正常组织效应的定量分析
ROI	感兴趣区
RT	放射治疗
RTOG	放射治疗肿瘤学组
SAD	源轴距
SBRT	立体定向放射治疗
SCV	锁骨上野
SIB	同步加量
SRS	立体定向放射外科
SSD	源皮距
SS-IMRT	静态 IMRT
STIR	短 T1 反转恢复
TBI	全身照射

TEST	全电子皮肤治疗
TLD	热释光剂量计
TRUS	经直肠超声
VMAT	容积旋转调强放疗
WAI	全腹部照射
WBRT	全脑放疗
WLI	全肺放疗
WPRT	全骨盆放射治疗

索引

K

L

M

N

P

Q

W

Z

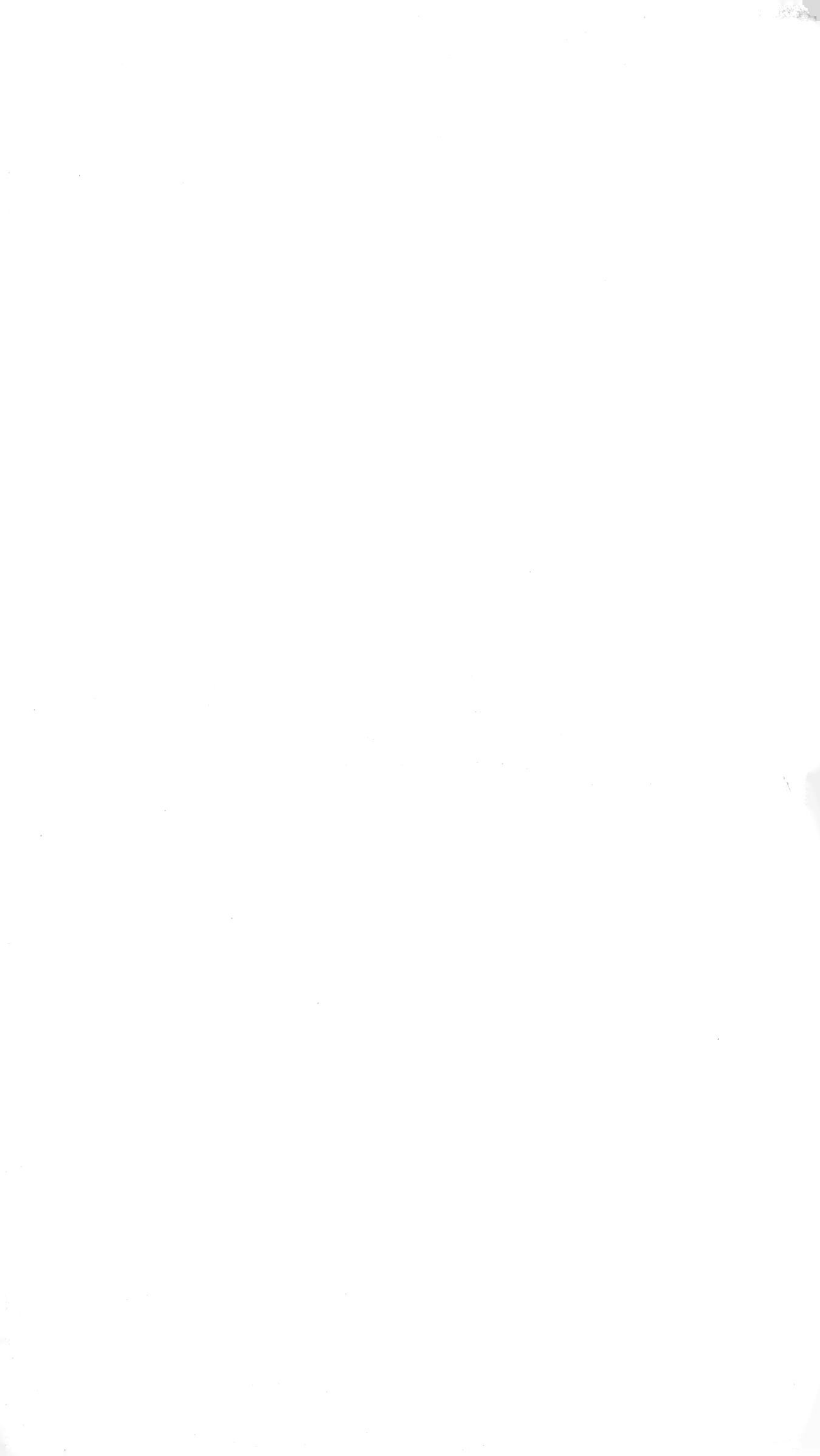